杏林春暖

——张义明医案选辑

主审　张义明

主编　赵　芸　田传鑫　郭艳苓

U0221978

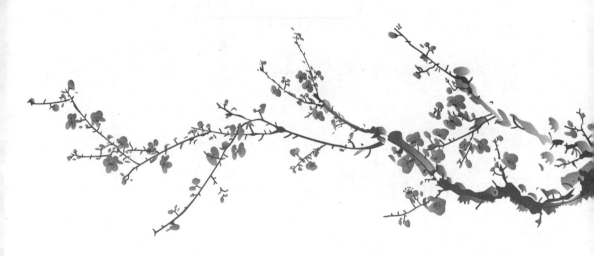

天津出版传媒集团

天津科学技术出版社

图书在版编目（CIP）数据

杏林春暖：张义明医案选辑 / 赵芸, 田传鑫, 郭艳
苓主编. -- 天津：天津科学技术出版社, 2019.11
ISBN 978-7-5576-7223-2

Ⅰ.①杏… Ⅱ.①赵… ②田… ③郭… Ⅲ.①医案-
汇编- 中国- 现代 Ⅳ.①R249.7

中国版本图书馆CIP数据核字(2019)第258850号

责任编辑：李 彬 王 冬
责任印制：兰 毅

天 津 出 版 传 媒 集 团
天津科学技术出版社 出版

出版人：蔡 颢
天津市西康路 35 号　邮编 300051
电话：(022)23332397（编辑室）
网址：www.tjkjcbs.com.cn
新华书店经销
济南普林达印务有限公司

开本 787×1092　1/16　印张 22.25　字数 350 000
2020 年 1 月第 1 版第 1 次印刷
定价：80.00 元

前言

"医之有案，忧国之有史也"。中医医案是中医药学的重要组成部分，是中医理法方药综合运用的重要形式。医案不仅是医疗活动的真实记录，而且反映了医家的临床经验及思维活动。

祖国医学是一个伟大宝库，"医案"是宝库中璀璨的明珠，其始于西汉淳于意之《诊籍》，后代医家多有"医案"传世，加之诸子百家流派纷呈，百家争鸣，医案内容更加丰富。前人医案是祖国医学的宝贵遗产，叶天士《临证医案指南》，则系华岫云收集叶氏晚年医案，分门别类集为一书，每一门由其门人撰附论治一篇，门后附徐灵胎评议。书末附所用方剂索引。此书体现了叶桂治病辨证细致，善于抓住主证，对症下药。叶氏所作的医案和著述颇多，比如《医效密传》《叶氏医衡》《叶天士家传秘诀》《女科症治秘方》等。清代名医徐灵胎指出："治病之法，必宜先立医案"；清末民初著名学者章太炎曾说："中医之成绩，医案最著"。由此可见医案对中医学传承发展的重要性。整理总结临证医案，是更好地保护、继承、发扬中医文化的有力措施；是更好的继承名老中医临床经验的可靠途径。

我们这一代中医人，有幸赶上了振兴和发展中医药的历史潮流，在省市级部门关心支持下，山东省名老中医药专家张义明传承工作室于2018年5月17日建立。我们秉承师训，不忘初心，传承中医薪火，按照建设项目书要求，将张义明老师五十余年的临床经典医案，进行整理和发掘。张义明老师有省级、市级、院级、乡镇级师带徒30余人，医案的收集整理由师承人员完成，后期由张义明老师进行审阅，充分保证了医案的真实性。每一份医案都经过认真记录，辨证准确，理法方药合理得当，效果显著。尽管我们水平有限，但传承中医的责任和梦想，时刻鞭策者我们砥砺前行。

《杏林春暖—张义明医案选辑》一书，（节选了前书《张义明医论医话医案选集》中的部分医案，）收集整理共208例医案，按照内科、外科、妇科、儿科、五官科、肿瘤科进行总结，张老师巧用中医经典理论指导临床，案例经典，汲取历代医家之精华，采纳现代医学之长，理论上均有个人见解和创新，如治癌三部曲：顺脏气、扶正气、治癥瘕。此书具有很大的启迪性和实用性，是基层中医人员以及刚步入中医临床工作人员临床教学的一本好书。

由于我们的水平有限，书中之谬误敬请同道批评斧正。

编者

二零一九年九月

目录

第二章　外科医案 / 186

第一节　腑实证医案 / 186

第二节　瘿瘤瘰疬医案 / 195

第一章 内科医案

第一节　发热医案

发热 太阳阳明合病 （感冒）

胡某,男,24 岁,山东泗水县泉林村人,1983 年元月 3 号就诊。患者昨日清晨突感头痛身痛,微恶风寒,项部不适,四肢乏力,下午即感头身痛加剧,恶寒发热,口干咽痛,鼻塞流清涕,咳嗽无汗,至晚上 8 时,在村卫生室静滴抗生素两瓶,夜间稳定。3 号上午 10 时许,自觉恶寒发热加重,随来医院就诊。刻诊:患者面色发红,发热恶寒,无汗,头项强痛,口干咽燥,渴欲饮水,情绪烦躁,测体温 39.3℃,视咽部充血水肿,双侧偏桃 I° 肿大,双肺呼吸音正常,未闻及罗音,胸部 X 线透视,未见异常,血常规检查,WBC7.2 × 10^9/l,中性 0.61,尿常规正常,纳呆,小便短黄,大便正常,舌质红,苔薄黄,脉象浮紧有力,西医诊为上呼吸道感染。中医辩证为外感风寒之邪,转为太阳阳明合病,随以大青龙汤加味:

处方:麻黄 12 克,桂枝 10 克,杏仁 10 克,石膏 30 克,黄芩 10 克,桔梗 12 克,射干 15 克,防风 10 克,葛根 15 克,白芷 15 克,甘草 5 克,生姜 5 片

上药用凉水 1500 毫升浸泡 1 小时,武火加热至沸,文火加热煮沸 20 分钟,取液 600ml,另加水 1200ml,取煎液 600ml 合并两次煎液,每次温服 400ml,早、中、晚各服 1 次,服药后 15 分钟,再服温开水 300ml,上方服两剂,身得汗出,体温降至 37.6℃,无恶风寒,头身疼缓解,口不渴,饮食二便正常,唯咳嗽不减,随以三拗汤合杏苏散三剂而告痊愈。

按:本案发病正值小寒季节,寒邪当令,风寒之邪最易入侵,风寒束表,出现发热恶寒,头项身疼,无汗脉象浮紧的太阳表实症。病初期,未

行发汗,而采用抗生素治疗,应属误治,邪不解而入里化热,呈现口渴发热,烦燥,舌红、苔黄的里热症,此即太阳阳明合病《伤寒篇》38条"太阳中风脉浮紧,发热恶寒,身疼痛,不汗出而烦燥者,大青龙汤主之"。程郊倩对大青龙的配伍,深得其意,"石膏与麻黄汤中,名曰大青龙汤,使辛热之剂变为辛凉,则寒得麻黄之辛热而外出,热得石膏之辛凉而内解,龙生雨降,郁热顿除矣。"

本案在大青龙汤的基础上,加入黄芩、桔梗、射干,增强清肺热,利咽喉,宣降肺气之力,加入防风、葛根、白芷以增强散寒通络、以止头项身痛。笔者习《伤寒论》悟仲景解表之法,往往药后服温粥一碗,以助发汗,故本案药后嘱其服温开水其意同也,且每日口服三至四次,每日一至两剂,临床应把握得汗,温降,即停服,以防汗多伤阴之变。同时,麻黄汤为发汗之峻剂,其力尤峻者莫过本方,故大青龙汤只能用于表寒里热之实症,"若脉微弱,汗出恶风者,不可用之,服之则绝逆,筋惕肉瞤,此为逆也"(《伤寒论》38条)。故《伤寒论》第12条桂枝汤方后注"温覆令一时许,遍身漐漐微似有汗者益佳,不可令如水流漓,病必不除,若一服汗出病瘥,停后服,不必尽剂"。

(张义明 张侠)

发热 小柴胡汤证 (感冒)

秦某,男,52岁,滕州市洪绪镇农民,以发热、头痛3天,于2014年4月13日就诊。时值谷雨,患者感受风邪后出现发热、头痛、口苦咽干,在当地卫生院给予静滴抗生素3天,症状不见缓解,特来我院就诊。证见面色发红,双目流泪,咳嗽,头身痛,胸胁胀满,左耳堵塞感,纳呆,小便黄,大便干,舌红,苔黄白相间,脉弦。T 38.6℃,咽部充血,滤泡增生,双肺呼吸音清,未闻及干湿啰音,余无异常。血常规正常;胸透:心肺正常。病属中医发热,证属少阳证,西医诊为感冒。治宜和解少阳,清热利咽,方用小柴胡汤合桔梗汤加减。

处方:柴胡30克,半夏15克,黄芩15克,党参10克,甘草5克,桔梗 15 克,连翘 15 克,菊花 15 克,杏仁 10 克,枳壳 15 克,射干 15 克,蝉蜕 15 克,大贝 15 克,僵蚕 15 克

每剂 1 剂,水煎两次,取汁 300~400ml,早晚分服。忌食辛辣之物,多饮温开水,避风寒,注意休息,3 剂。2014 年 4 月 16 日复诊,药进 1 剂,寒热减,3 剂后体温正常,唯咳嗽、咽痛未消,原方柴胡改为 15 克,去党参、枳壳加炙白前 15 克、炙杷叶 15 克,继服 3 剂。2014 年 4 月 19 日复诊,咳减,其它无不适,加焦三仙各 15 克,继服 3 剂,以固其效。

按:患者以感冒,往来寒热,口苦咽干,胸胁苦满为主症,可知病邪已转入少阳。《伤寒论》98 条"伤寒五六日,中风,往来寒热,胸胁苦满,默默不欲饮食,心烦喜呕。"称为小柴胡汤之"四大主症"。将口苦、咽干、目眩二三症,称为"提纲症"。本病往来寒热是典型的少阳热象,乃正邪相争之结果。口苦、咽干、耳闭为少阳病肝火上炎,灼伤津液,上于清窍,枢机不利的病机。本病治宜和解少阳,清热利咽,方用小柴胡汤合桔梗汤加味。方中柴胡味苦微寒,少阳主药,以升阳达表为君药,能疏少阳郁滞;黄芩苦寒,以清热除烦为臣,柴芩合用可解半表半里之邪;生姜、半夏健脾和胃,降逆止呕;党参、甘草补正气和中,使邪不得复传入里为佐;桔梗、连翘、菊花三者清热利咽、止咳;蝉蜕、射干、大贝、僵蚕清热化痰散结;枳壳配桔梗一升一降,开气散结。诸药合用共奏和解少阳、清热利咽、止咳之功效。患者服药 6 剂,热退证除。

《伤寒论》六经辨证,源于八纲,即阴阳表里寒热虚实。小柴胡汤证,病位应属半表半里,病性应属寒热虚实错杂。临床应用小柴胡汤要抓住少阳病、小柴证的基本特征,即口苦、咽干、目眩、寒热往来、胸胁苦满、心烦善呕、默默不欲饮食、脉弦八个症类。但临床上,症状全部具备的不多,故仲景提醒"但见一证便是,不必悉具"。其次,关于小柴胡汤的剂量,一般体温较高,发热期短,正虚不甚者,柴胡的用量成人每剂应在 30 克以上,方可退热理想。

(赵芸 刘敏)

太阳病 卫气虚证（复感）

孙某某，男，64岁，山东滕州市龙泉街道董村人，农民。因"恶寒怕冷2年余"，于2019年7月12日就诊，患者恶风寒，自汗出，手足不温，时时畏寒，易感冒，身不热或热势不显，不咳嗽，气短乏力，面色白而无华，神疲气怯，纳尚可，二便调，舌淡，苔薄白，脉缓，查体：咽喉略红，扁桃体无肿大，双肺听诊呼吸音（—）。西医曾诊断为免疫力低下，给予抗生素及匹多莫德颗粒等药物治疗，效甚微，遂来我处寻求中医治疗。本案当属于太阳病之肺气虚证，治宜益气固卫，温中解表，方选玉屏风散加味。

处方：黄芪60克，白术30克，防风20克，桂枝25克，白芍30克，五味子10克，附子30克先煎，细辛5克，人参15克，生姜5片

上方6剂，冷水浸泡1小时，武火煮开锅后文火煎煮30分钟，煎煮2次，每次取300ml，分早晚2次温服，附子先提前煎煮30分钟后再与其他药物同煎，每日1剂。7月19日上午二诊，诉畏寒汗出症状明显好转，手足渐温，乏力神疲减轻，近日未再感冒，舌质淡，苔白，脉缓，嘱原方继服6剂，煎煮及服法同前，以善其效，如此，服药2周而畏寒汗出消失，诸症痊愈，卫气充足，免疫功能明显改善。

按：太阳病为《伤寒论》六经病之一，是太阳所主肤表与经络感受外邪，正邪交争于体表，营卫功能失调而发生的疾病。《伤寒论》说："太阳病，发热汗出，恶风，脉缓者，名为中风。""太阳病，或已发热，或未发热，必恶寒，体痛呕逆，脉阴阳俱紧者，名为伤寒。"《尚论篇》卷一："太阳病之总脉总证，统中风伤寒为言也。太阳，膀胱经，乃六经之首，主皮肤而统营卫，所以为受病之始。"《伤寒医诀串解·太阳篇》："太阳为寒水之经，主一身之表。何谓太阳经证？曰头痛、项强、发热、恶寒是也。"综其所述，凡出现恶寒发热，头项强疼，自汗出，脉浮缓等脉证，就叫太阳病。本案感邪日久，外邪长期侵袭肺卫，肺为华盖，肺叶娇嫩，易受外邪，长则伤及肺脏，卫气损耗。《灵枢·本藏》："卫气者，所以温分肉、充皮肤、肥腠理、司开合者也"，卫气不固，则皮肤腠理疏松，易受外

邪侵入而得病,发病时多有恶寒怕风、自汗等症状,故而本案诸症皆为肺卫不固,腠理疏松,寒邪入里之因,治宜益气固卫,温中解表。方中重用黄芪,善补肺脾之气又可固表止汗,是为君药,白术协黄芪培土生金,增益固表止汗之功,又以复防风相伍,固表而不留邪,祛邪而不伤正,桂枝、附子、五味子、细辛等药物温中祛寒,人参益气补中,本方配伍中,以益气固表为主,伍以祛风解表、温中散寒之品,固中有疏,散中寓收,肺气充足,卫气得固,是以疗效甚佳。

(郭方超 张侠)

发热 外感风寒表实证(感冒)

王某,男,19岁,滕州市北辛街道办事处人,1周前感受风寒后出现发热,体温38.5℃,鼻塞,流涕,在附近卫生室静滴3天抗生素美洛西林钠,效果不佳。于2018年1月10日来诊,诉仍反复恶寒发热,身痛,咳嗽轻,伴口渴、口干、口苦,纳眠可,二便尚调,舌红苔白黄相间,脉浮。查见咽部充血,滤泡增生,扁桃体不大,双肺呼吸音清。化验室检查:血常规:WBC 5.8×10^9/L,N 0.625,L 0.375,正常值;尿常规正常;胸部X片:心肺未见明显异常。病属中医发热,证属外感风寒表实证,转为太阳少阳合病;西医诊断为感冒。治宜发汗解表,宣肺散寒,和解少阳,方用麻黄汤合小柴胡汤、桔梗汤加减。

处方:生麻黄10克,桂枝10克,杏仁10克,炙甘草5克,柴胡30克,黄芩10克,半夏10克,党参15克,桔梗15克,射干15克,僵蚕15克,浙贝15克,苏叶15克,炒枳壳15克,沙参15克,白芷15克

上药用凉水1500ml浸泡1小时,加盖用武火加热至沸,改为文火加热煮沸20分钟,取药300ml,另加水1200ml,用同样的方法煎取药汁300ml,合并两次煎液,分早中晚三次温服,服药后15分钟,再服温开水300ml,嘱其避风寒,多喝温开水,不要吃辛辣刺激性的食物,注意休息。上方服用3剂,体温降至36.5℃,无恶寒,身痛缓解,口不渴,饮食

二便正常,唯有咳嗽不减,上方去麻黄、桂枝以免发汗过多伤阴,加白前15克,炙杷叶15克,化痰止咳,柴胡改为15克,继续服药6剂,与1月20日三诊,诉无咳嗽,服药3剂巩固,3月随访未再感冒。

  按:本案发病正值小寒季节,寒邪当令,风寒之邪最易入侵,风寒束表,出现发热恶寒,身痛无汗,脉浮的太阳表实证。由于病初期给予抗生素治疗,未行发汗,外邪不解化热,出现口渴、口干、口苦,舌红,苔白黄相间的半表半里证,此为太阳少阳合病。《伤寒论·辨太阳病脉证并治》:"太阳病,脉浮紧,无汗,发热,身疼痛,八九日不解,表证仍在,此当发其汗。……麻黄汤主之。本方是治疗外感风寒表实证的基础方。本方证为外感风寒,肺气失宣所致。风寒之邪外袭肌表,使卫阳被遏,腠理闭塞,营阴郁滞,经脉不通,故见恶寒、发热、无汗、头身痛;肺开窍于鼻,肺气不宣,鼻窍不通,故鼻塞流涕;口渴、口干、口苦,舌红,苔白黄相间,脉浮皆是风寒袭表,半表半里证的反映。治当发汗解表,宣肺散寒,和解少阳。方中麻黄苦辛性温,善开腠发汗,祛在表之风寒;宣肺平喘,开闭郁之肺气,故本方用以为君药。桂枝透营达卫为臣药,解肌发表,温通经脉,既助麻黄解表,使发汗之力倍增;又畅行营阴,使疼痛之症得解。杏仁降利肺气,与麻黄相伍,一宣一降,以恢复肺气之宣降,为佐药。炙甘草既能调和麻、杏之宣降,又能缓和麻、桂相合之峻烈,使汗出不致过猛而耗伤正气,是使药而兼佐药之用。麻黄汤为辛温发汗之峻剂,故《伤寒论》对"疮家"、"淋家"、"衄家"、"亡血家",以及外感表虚自汗、血虚而脉兼"尺中迟"、误下而见"身重心悸"等,虽有表寒证,亦皆禁用。本方中柴胡苦平,透解邪热,疏达经气;黄芩清泄邪热;半夏和胃降逆;党参扶助正气,抵抗病邪;桔梗、射干、僵蚕、浙贝、沙参清热化痰利咽,白芷通络止痛开窍。诸药合用,共奏发汗解表,宣肺散寒,和解少阳之功效。临床上治疗外感风寒感冒常用此方配伍,效果颇佳。

                (赵芸 刘敏)

发热　暑温夹湿　（感冒）

张某,男,30岁,滕州市洪绪镇人,以头身重痛、微恶寒、周身乏力1月余,于2013年7月17日就诊。患者1月前正直夏至季节,天热多雨,因外感后出现头身重痛,周身乏力,腰腿酸痛、沉重。自服西药治疗,感冒症状减轻。但感全身乏力,腰酸疼痛,胃腹不适,纳呆,眠可,大便稀,日2次,舌红苔黄,脉沉濡。查体见双侧扁桃体(—),心肺听诊(—),肝脾肋下未及。血常规及肝功正常。病属中医外感,由于夏季暑湿粘滞,湿热伤脾所致,治宜清热利湿健脾,以三仁汤合参苓白术散加减。

处方:杏仁10克,白豆蔻10克,薏苡仁30克,党参15克,茯苓20克,白术20克,扁豆30克,陈皮15克,苏叶15克,半夏10克,砂仁10克(后下),甘草5克,焦三仙各30克,防风15克

每日1剂,水煎两次,取汁300～400ml,饭后半小时分两次早晚温服,服6剂。忌食辛辣、油腻之品,清淡饮食。7月24日复诊,上诉症状消失,近日咽痛,原方去白豆蔻、防风、焦三仙,加桔梗15克,大贝15克,黄芩10克,以清热化痰,白花蛇舌草20克,清热解毒。服6剂,病愈获良效。

按:患者以"头身重痛,微恶寒,周身乏力,四肢倦怠"为主要症状,又发病在夏季,故属中医"温病"之"湿温"范畴,证属暑温夹湿《温病条辨》自注:"暑温者,正夏之时,暑病之偏于热者也。湿温者,长夏初秋,湿中生热,即暑病之偏于湿者也。"《类证活人书》:"其人常伤湿,因而中暑,湿热相搏,则发湿温。"湿热入侵多自口鼻,湿性粘滞,伤于脾胃,脾胃运化失职,脾失健运湿困中焦,则见四肢倦怠,胸脘痞闷,大肠传导失职,完谷不化则大便稀。舌红苔黄,脉濡为湿郁化热之象。本案治宜清利湿热,益气健脾,方用三仁汤合参苓白术散。湿温初起及暑湿夹湿,邪在气分,方中以杏仁宣利上焦肺气;白蔻仁芳香化湿,行气宽中,以畅中焦气机;以苏叶、防风达表化湿、半夏止呕;生薏仁甘淡寒,利湿清热而健脾;党参、茯苓、白术、甘草为四君子,益气健脾;扁豆、砂

仁、共奏补脾胃之功效。

本案初见头身重痛、微恶寒，四肢乏力，似与伤寒太阳表证相似，但伤寒脉紧，中风脉缓，今脉象沉濡，这是湿温的主脉。湿为粘腻，太阴为湿土，脾主肌肉、四肢；肺属上焦，主一身之气，外合皮毛 。由于湿邪瘀阻清阳，气化不得以宣，故见头身重痛、四肢乏力、恶寒，缠绵难愈，这与伤寒太阳经病是有别的。

（赵芸 郝静宜）

发热 湿温 （流行性感冒）

李某，女，30岁，北辛街道办事处人，教师。因低烧1月余，于2018年5月26日来诊，体温在37.5℃-37.8℃，曾在滕州市中心人民医院住院治疗，无效，检查血常规、尿常规无异常。刻诊见：发热，无汗恶寒，微咳，干呕，纳差，四肢乏力，大便溏。查体见咽部充血，双肺呼吸音清，心律齐无杂音，舌淡苔白滑腻，脉弦缓。中医诊为外感发热，证属湿温，相当于西医的流行性感冒。治宜宣畅气机，清利湿热，发汗解表，和解少阳。方用三仁汤合麻黄汤合小柴胡汤加减。

处方：杏仁10克，白蔻仁10克^{（后下）}，生薏米30克，陈皮15克，川朴10克，半夏10克，茯苓15克，生麻黄10克，桂枝10克，桔梗15克，连翘15克，党参30克，砂仁10^{（后下）}，柴胡20克，黄芩10克，炒白术20克，生姜5片

上方加水1500ml浸泡1小时，加盖煎煮，武火煮沸后改为文火20分钟，白蔻仁、砂仁后下，煎煮10-15分钟即可，取药汁300ml，二遍加水1200ml，同样方法煎煮，取药汁300ml，两遍混合，早晚饭后热服，以微微出汗为宜。嘱其避风寒，多喝温开水，不要吃辛辣刺激性的食物，注意休息。5月29日二诊，患者3剂药后，热退，无恶寒发热，感觉乏力减轻，大便较前成形，仍感纳差。原方去生麻黄、桂枝，柴胡改为10克，加焦三仙30克以健脾和胃，继服12剂，病愈。3月后电话回访，一切健康。

按：湿温是由湿热病邪引起的急性热病。初起具有身热不扬，身重肢倦，胸闷脘痞，苔白腻，脉缓等主要症状。本病起病较缓，传变较慢，病机演变虽有卫气营血的变化，但主要稽迟于气分，以脾胃为主要病变部位。本病四时皆有，但多发生在雨湿较多的夏秋季节。

湿温病名首见于《难经·五十八难》，该书将其隶属于伤寒之中，并载其脉象为"阳濡而弱，阴小而急"。晋王叔和《脉经》记载了湿温的病因证治，如提出其病因是"常伤于湿，因而中暍，湿热相薄。"吴鞠通《温病条辨》中称暑兼湿热，偏于暑之湿者为湿温。内不能运水谷之湿，外复感时令之湿。指出仅有外感而无内伤，或仅有内伤而无外感，皆不易形成湿温，惟外邪入里，里湿为合，方能发病。湿热病邪阻遏阳气，腠理开合失常，可见发热，无汗恶寒，如饮食失慎，损伤脾胃，运化失司，湿邪停聚，郁久化热，亦可蕴生湿热之邪，可见干呕、纳呆、胸脘痞闷、四肢乏力。湿滞不运，可见大便稀溏。本病相当于现代医学的伤寒、副伤寒、钩端螺旋体病、流行性感冒等，有表现为湿温证候者，可参考本病辨证施治。治宜宣畅气机，利湿清热，方选三仁汤合麻黄汤合小柴胡汤加减。三仁汤用杏仁轻宣肺气；白蔻仁、厚朴、半夏芳香化浊、燥湿理气；生苡仁、茯苓，健脾淡渗利湿；麻黄汤发汗解表；小柴胡汤和解少阳之邪；连翘、桔梗清热利咽。三方合用，奇妙自生。

（赵芸　郝静宜）

发热　太少合病（急性上呼吸道炎症）

李某，男，4岁，龙泉街道办事处人，因发热2天，于2018年6月4日就诊。证见：T38.5℃，在家喂服退烧药无效，无皮疹，时咳嗽，咽干，纳呆，大便干，查咽部充血水肿，滤泡增生，扁桃体Ⅱ°肿大，听诊双肺呼吸音粗，未闻及干湿啰音，舌红苔薄黄，脉数。在市中心人民医院检查血常规基本正常。病属中医外感发热，太少合病，相当于现代医学的急性上呼吸道炎症。中医治宜清热宣肺，止咳化痰，方用麻杏石甘汤合桑菊饮加减。

处方：生麻黄 5 克，杏仁 5 克，石膏 20 克，甘草 3 克，桑叶 10 克，菊花 10 克，桔梗 10 克，连翘 10 克，胖大海 5 克，浙贝 10 克，僵蚕 10 克，地龙 5 克，鱼腥草 15 克，炒枳壳 10 克，板蓝根 10 克，柴胡 20 克，黄芩 10 克

上方取药 2 剂，每剂凉水浸泡 1 小时，盖锅盖大火煮开，改为小火煮 20 分钟，煎煮 2 遍，共取汁 400ml，分 3 次早中晚饭后半小时温服。嘱其家长让孩子多饮白开水，清淡易消化饮食，忌食辛辣刺激之物，注意休息，保护嗓子。于 6 月 6 日复诊，无发热，咳嗽轻，上方去柴胡，又取药 6 剂。于 6 月 13 日复诊，无发热，无咳嗽，咽部充血减轻，双侧扁桃体 I 度肿大，改为桔梗 100 克，双花 60 克，胖大海 60 克，每次取适量泡水当茶饮。二周后复诊，症状痊愈。

按：外感发热是指感受六淫之邪或温热疫毒之气，导致营卫失和，脏腑阴阳失调，出现病理性体温升高，伴有恶寒、面赤、烦躁、脉数等为主要临床表现的一类外感病证。外感发热，古代常名之为"发热"、"寒热"、"壮热"等。相当于现代医学中的急性感染性疾病，如上呼吸道感染、肺部感染、胆道感染、泌尿系感染等。《素问·阴阳应象大论》、《素问·热论》、《素问·至真要大论》等篇中，对外感发热的病因病机和治疗法则，都作了扼要的论述，为热病的理论奠定了基础。本病是因机体正气不足，营不内守，卫不御外，抗病能力低下，感受风热之邪而发。因"温邪上受，首先犯肺"，病位在肺，可顺传于胃，见咽干、纳呆、大便干，舌红苔薄黄，脉数，为太少合病。本方重用辛寒之石膏，合麻黄共奏清里达表，宣肺平喘之效；杏仁助麻黄止咳平喘；甘草清热解毒调和诸药。加桑叶、菊花、桔梗、连翘、黄芩、鱼腥草、大海等加强清热解毒之功，加僵蚕、浙贝母、地龙泻肺涤痰。鱼腥草配地龙在现代药理研究上有缓解支气管痉挛的作用。柴胡清解少阳之热，炒枳壳配桔梗调理脾胃升降功能。诸药合用共奏清热解毒，利咽平喘之功效。

（赵芸　刘敏）

发热　肺卫气虚（复感）

王某,男,68 岁,滕州市荆河街道办事处人,以反复感冒半年余,于 2014 年 6 月 14 日就诊。患者半年来反复感冒,自汗,低热,自服多种中西医药物治疗,效果差。今证见头身痛、微恶寒,鼻塞流涕,咽干痒疼痛,四肢乏力,语言低怯、气短,体温波动在 37.2 ~ 37.7℃之间,劳累后加重,汗出恶风,舌淡苔薄白,脉浮。既往体质差,无高血压病、糖尿病、冠心病病史。查体见咽部充血,滤泡增生,双侧扁桃体未见肿大,双肺（-）,体温 37.4℃。血常规正常,胸部 X 线拍片正常。病属中医气虚发热,由肺卫气虚所导致,相当于西医的复感。治宜益气解表,调和营卫,方用玉屏风散加味。

处方:黄芪 30 克,白术 15 克,防风 10 克,苏叶 15 克,杏仁 10 克,桔梗 15 克,黄芩 10 克,连翘 15 克,白芷 15 克,射干 15 克,大贝 15 克,僵蚕 15 克,甘草 5 克,生姜 5 片

每剂 1 剂,水煎两次,取汁 300 ~ 400ml,分两次温服,避风寒,慎起居,注意清淡饮食,服 6 剂。2014 年 6 月 21 日复诊,患者汗出、鼻塞、症状减轻,体温基本正常,无咽痛,近日纳呆,原方去白芷,加焦三仙各 30 克,继服 6 剂。2014 年 6 月 28 日复诊,未诉明显不适,身感较前有力气,纳食增加,效不更方,继服药 20 余剂,未见感冒症状,随访半年,未见复发。

按:感冒,现代医学又称上呼吸道指鼻咽部感染疾病,据世界卫生组织有关报告,在气候暖和地区,其发病平均每年每人 5 ~ 6 次,我国近年来由于过度使用抗生素和激素,年老体弱人群的免疫力急剧下降,造成反复感冒的患者越来越多,故西医以正式定为复感。祖国医学认为,肺位最高称为"华盖",因肺叶娇嫩,不耐寒热,外邪入侵,最易犯肺,故叶天士谓"温邪上受,首先犯肺,逆传心包"。肺的生理功能,主气司呼吸主宣发肃降、主皮毛而卫固。《灵枢·决气篇》说"上焦开发,宣五谷味,熏肤,充身,泽毛,若雾露之溉,是谓气。"一旦肺气虚,人体抗拒病邪的能力则降低,极易出现乏力、自汗、畏寒肢冷反复感冒的现象。本案

属中医肺气虚之发热,治宜益气解表,调和营卫,方用玉屏风散加味。方中黄芪为君,益气固表,白术为臣,助君药补气,防风为佐,疏风散邪;黄芪得防风,固表而不留邪,防风得黄芪,祛邪而不伤正;桔梗、黄芩、连翘、射干清热利咽,大贝、僵蚕化痰散结,辛夷、白芷发散风寒,宣通鼻窍。诸药合用共奏益气解毒、调和营卫之功效。当肺气得以补益,为表得固,则邪无以入侵,正所谓:正气存内,邪不可干。患者服药30余剂,临床治愈。

玉屏风散,现代医学研究证明能显著增强人体的免疫功能,对预防感冒、呼吸道感染、哮喘、虚汗、过敏性鼻炎、慢性荨麻疹等疾病治疗,效果显著。

(赵芸 郝静宜)

发热 湿热疫毒（流行性出血热）

王某,男,43岁,山东泗水泉林小黄沟村人,1983年7月5日上午9时入院,住院号53200,患者以恶寒发热、头痛、腰痛及全身痛为主要表现,入院前曾在当地卫生室按感冒治疗,曾用"安痛定","穿心莲",口服中药,诸症不减,病反加重,恶心不食,小便黄少(日尿量约100毫升)。入院检查:T39℃,R20次/分,P108次/分,BP110/80毫米汞柱。精神差,两眼睑水肿,球结膜充血,颈胸潮红,呈酒醉貌,咽部充血,胸部有散在出血点,心率95次/分,心音有力,双肺(一),腹满无压痛,肝脾未触及,肾区叩击痛。干呕欲吐,纳呆便溏,舌质红,苔白腻,脉滑。化验检查:尿:白细胞少许,蛋白微量,上皮细胞少许,血常规:白细胞$11×10^9$/L,中性68%,淋巴32%,血小板$68×10^9$/L。病属发热,湿热疫毒,气营两燔(发烧,少尿期)。治则:芳香化湿,清热解毒,方用甘露消毒丹合清营汤加减。

处方:滑石30克,霍香15克,黄芩10克,连翘15克,白蔻仁12克,白术15克,石膏30克,泽泻15克,丹皮10克,羚羊粉2克,白茅根

30克,藕节15克

水煎煮两次,每次300～400ml,每日两剂,分四次服,连服3日。西药对症处理。入院第四天发热渐退(T38℃)。但精神差,头痛腰痛,腹胀,小便少,不时呻吟,不能进食,颜面浮肿,球结膜水肿较前加重,胸前、腋下出血点增多,舌红干少津,苔黄燥,脉滑数。T38℃,R25次/分,P100次/分,BP80/50mmHg,$CO_2CP40mmol/L$,BUN42mmol/L,尿常规:蛋白+-,红细胞少许。证属热毒炽盛,伤津耗液(已进三期重迭)。治宜清热解毒、增水行舟,方用增液承气汤合清营汤。

处方:元参30克,寸冬20克,生地25克,大黄15克^(后下),芒硝10克,黄芩10克,丹皮10克,羚羊粉2克,白茅根30克,芦根30克

煎服同上。连服8天,每日拉稀便2-3次,小便增多。入院第13天小便每日约1000 mL,食欲尚可,病情稳定。T37.4℃,P100次/分,心跳有力,双肺(一),BP110/80mmHg。尿常规:蛋白极少,红细胞少许,上皮细胞少许;血常规:白细胞$8.1×10^9/L$,中性52%,淋巴48%,血小板$92×10^9/L$。入院第14天,患者口干口渴,渴欲冷饮,腹部略胀,小便多,日约2000mL,舌质红,苔黄薄而干,脉沉细。尿常规(一),病入下焦少阴,肾气阴双亏,肾气不固(多尿期),治宜滋阴固肾,方用六味地黄汤加减。

处方:熟地30克,山药30克,山茱萸30克,丹皮15克,复盆子15克,乌梅15克,知母15克,桑螵蛸15克,益智仁20克,焦三仙各15克,陈皮6克,水煎服两次,每日一剂,每次400mL,早晚分服,连服8天,体温正常,精神好转,食欲增加,二便正常,血压稳定,患者共住院35天痊愈出院。

按:流行性出血热,属于中医"湿温""疫毒"范围,其病因多内外兼有,外因首推疫毒,明代温病学家吴又可称"所谓杂气者,虽曰天地之气……""……有是气则有是病……然牛病而羊不病,鸡病而鸭不病,人病而禽兽不病,究其所伤不同,因其气各异也。"显然吴氏所谓的"杂气",只能是传染病之特异病原体,对出血热来说,当是出血热病毒。其

次为六淫,古人谓"外感不外六淫,"六淫—风,寒,暑,湿,燥,火,只能是本病的诱因,即可对疫毒本身的影响,疫毒致病力强弱的影响以及对感受疫毒人的机体健康与防卫状况的影响等。对本病来说,六淫中的"湿"最为主要。正如清代温病学家张石顽曾说过:"时疫之邪,皆从湿土郁蒸而发……"因为气候潮湿易湿困脾土,升降失职,正气不足,引邪入里,《内经》有谓:"至虚之处便是容邪之处。""清净则内腠拒闭,虽有大风苛毒,弗之能害。"皆说明"内因是变化的根据。"笔者认为,在本病的内因中,各种因素所构成的脾肾不足,导致机体抗病能力减弱最为重要。

关于出血热的基本病机,笔者认为,为疫毒在六淫尤其是外湿协同下乘内因脾肾不足侵袭人体,由表及里,造成卫气营血四个阶段正邪相争,胜负转化过程。在流行性出血热整个五期病程中,概括有湿郁热伏,正邪相争,毒盛血瘀,阴阳失调,肾精亏耗等基本病理过程,又可分为两大病机阶段。疫毒侵袭与邪退正虚,前者相当于发热期,低血压休克期,少尿期;后者相当于多尿期与恢复期。笔者认为,第一阶段主要为疫毒致病的邪实阶段,第二阶段为邪退正虚阴精亏耗的正虚阶段。第一阶段治疗总则应为解毒祛邪,如采用解毒、泻下、化淤、利尿、发汗等法;第二阶段则主要治以扶正,如采用养阴、益气、固肾、健脾,清虚热,疏脉络等治法。均是从临床工作中总结出的宝贵治疗经验。

(张义明　张侠)

内伤发热 肺脾气虚（口腔扁平苔藓，桥本氏病）

吕某某,女,62岁,滕州市张汪镇农民,因低热,伴有咽部不适3年,于2018年12月8日来诊。曾在滕州市中心人民医院住院治疗,查血常规、尿常规及胸部拍片,检查结果未见异常。自诉有口腔扁平苔藓及桥本氏病病史3年。现症见低热,体温37.5℃,乏力,时有汗出,面色萎黄,平时善思虑,纳可,寐差,大便干,舌红苔白黄相间偏薄,脉细弱。

查见咽部充血,滤泡增生,扁桃体不大,口腔两侧黏膜有少许白斑,双肺呼吸音稍粗。中医诊断为内伤发热,证属肺脾气虚,西医诊断为口腔扁平苔藓,桥本氏病。治宜益气健脾,甘温除热,方选补中益气汤合桔梗汤加减。

处方:黄芪 30 克,炒白术 20 克,陈皮 15 克,升麻 5 克,柴胡 40 克,当归 15 克,党参 30 克,桔梗 15 克,黄芩 15 克,浙贝 15 克,射干 15 克,沙参 15 克,龙骨 30 克,牡蛎 30 克,夜交藤 30 克,五味子 10 克

上方加凉水 1500-2000ml 浸泡 1 小时,武火煮开后改为文火煮 20 分钟至 30 分钟,头遍取汁 300ml,睡前半小时温服,二遍煮取 300ml 早饭后半小时温服。每日 1 剂,服用 6 剂,于 2018 年 12 月 15 日复诊,低热,体温在 37.1℃–37.2℃之间,口干渴,舌苔白黄相间,口腔黏膜偏后方有一面积约 0.3cm×0.3cm 的白斑,上方加石斛 15 克,清热生津止渴。服药 6 剂后于 2018 年 12 月 22 日复诊,未见口腔黏膜白斑,乏力减轻,睡眠较前好转,体温在 37.1℃左右,复查血常规、尿常规正常,甲状腺功能正常。后中药改为两日一剂,服药 4 月余,半年后回访病情痊愈。

按:内伤发热是指以内伤为病因,气血阴阳亏虚,脏腑功能失调为基本病机所导致的发热。一般起病较缓,病程较长,热势轻重不一,但以低热为多,或自觉发热(或五心烦热)而体温并不升高。现代医学中的功能性发热,肿瘤,血液病,结缔组织病,结核病,慢性感染性疾病,内分泌疾病及某些不明原因的发热,具有内伤发热特点的,可参考本证辨证论治《金匮要略·血痹虚劳病脉证并治》以小建中汤治疗手足烦热,可谓是后世甘温除热治法的先声。李东垣对气虚发热的辨证及治疗作出了重要的贡献,以其所拟定的补中益气汤作为治疗的主要方剂,使甘温除热的治法具体化。本证见发热,低热,倦怠乏力,气短懒言,自汗,面色萎黄,平时善思虑,纳可,寐差,大便干,舌红苔白黄相间偏薄,脉细弱。证属肺脾气虚,气虚发热;治宜益气健脾,甘温除热。方中以黄芪、党参、白术、甘草益气健脾;当归养血活血;陈皮理气和胃;升麻、柴胡

既能升举清阳,又能透泄热邪;配合桔梗、黄芩、浙贝、射干清热利咽,沙参清热生津止渴。诸药合用,共奏甘温除热之功效。在内伤发热的病程中,由于病机的发展变化,或治疗用药等的影响,内伤发热的一些证候可以转化或兼夹出现。对兼夹两种证候者,应分清主次,适当兼顾。据临床观察,大部分内伤发热,经过适当的治疗及护理,均可治愈。

（赵芸　刘敏）

第二节　咳嗽医案

咳嗽　痰热壅肺（大叶性肺炎）

杨某,男,70岁,滕州市羊庄镇农民,以咳嗽10余天,加重2天,于2014年8月13日来诊。患者10天前因感受风热之邪而出现咳嗽发热,体温高达39.5℃,在当地卫生院给予抗生素等药物治疗,效果不佳,于8月8日就诊于滕州市中心人民医院,X线示:左下肺炎症,诊断为大叶性肺炎,住院治疗,症状好转。为求中医治疗,今日来诊,现病人咳嗽,咳痰,伴痰中带血,胸闷,胸痛不适,纳呆腹胀,寐尚可,四肢沉重乏力,二便尚调,舌红,苔黄厚,脉滑数,既往体健,否认药物及食物过敏史,咽部充血,体温37.8℃,双肺呼吸音稍粗,未闻及干湿啰音,心率80次/分,律齐无杂音。血常规WBC11.6×10^9/L,N 0.82 L 0.18,X线示:左下肺炎症。病属中医咳嗽,由痰热壅肺所致。治宜清热化痰,宣肺止咳,方用小陷胸汤合麻杏石甘汤。

处方:炙麻黄10克,杏仁10克,石膏30克,半夏15克,瓜蒌15克,鱼腥草30克,黄芩10克,桔梗15克,枳壳15克,款冬花15克,大贝15克,炙杷叶15克,陈皮15克,小蓟15克,甘草5克

每日1剂,水煎两次,共取汁300～400ml,分两次温服,忌食肥腻之物,清淡饮食,多饮白开水,注意休息,服药6剂。2014年8月20日复诊,咳嗽轻,体温降至37.1℃,痰较前易咳出,未见痰中带血,胸闷胸痛亦减轻,上方去石膏,继服6剂。2014年8月27日复诊,咳嗽轻,咳痰少,未见血丝,为诉胸闷胸痛,大便稀,纳呆,体温正常,复查血常规WBC7.6×10^9/L,N 0.2,L 0.38,胸部X线左下肺炎症好转,原方去小蓟、石膏,加砂仁10克后下、焦三仙各30克,继服6剂。2014年9月3日复诊,患者未诉明显不适,继服6剂巩固疗效。半月后X线复查,肺部炎症消失。

按:《内经·素问·宣明五气》说"五气所病……肺为咳。"咳嗽的病位,主脏在肺,无论外感六淫或内伤所生的病邪,皆侵于肺而致咳嗽,故《景岳全书·咳嗽》说"咳证虽多,无非肺病。"肺主气,邪气犯肺,肺气不清,肺失宣肃,肺气上逆迫于气道而为咳。本案发病在盛夏季节,以咳嗽、咳痰,伴痰中带血,胸闷胸痛为主要症状,外感风热夹暑湿,伤及肺卫,虽经治疗,但转入气分,痰热壅肺,肺热蒸液为痰,肺络失养,热迫血行,则痰中带血,舌红,苔黄厚,脉滑数均为痰热壅肺之象。治宜清热化痰,宣肺止咳,方用小陷胸汤合麻杏石甘汤。本方以麻黄配石膏为君清热而宣肺,西医诊断属大叶性肺炎,白细胞较高,加入鱼腥草、黄芩以增强清热之功;杏仁、枳壳、桔梗宣降肺气而止咳,更以冬花、半夏、浙贝、陈皮、炙杷叶、甘草化痰止咳,瓜蒌宽胸理气,小蓟止血。诸药合用共奏清热化痰、宽胸宣肺化痰之功效。患者服药 20 余剂,诸症治愈。

(赵芸　张侠)

咳嗽 痰湿阻肺(慢性喉源性咳嗽)

王某,男,46 岁,山东省滕州市张汪镇人,因反复咳嗽 2 月,于 2003 年 5 月 4 日就诊。患者系农民,2 月前因外感风寒后发烧,恶寒,身疼痛,进而咳嗽,在当地卫生室给予抗生素输液治疗,症状缓解。后每于感受风寒后或抽烟后症状反复出现,咳嗽,吐白痰,伴有咽痒,异物感,微痛,轻度头痛,反复应用抗生素、含化片等,症状如故,在外院服用中药月余效不佳。纳可,二便正常,舌质淡,苔白滑。查体:无发烧,咽部有充血,滤泡增生,双肺呼吸音清,未闻及干湿性罗音,心脏听诊未见明显异常。血常规:白细胞 5.6×10^9/L,胸部 X 光片示:心肺膈未见明显异常。西医诊为为慢性喉源性咳嗽。中医辨证属痰湿阻肺,治宜燥湿化痰,宣肺止咳,方选杏苏散加减。

处方:杏仁 10 克,苏梗 10 克,云苓 15 克,陈皮 10 克,半夏 10 克,桔梗 15 克,射干 10 克,大贝 10 克,僵蚕 10 克,蝉蜕 10 克,黄芩 10 克,

连翘 15 克,白前 10 克,炙杷叶 15 克,甘草 5 克,生姜 5 片

上方 6 剂,冷水浸泡 1 小时,武火煮开后文火煎煮 20 分钟,煎煮 2 次,每次取 300ml,分早晚两次温服,每日 1 剂。5 月 11 日上午 9 时二诊,诉咳嗽较前减轻,痰少,纳食可,咽部充血减轻,滤泡增生同前。予原方加益母草 15 克,继服 6 剂,煎煮方法同前。18 日上午三诊,患者诉症状消失,无咳嗽、咳痰,咽不痒,无疼痛,检查咽部滤泡增生好转,予桔梗 50 克、胖大海 50 克、苏叶 50 克,泡水代茶饮 10 天,以善其效。

按:喉源性咳嗽是指喉咙疾患所引起的咳嗽。它的主要特点是,痒为主症,咽痒如蚁行,阵发性咽痒干咳,不痒不咳。咳嗽的病因,不外内、外两途。外因者,如《素问·咳论》所谓"皮毛者,肺之合也,皮毛先受邪气,邪气以从其合也";内因者,"其寒饮食入胃,从肺脉上至于肺则肺寒,肺寒则外内合邪,因而客之,则为肺咳"。《素问·咳论》提出"五脏六腑皆令人咳,非独肺也",但不论外感、内伤,任何脏腑病变,最终要影响到肺才会发生咳嗽。笔者在长期的临床观察到,尽管咳嗽的病因有内伤和外感之多,病变部位可涉及五脏,但基本的病机及病位均离不开肺,而在肺者又以咽喉病变为多数,故凡咳嗽病人,必首先观察咽喉,特别应吸取现代医学微观辩证的长处,要分辨出微观的病位,如鼻咽、支气管和双肺等。从不少在他院治疗效果不佳而前来就诊的病人中发现,大多数系因急性慢性咽炎引起的咳嗽,而未从咽喉治疗入手故效果甚微,而笔者改为利咽止咳药,却能立竿见影,证明有针对性的将中医的宏观辩证与西医的微观辩证相结合,其效甚佳。杏苏散一方出自《温病条辨》,本方所治之证,乃因凉燥外袭,肺失宣降所致。凉燥伤表,则恶寒无汗,头痛,凉燥伤肺,肺失输布,津液内结,则咳嗽痰稀。方中杏仁、桔梗宣肺达邪,宣肺止咳;半夏、云苓祛湿化痰、止咳,陈皮理气宽胸,僵蚕、蝉蜕化痰散结利咽,黄芩、连翘清热解毒,生姜、甘草调营卫,和诸药。综合全方,发表宣肺而解凉燥,利气化痰而止咳。本案患者外感风寒后起病,一般半月左右病症均能得到缓解。

（杨国梁 郝静宜）

咳血 痰热壅肺（支气管扩张）

孟某,女,32 岁,山东省滕州市姜屯镇人,某幼儿园老师,因反复咳嗽,咳血,憋喘 1 年,加重 3 天,于 2011 年 9 月 12 日就诊。患者咳嗽,吐白黄痰,并痰中带有血丝,偶有血块,时有低烧,T37.5℃,曾就诊于枣庄市王开医院,行胸部 CT 检查,结果示:双肺下叶支气管扩张并感染（检查号:0038472）。查血常规白细胞增高:WBC 12×10^9/L,给予抗菌消炎治疗,曾联系肺移植,因缺乏供体及高额费用放弃。患者求于中医治疗,在外院服用 3 个月中药,症状仍在,现患者咳嗽,白黄痰,痰中带血,憋喘貌,面色萎黄,腹胀,纳呆,眠可,二便正常,舌红,苔黄厚腻。据其症候,中医属于咳血（痰热壅肺）,治宜清热肃肺,豁痰止咳。方选三拗汤、小蓟饮子、杏苏散加减。

处方:炙麻黄 10 克,黄芩 10 克,杏仁 10 克,云苓 15 克,陈皮 10 克,半夏 10 克,桔梗 15 克,白前 10 克,炙冬花 15 克,鱼腥草 30 克,炙杷叶 15 克,小蓟 15 克,仙鹤草 30 克,白芨 15 克,甘草 5 克

上方 6 剂,冷水浸泡 1 小时,武火煮开后文火煎煮 20 分钟,煎煮 2 次,每次取 300ml,分早晚两次温服,每日 1 剂。9 月 19 日上午二诊予原方继服。9 月 26 日下午 3:20 三诊,两个疗程后,咳血停止,憋喘减轻,纳食可,精神较前好转,舌苔变薄。予原方去白芨、仙鹤草,加黄芪 30 克、白术 15 克、焦三仙各 30 克,再服 1 个月,咳嗽憋喘减轻。后感受风寒感冒,上述症状再次出现,咳嗽,咳痰,痰中带血,四诊再予 9 月 12 日原方继服 2 个周期,症状好转,五诊予 9 月 26 日方去焦三仙,继服。三月余,症状控制,随诊两年,未复发。

按:支气管扩张指支气管及其周围肺组织的慢性炎症损坏管壁,以致形成不可逆的支气管扩张与变形。本症有先天性与继发性两种,继发性较为多见,且多见于儿童和青年。临床症状有慢性咳嗽,咳大量脓痰和反复咯血。本病目前较为多见。据其发病过程的不同阶段,中医学认为其病因为外因和内因两个方面。外因指外感风、湿、热、火之邪,内因多指正气亏虚、饮食不当及七情内伤。本病发病为内外合邪

而成,主要是肺内热毒蕴结,血败肉腐而成痈。急性感染期因风热之邪侵犯卫表,肺卫同病,实热内蒸,热伤肺气,肺失清肃,邪热壅肺,蒸液成痰,气分之热毒侵淫及血,热伤血脉,血为之凝滞,热壅血瘀,酿成脓痈。方中麻黄味苦性温,为肺经专药,能发越人体阳气,有发汗解表,宣肺平喘的作用,杏仁降肺气、散风寒,同麻黄一宣一降,增强宣肺平喘之功。方中小蓟、仙鹤草、白芨收敛、凉血及止血,陈皮理气宽胸,桔梗宣肺达邪,宣肺止咳,半夏、云苓祛痰化湿。鱼腥草、黄芩清热解毒,消痈排脓,甘草调和诸药。诸药合用,宣肺解表,清热化痰,凉血止血,治疗效果满意。

（杨国梁　郝静宜）

第三节　咳喘医案

悬饮　痰饮停肺（渗出性胸膜炎）

张某,男,50岁,山东省滕州市龙阳镇人,患者系农民,曾在外打工,发病后在外地医院就诊,给予抗生素治疗无效,咳喘逐渐加重,痰多,白色稀痰,近1周感右侧胸胁部疼痛,咳嗽气促。因咳嗽,咳痰,喘憋伴胸痛,于2010年4月23日来诊。刻诊,见患者神疲乏力,咳嗽痰多,质稀色白,卧则气短,右胸胁部疼痛,胀满,纳呆,舌质淡,苔白滑腻,脉濡滑。查体:右肺叩击实音,左肺听诊无异常。血常规示白细胞增高:WBC 11.5×10^9/L,胸片诊为胸膜炎并右侧胸腔积液。据其症候,属于悬饮(痰饮停肺),治宜宣肺化饮,止咳平喘,方选小青龙汤合五苓散加减。

处方:炙麻黄10克,桂枝10克,细辛5克,干姜10克,半夏15克,五味子10克,云苓15克,白术15克,泽泻15克,瓜蒌15克,陈皮10克,桔梗15克,黄芩10克,甘草5克

上方6剂,冷水浸泡1小时,武火煮开后文火煎煮20分钟,煎煮2次,每次取300ml,分早晚两次温服,每日1剂。4月30日下午3:20二诊,咳嗽,胸痛减轻。予原方6付继服,5月7日上午9:40三诊,咳喘及胸痛症状明显减轻,拍片示胸水较前减半,可平卧。以此方加减继服12剂,胸痛消失,呼吸平顺,咳嗽,咳痰症状均愈。

按:胸膜炎又称"肋膜炎",是胸膜的炎症。其致病因素通常为病毒或细菌刺激胸膜所致胸膜炎症。胸腔内可有液体积聚(渗出性胸膜炎)或无液体积聚(干性胸膜炎)。渗出性胸膜炎中医称之为"悬饮",指饮邪停留胁肋部而见咳唾引痛的病证《金匮要略·痰饮咳嗽病脉证并治》:"饮后水流在胁下,咳唾引痛,谓之悬饮。"证见胁下胀满,咳嗽

或唾涎时两胁引痛,甚则转身及呼吸均牵引作痛,心下痞硬胀满,或兼干呕、短气,头痛目眩,或胸背掣痛不得息,舌苔滑,脉沉弦。素有水饮之人,脾肺之气必虚,又外感风寒,水寒相搏,皮毛闭塞,肺气益困,输转不利,水饮蓄积于心下,上犯迫肺,肺寒气逆,所以恶寒发热,咳喘痰多,清稀而粘,不易咳出,此时,发汗解表则水饮不除,蠲化水饮则外邪不解,唯有发汗蠲饮,内外合治,才是正法。方中小青龙汤为散寒蠲饮之名方,张仲景以之治疗表寒里饮及溢饮支饮诸症。用麻黄、桂枝为君药,发汗解表,除外寒而宣肺气。干姜、细辛为臣药,温肺化饮,兼助麻黄、桂枝解表。然而肺气逆甚,纯用辛温发散,既恐耗伤肺气,又须防温燥伤津,所以配伍五味子敛气。半夏祛痰和胃而散结,亦为佐药。甘草益气和中,又能调和辛散酸收之间,是兼佐、使之用。方中泽泻取其甘淡性寒,直达膀胱,利水渗湿。以云苓之淡渗,增强利水蠲饮之功,加白术健脾气而运化水湿。合以桂枝一药二用,既解太阳之表,又内助膀胱气化。诸药相配,使风寒解,肺气复舒,宣降有权,水行气化,表解脾健,停水留饮诸疾除,症自平。

(刘敏 张侠)

咳喘 风寒束表,内停痰饮 (急性支气管炎)

张某,男,40岁,山东省滕州市木石镇人,患者慢性支气管炎病史10年,每年反复发作咳嗽、憋喘,本次因憋喘、咳嗽2月,加重1天,于2011年11月20日上午就诊。即诊,患者憋喘貌,呼吸急促,神疲乏力,头身痛,恶寒不发热。纳可,小便清长,大便溏,舌质淡,苔白,脉迟。在当地卫生室给予消炎药物及激素治疗,见效不明显。双肺呼吸音粗,可闻及哮鸣音。拍胸部X光片示支气管炎症。据其症候,属于咳喘,证属风寒束表,内停痰饮,方选小青龙汤加减。

处方:炙麻黄10克,桂枝10克,干姜10克,细辛3克,五味子10克,半夏10克,白芍15克,杏仁10克,苏子15克,鱼腥草30克,葶苈

子 15 克,甘草 5 克

上方 6 剂,冷水浸泡 1 小时,武火煮开后文火煎煮 20 分钟,煎煮 2 次,每次取 300ml,分早晚两次温服,每日 1 剂。11 月 27 日二诊,咳喘减轻,纳食稍增,大小便正常,以原方取 6 剂,煎煮同前,温服,避风寒,12 月 4 日三诊,咳喘症状明显好转,可平卧。听诊双肺呼吸音粗,未闻及干湿性罗音。予原方去苏子,加茯苓 15 克、白术 15 克,取 6 剂,煎煮方法同前,每两日一剂,每日各服一次。两周后随诊,患者症状完全消失,纳食可,二便正常,精神佳。X 光片示支气管炎症消失。

按:急性支气管炎是支气管粘膜的急性炎性病变。它是由病毒、细菌、真菌、支原体、衣原体等致病微生物感染,物理、化学性刺激或过敏反应等对气管、支气管壁粘膜的损害所造成的。该病在过度疲乏、受凉,消弱了上呼吸道生理防御功能和在寒冷季节气候突变时容易发病。急性支气管炎的主要临床表现是咳嗽和咳痰,部分患者可伴有气喘,病愈后支气管粘膜结构可完全恢复正常。中医认为,外感为六淫外邪侵袭肺系,内伤为饮食、情志、劳倦因素所致。其中以外感咳嗽多见。小青龙汤为散寒蠲饮之名方,仲景以之治疗表寒里饮及蠲饮支饮诸症。由此而知,本方长于温阳化气蠲饮,而并不以解表散寒为其功用之重心。是以饮邪兼表者而用,方中以麻黄、桂枝为君药,发汗解表,除外寒而宣肺气。干姜、细辛为臣药,温肺化饮,兼助麻黄、桂枝解表。然而肺气逆甚,纯用辛温发散,既恐耗伤肺气,又须防温燥伤津,所以配伍五味子敛气,白芍养血,并为佐制之用。半夏祛痰和胃而散结,亦为佐药。配葶苈子泻肺平喘,利水消肿。杏仁止咳平喘,鱼腥草清热解毒,消痈排脓,根据张主任的临床经验,只要西医诊断为呼吸道炎症者,特别是白细胞增高者,可不分证型,均应用大剂量鱼腥草,清肺热而消炎,疗效更佳。

（郝静宜　张侠）

咳喘 温燥伤肺，痰热互结（慢性支气管炎急性发作）

李某，女，78岁，枣庄市山亭区农民，以咳嗽、憋喘10余年，加重1周，于2013年9月4日就诊。患者10余年前因感受风寒后出现咳嗽、憋喘，以后每遇气候变化病情加重且反复。现患者咳嗽、口干、咽燥、咳痰不爽，色黄，活动后憋喘加重，无发热恶寒及头身痛，纳眠一般，二便尚调，舌红，苔薄黄，脉弦细。慢性支气管炎病史多年，查体见咽部充血，双侧扁桃体无肿大，双肺呼吸音粗，右肺可闻及湿罗音，肝脾肋下未及。胸部X片示：支气管炎。病属中医咳嗽、喘证，由温燥伤肺，痰热互结所致，西医诊为慢性支气管炎急性发作。治宜清宣温燥，凉润止咳，泻肺平喘，以桑杏汤合葶苈大枣泻肺汤加减。

处方：桑叶15克，沙参15克，杏仁10克，川贝5克，桑白皮15克，葶苈子15克，桔梗15克，枳壳15克，黄芩10克，地龙10克，炙白前15克，炙杷叶15克，款冬花15克，麦冬15克，大枣5枚

每日1剂，水煎两次，取汁300～400ml，分两次温服，服3剂。忌辛辣生冷低盐低脂饮食，避风寒，多饮温开水。9月7日复诊，诉咳嗽、憋喘减轻，继服6剂。9月14日复诊，诉因劳累受凉后憋喘加重，原方去枳壳、白前，加党参20克、五味子10克，服6剂咳喘平稳，上方继服15剂以巩固疗效。

按：患者以咳嗽、憋喘为主要症状，当属祖国医学"咳嗽"和"喘证"范畴，证属温燥伤肺，痰热互结。西医诊为慢性支气管炎急性发作。肺主皮毛，咳嗽与外邪的侵袭及脏腑失调有关。《河间六书·咳嗽论》谓："寒、暑、燥、湿、风、火六气，皆令人咳"，即是此意；《医学三字经》说："肺为脏腑之华盖，呼之则虚，吸之则满，只受得本脏之正气，受不得外来之客气，客气干之则呛而咳矣；亦只受得脏腑之清气，受不得脏腑之病气，病气干之，亦呛而咳矣。"本案患者以咳嗽、口干、活动后憋喘，舌红苔黄，脉弦为主要症状，今正值初秋处暑之季，秋燥当令，温燥之邪极易伤肺，致痰热互结。治宜清宣温燥，凉润止咳，泻肺平喘，方用桑杏汤合葶苈大枣泻肺汤加减。方中桑叶疏风解表，清宣燥热；杏

仁、川贝肃肺止咳平喘;沙参、麦冬养阴润肺、生津;葶苈子、桑白皮、地龙清肺热化痰;桔梗、枳壳宣降肺气,一升一降,顺应肺的生理功能;黄芩清肺热;炙白前、炙杷叶、款冬花清肺止咳。诸药合用,共奏疏风清肺、润燥止咳之功效。

(赵芸 刘敏)

喘证 肺气亏虚,痰湿阻肺 (慢性阻塞性肺病)

张某,男,57岁,滕州市柴胡店人,以憋喘1周,于2013年9月21日就诊。患者1周前因感受风寒后出现憋喘,咳嗽,自服西药后,症状无改善。见患者憋喘,咳嗽,时有黄痰,纳眠可,二便调,舌质淡,苔白腻,脉沉滑。慢性支气管炎病史6年,肺气肿病史1年,无高血压病、冠心病、糖尿病病史。查体T36.5℃,咽部充血,双侧扁桃体(-),听诊双肺呼吸音粗,未闻及干湿罗音,心律规整,各瓣膜听诊区未闻及杂音。肝脾肋下未及,双下肢轻度凹陷性水肿。血常规正常;肺CT示:右侧肺气肿;肺功能异常,肺活量0.91%(正常值2.94%)。病属中医喘证,由肺脾气虚,痰湿阻肺所致。治宜益气健脾,化痰宣肺,平喘止咳,以葶苈大枣泻肺汤合杏苏散、三拗汤加减。

处方:鱼腥草30克,地龙10克,葶苈子15克,杏仁10克,苏子15克,半夏15克,陈皮15克,桔梗15克,炙麻黄10克,黄芩10克,党参30克,云苓20克,甘草5克

每日1剂,水煎两次,取汁300~400ml,分两次温服,服6剂。忌辛辣生冷低盐低脂饮食,避风寒。患者服6剂后憋喘,咳嗽减轻,双肺听诊呼吸音清,继服20余剂患者病情稳定。

按:患者以"憋喘"为主要症状,当属祖国医学"喘证"范畴,相当于现代医学的肺炎、慢性阻塞性肺病、肺气肿、心源性哮喘以及癔病等。喘证的记载最早见于《黄帝内经》,《灵枢·五阅五使》篇说:"肺病者,喘息鼻张";《灵枢·本脏》篇:"肺高则上气肩息"。汉张仲景《金匮要略》

中所言"上气"，即指气喘、肩息、不能平卧的证候。喘证的病位主要在肺和肾，涉及肝脾。基本病机为痰邪壅肺，宣降不利。患者憋喘、咳嗽、时有黄痰，舌淡苔白腻，脉沉滑皆为痰湿阻肺，宣降不利，肺脾气虚，易感邪气所致。故本案治宜益气健脾，化痰宣肺，止咳平喘。方用葶苈大枣泻肺汤合杏苏散、三拗汤加减。方中鱼腥草、葶苈子苦寒清肺热，泻肺定喘，地龙清热化瘀平喘，行水消肿；杏仁、苏子、半夏、陈皮顺气化痰，止咳平喘；炙麻黄、桔梗宣肺平喘；黄芩清肺热；党参益气健脾补肺气。诸药合用共达益气健脾、化痰宣肺、止咳平喘之功效。

　　病机属肺脾气虚，何以用黄芩，据张老师临床经验，喘证急性发作期，现代医学检查多系呼吸道炎症，多用抗生素治疗。中医辨证往往寒热虚实错杂，应吸取西医的长处，故加黄芩清肺热，有利于病情好转。如见发热，血常规偏高的病人，还可加入鱼腥草疗效更佳。

　　本案喘证病机为肺脾气虚痰浊阻肺所致，药后收效甚佳。其用药抓住了以下几个要点：1、肺为水之上源，且为贮痰之器，不论何因致痰阻肺，化痰则为要务，故以杏苏散化痰。2、炙麻黄为宣肺平喘之要药，临床只要心率不快，血压不高，心脏功能正常，不论寒热虚实均应选用。3、本案加入地龙活血化瘀，有助宣肺平喘。

（赵芸　郝静宜）

喘证　肺气虚，痰湿阻肺兼血瘀（肺间质纤维化）

　　胡某某，女，55岁，滕州市张汪镇，农民。因憋喘2年余，加重1周，于2019年2月24日就诊。患者肺间质纤维化，肺气肿病史2年，间断服用西药治疗，症状时轻时重，现症见：憋喘，动则尤甚，杵状指，纳呆，眠差，二便尚调。查体：憋喘貌，咽部充血，双肺呼吸音弱，双下肢轻度水肿。舌淡苔白，脉沉缓。病属中医喘证，证属肺气虚，痰湿阻肺兼血瘀。治宜益气健脾，化痰宣肺，平喘止咳。以葶苈大枣泻肺汤合杏苏散加减。

处方:杏仁 10 克,枳壳 15 克,陈皮 15 克,半夏 10 克,茯苓 15 克,炙款冬花 15 克,鱼腥草 30 克,地龙 10 克,葶苈子 15 克,丹参 30 克,桔梗 15 克,黄芪 30 克,炒白术 15 克,干姜 10 克,五味子 10 克,苏子 15 克,大枣 5 枚

上方共 12 剂,每日 1 剂,冷水浸泡 1 小时,武火煮开锅后,调小火煎煮 30 分钟,水煎两次,取汁 200-300 毫升,分早晚两次温服,忌辛辣生冷之品,低盐低脂饮食,避风寒,避免感冒。患者服 12 剂后,憋喘、咳嗽减轻,下肢水肿消失,原方去五味子、苏子,加炒谷麦芽各 30 克,以调理脾胃。继服 6 付后,于 3 月 17 日三诊,几乎无憋喘,纳眠好转,夜间可以平卧,又加减服用 20 余剂,患者病情稳定。

按:患者以"憋喘"为主要症状,当属中医学"喘证"范畴,相当于现代医学的肺炎,肺气肿,肺间质纤维化等,喘证的记载,最早见于《灵枢·五阅五使》说:"肺病者喘息鼻张"《灵枢·本脏》曰"肺高则上气肩息"。汉代张仲景《金匮要略》中所言"上气"即气喘肩息不能平卧的证候。喘证的病位主要在肺和肾,涉及肝脾,基本病机为痰邪壅肺。宣降不利,患者喘,动则甚,杵状指,脉沉缓,双肺呼吸音弱,皆为痰湿阻肺,宣肺不利,肺气虚易感邪气所致。本案治宜益气健脾,化痰宣肺,止咳平喘。方用葶苈大枣泻肺汤合杏苏散加减。方中葶苈子辛苦大寒入肺,膀胱经,泻肺定喘,行水消肿;杏仁、苏子、陈皮顺气化痰,桔梗宣肺平喘,地龙活血化瘀,有助宣肺平喘,干姜配五味子,温肺化痰,诸药合用,共达益气健脾,化痰宣肺,止咳平喘之功效。本案喘证的病机为肺气虚,痰湿阻肺所致,药后收效甚佳,其用药抓住了以下几个要点,肺为水之上源,且为贮痰之器,不论何因所致痰浊阻肺,化痰则为要务,故以杏苏散化痰。

(张侠 刘敏)

喘证　肺脾气虚（肺空洞术后）

刘某某,男,55岁,滕州市荆河街道办事处人,居民。以肺空洞术后近1月,憋喘加重1周,于2019年2月5日就诊。患者1月前因憋喘就诊于滕州市某医院,诊断为肺空洞,给于手术治疗,症状有所改善,近日因受凉后出现憋喘加重。为求中医治疗来我院,现症见:咳喘,咳吐白痰,四肢乏力,纳呆寐差,二便尚调。查体:咽部充血,双肺呼吸音稍差,舌淡苔白,脉弦。病属中医喘证,由肺脾气虚所致。治宜益气健脾,化痰宣肺,平喘止咳,以四君子汤合三拗汤、杏苏散加减。

处方:党参30克,茯苓15克,炒白术20克,炙甘草5克,杏仁5克,炙麻黄10克,苏梗15克,半夏10克,陈皮15克,炙白前15克,枳壳15克,桔梗15克,茯苓15克,黄芪30克,炒山楂30克,炒神曲30克,炒麦芽30克,炒枣仁30克

上方共6剂,冷水浸泡1小时,武火煮开锅后,调小火煮30分钟,煎煮2次,每日1剂,水煎两次,取汁200-300毫升,晚上睡前半小时服第一遍,早饭后半小时温服第二遍。忌辛辣生冷,低盐低脂饮食,避风寒,多饮温开水,加强体育锻炼,增强体质,预防感冒。2019年2月12日复诊,诉憋喘未见减轻,咽部不利,二便可,夜寐不安,检查:咽部充血,双肺呼吸音粗,哮鸣音少许,上方去黄芪,加鱼腥草30克,地龙10克,夜交藤30克,继服6剂。2019年2月19日三诊,患者诉仍喘,但已明显好转。前后加减方服药30余剂,症状基本消失,3月后电话回访,病情稳定。

按:患者以"咳喘"为主要症状,当属中医学"喘证"范畴,喘证的记载最早见于《灵枢·五阅五使》说"肺病者,喘息鼻张"。汉代张仲景《金匮要略》中所言"上气"即指气喘,肩息,不能平卧的证候,喘证的病位在肺和肾,涉及肝脾。喘证的病机在于人体肺、脾、肾脏腑功能失调,以致肺气上逆。喘证,多为脏腑亏虚,复感外邪,治疗根据邪证关系调治,患者肺气虚,肺虚气失所主,宣肃失调,气道不顺,呼吸不畅,若肺

病及脾,则脾气也虚,脾虚失运,聚湿生痰,上至于肺,肺气雍塞,气津失布,久而痰热郁闭于肺,患者咳喘,舌淡苔白,脉弦,皆为肺脾气虚之象,治宜益气健脾,止咳平喘,三拗汤、杏苏散、葶苈大枣泻肺汤加减,杏仁、苏子、半夏、陈皮顺气化痰,止咳平喘,炙麻黄、桔梗宣肺平喘、黄芩清肺热,葶苈子辛苦大寒,入肺,膀胱经,泻肺定喘,行气消肿,党参益气健脾,补肺气,诸药合用共达益气健脾,化痰宣肺,止咳平喘之功效。本案喘证病机为肺脾气虚所致,药后收效甚佳。

(郝静宜　张侠)

喘证　肺脾气虚,痰热郁肺　(支气管哮喘)

张某某,女,40岁,山东滕州市东郭镇农民,患者因发作性憋喘,甚至呼吸困难,于2019年4月20日就诊,即诊,患者喘息声重,喉间有哮鸣音,呼气性呼吸困难,夜间憋喘较重,甚则喘息不得平卧,咳不甚,痰黄不易咯出,活动后喘息亦加重,气短乏力,咽喉干痒不爽,口渴黏腻,大便稀溏,1-2次/天。检查:咽部充血,淋巴滤泡增生,双侧扁桃体无肿大,双肺听诊呼吸音粗可闻及哮鸣音,舌红苔白黄腻,脉滑数。西医诊断为支气管哮喘,据其证候,中医诊断为喘病,证属肺脾气虚,痰热郁肺,治宜益肺健脾,清热化痰,宣肺平喘。方选三拗汤、杏苏散合玉屏风散加减。

处方:炙麻黄10克,杏仁10克,紫苏梗15克,桔梗15克,茯苓15克,陈皮15克,清半夏10克,黄芩10克,五味子10克,连翘15克,浙贝母15克,干姜10克,地龙10克,黄芪30克,鱼腥草30克,白术20克,葶苈子15克,防风10克

上方12剂,冷水浸泡1小时,武火煮开锅后调文火煎煮30分钟,煎煮2次,每次取300ml,分早晚饭后半小时温服,每日1剂。避风寒,忌食辛辣、生冷食物,多饮温开水,加强锻炼增强体质。5月1日复诊,诉咳喘减轻,哮鸣音消失,夜寐安,口干,咽部不爽,大便尚可,检:咽部

充血,双肺听诊呼吸音稍粗,无哮鸣音;舌红,苔白黄相间,脉滑,功去干姜、五味子、葶苈子,加枳壳15克、胖大海5克,继服12剂,煎煮及服法同前,以善其效,如此,服药20余剂,呼吸顺畅,憋喘消失。

按:喘病是因久患肺系疾病或他脏病变影响,致肺气上逆,肃降无权,以气短喘促,呼吸困难,甚则张口抬肩,不能平卧,唇甲青紫为特征的病证,相当于西医学中阻塞性肺气肿、肺源性心脏病、左心功能不全、急慢性支气管炎、肺结核等,都可按本病辨证。喘病之名,最早见于《内经》,如《灵枢·五阅五使》说:"故肺病者,喘息鼻张。"《灵枢·本脏》曰:"肺高则上气肩息咳。"明代王肯堂《证治准绳·杂病·诸气门·喘》:"喘者,促促气急,喝喝息数,张口抬肩,摇身撷肚"形象的描述了喘病以肺为主病之脏,并以呼吸急促、鼻煽、抬肩为特征。宋严用和在《济生方·喘》中云:"将息失宜,六淫所伤,或堕或恐……促迫于肺,不得宣通而为喘也。"全面总结了喘病的病机。汉代张仲景《伤寒论》中第36条、40条、43条对喘病的论治一直为后世所用。笔者认为喘证的关键在于人体肺脾肾等脏腑功能失调,以致肺气上逆,所以患喘病者,多为脏腑先损,复感外邪,治必据邪正关系调治。本案患者肺气虚,肺失气主,肺虚而气失所主,宣肃失调,气道不畅,呼吸不匀,若肺病及脾,子盗母气,则脾气亦虚,脾虚失运,聚湿生痰,上渍于肺,肺气壅塞,气津失布,久而痰热郁闭于肺,故而得见患者之症状表现。治疗上应以健脾益肺,清热化痰,宣肺平喘并举,三拗汤、杏苏散合玉屏风散搭配使用,药病相符,精心组合,标本兼治,服20余剂痊愈。喘病极易反复,虽已愈,仍需注意预防与调摄,慎风寒,戒烟酒,饮食宜清淡,忌食辛辣刺激及甜粘肥腻之品,加强体育锻炼,提高机体的抗病能力等有助于预防喘病的发生。

(刘敏 郭方超)

第四节 心悸胸痛病案

心悸 阳虚水犯（急性心力衰竭）

孙某,男,68岁,山东滕州滨湖人,2011年5月3日下午3时以中风病(脑梗塞)、冠心病、糖尿病入院。患者患糖尿病、高血压、冠心病10余年,近期空腹血糖为7.8mmo/l,BP165/95 mmHg,3日前,突患感冒,继则心悸头晕,干呕欲吐,左侧肢体麻木无力,语言不利,遂来医院就诊,CT诊断为"脑梗塞",入中风病科(住院号:98871),西药常规治疗,1周后突然心悸加重,胸闷气喘,经中医药诊治2日症不缓解,刻诊:病人心悸眩晕,面色苍白,口唇紫绀,气短喘促,大汗淋漓,张口抬肩,不能平卧,四肢逆冷,胸腹痞满,语言不清,口中流涎,下肢浮肿,小便不利,大便溏稀,T38.9℃,BP115/50mmHg,听诊心率106次/分,律不整,双肺呼吸音粗,肺底部可闻及湿性罗音。心电图:ST段下降,T波低平;胸部X光平片示可见肺上叶静脉扩张,双肺轻度肺水肿,心影增大。舌质淡,苔白滑而腻,脉象细而数促,西医诊为"急性心力衰竭",据其脉证,中医应属心肾阳虚,水气凌心,方用苓桂甘枣汤合真武汤加减。

处方:人参15克,炮附子15克,桂枝10克,茯苓20克,白术15克,泽泻10克,丹参20克,干姜10克,葶苈子15克,炙甘草10克,大枣10枚

上药水煎煮两次共800ml,分四次服用,3小时1次,每次200ml,一剂后心悸好转,心律为95次/分,肢体转温,汗出大减,连服3剂而诸症平稳,经中西医药调治15日,缓解出院。

按:心悸是由人体气血阴阳亏虚,心失所养,或气血痰浊瘀阻心脉而引起的心中悸动的病症,现代医学中的心律失常、心动过速、心动过缓、早搏、房颤、房室传导阻滞、急慢性心衰等均有心悸表现,其病因不外外感、情志、饮食、劳倦等。病机主要有气血阴阳亏虚,气滞血瘀,痰

饮水气,湿热毒邪等,本案主症为心悸眩晕,面色苍白,汗出肢冷,小便不利,下肢浮肿,舌淡苔白腻而滑,脉沉细而数促。盖水为阴邪,赖阳气之化,今阳虚不能化水,上凌于心故心悸。正如《伤寒论》"发汗后,其人脐下悸者,欲作奔豚,茯苓桂枝甘草大枣汤主之"。此条只言心悸,未及心肾阳虚,水气上犯的其他症状,须知,阳虚不能达四肢,故肢冷畏寒,阳气虚脱,故自汗出,心脾肾阳虚,气化不利,则见脘腹胀满,小便不利,下肢浮肿,清阳不升则眩晕。可见本案的主要病机为心脾肾阳虚,水气凌心所致,治宜温补心脾肾之阳,方中以附子大辛大热之品,峻补元阳,温运脾肾,故为君,桂枝助君药温振心阳为臣,加入人参甘草以益气固本,干姜助阳,茯苓、白术、泽泻、健脾利水,更以葶苈子下气行水,伍丹参活血化瘀,可达补中有行,虽数剂而立见奇效,亲身体验到中医不是慢郎中,可以有效的治疗部分急危重症,同时也体验到《伤寒论》经方的魅力。

（张义明　杨国梁）

心悸　心脾气虚,水气凌心（慢性心功能不全）

王某,女,44 岁,滕州市北辛办事处居民,以心悸,气短,伴全身浮肿 1 月余,于 2013 年 9 月 21 日就诊。患者 4 月前因"心肺复苏术后、慢性阻塞性肺病伴急性加重、肺源性心脏病、扩张型心肌病"等疾病,在滕州市中心人民医院住院给予强心利尿、抗感染等对症治疗,好转后自动出院。近 1 月又感心悸,气短,伴全身浮肿,自服西药治疗,未见好转。现心悸,气短,纳呆,倦怠乏力,全身浮肿,二便尚调,舌淡,苔白滑,偏厚腻,脉沉。慢支病史 10 余年,肌无力病史 10 年,无高血压病、糖尿病、冠心病等病史。查体见口唇紫绀,面目浮肿,桶状胸,听诊双肺呼吸音弱,未闻及干湿性罗音,心率 85 次 / 分,律整,未及杂音,肝脾肋下未及,双下肢中度凹陷性水肿。肝功能异常,谷丙转氨酶高 207.4u/L,谷草转氨酶 86u/L,谷氨酰胺转移酶 626.4u/L,心电图呈"肺型 P 波",X 线平片见"肺气肿"心影向两侧扩大,心脏 B 超"右心室肥大"。病属中医心悸,由心脾肾阳虚不能化气利水、水气凌心所致。治宜温阳化气,健脾益肾,利水消肿,以苓桂甘枣汤合五苓散、葶苈大枣泻肺汤加减。

处方:猪茯苓各 20 克,桂枝 10 克,白术 20 克,泽泻 20 克,冬瓜皮 30 克,半夏 15 克,陈皮 15 克,苏子 15 克,葶苈子 15 克,党参 30 克,焦三仙各 30 克,甘草 5 克,大枣 5 枚,生姜 5 片

每日 1 剂,水煎两次,取汁 300~400ml,分两次温服,服 6 剂。避风寒,畅情志,忌劳累。患者服药 6 剂后,心悸、浮肿明显减轻,纳食增加,但仍感咳喘、肢端发凉,原方加杏仁 10 克、干姜 10 克、五味子 10 克,以宣肺平喘,温肺化饮;继服 6 剂后,浮肿已消,时有心悸,纳少,舌红,苔薄黄,脉沉微弱,改用苓桂甘枣汤合葶苈大枣泻肺汤合人参蛤蚧散加减。

处方:茯苓 20 克,桂枝 10 克,白术 20 克,炙甘草 10 克,葶苈子 15 克,党参 30 克,蛤蚧 1 对,陈皮 15 克,半夏 15 克,干姜 10 克,五味子 10 克,丹参 20 克,泽泻 15 克,淫羊藿 30 克,焦三仙各 30 克,大枣 5 枚

药后心悸、浮肿、咳喘症状消失,纳食正常。

按:患者以"心悸气短,全身浮肿"为主要症状,当属中医"心悸"、"水气""水肿"范畴,证属阴水,水气凌心。水肿早在《内经》称为"水",《金匮》称为"水气"。《内经》按证候分为"风水、石水、涌水";《金匮》又从五脏证候分为"心水、肝水、肺水、脾水、肾水。"后朱丹溪将水肿分为阴水和阳水两大类。本证与现代医学的肺源性心脏病、心源性哮喘、肾源性哮喘等疾病引起的心功能不全相似。本病病位在心肺脾肾四脏,基本病机是肺失宣降通调,脾失转输,肾失开合,膀胱气化失常,导致体内水液储留,泛滥肌肤,水气凌心。诚如《景岳全书·肿胀》所云:"凡水肿等证,乃肺脾肾三脏相干之病。盖水为至阴,故其本在肾;水化于气,故其标在肺;水唯畏土,故其制在脾。今肺虚则气不化精而化水,脾虚则土不制水而反克,肾虚则水无所主而妄行。"本案治宜温阳化气,利水渗湿消肿。方中茯苓、桂枝、白术温脾肾阳而化气行

水,猪苓、泽泻、冬瓜皮利水渗湿,陈皮、半夏、苏子、葶苈子化痰止咳平喘,焦三仙健脾消积。诸药合用共奏温阳化气、利水消肿平悸之功效。

（赵芸　田传鑫）

心悸　心肺气虚，水饮凌心（冠心病）

苏某,女,农民,79 岁,山东滕州市姜屯镇人,因"憋喘、心慌数年,加重伴下肢水肿 2 月"于 2018 年 3 月 14 日首诊我院张义明传承工作室。患者既往冠心病,心律失常,房颤病史数年,常服西药(阿司匹林、美托洛尔、单硝酸异山梨酯片、舒伐他汀)治疗,病情时好时坏,近两月不慎受寒导致心慌、憋喘加重,且下肢水肿,服上诉西药无效,为求中医药治疗,来我院就诊,现症:神志清,精神不佳,憋喘、心慌,自汗出,动则气短,舌淡苔白,脉促濡。听诊:心律不齐,第一心音强弱不等,双肺呼吸音粗,未闻及啰音。中医诊断为心悸,证属心肺气虚,水饮凌心;西医诊断为冠心病,心律失常,房颤。中药治之以补虚泻实,温阳化气利水,方选真武汤、五苓散、三拗汤三方加减。

处方:附子 15 克,桂枝 10 克,干姜 10 克,白芍 20 克,猪苓 15 克,茯苓 30 克,泽泻 15 克,炒白术 20 克,炙麻黄 10 克,杏仁 10 克,党参 30 克,黄芪 30 克,五味子 10 克,陈皮 15 克,半夏 10 克,椒目 10 克,大枣 5 枚

取药 6 剂,每日 1 剂,上方加凉水 1500ml,浸泡 1 小时,大火煮开后改为小火再煮 30 分钟,同样的方法水煎两次,每次取汁 300ml,早晚饭后 30 分钟到 1 小时温服。嘱多休息,避免劳累,避风寒,舒畅心情,饮食忌口辛辣、过咸食物。3 月 21 日二诊,患者诉服用上药后心慌、憋喘缓解,下肢浮肿已消,现觉口干,舌红苔白黄相兼,脉数。心电图示:心率 83 次 / 分,房颤,下壁心肌缺血。原方加麦冬 15 克,取药 6 付。3 月 28 日三诊,未诉心慌、憋喘,出汗减少,感觉身体有力,共服药 28 剂,后间断服药巩固疗效,半年电话随访病情稳定。

按：心悸是指患者自觉心跳或心慌，伴心前区不适感。《内经》虽无心悸病名，但《内经》中已有关于"心悸"的记载。《素问·气交变大论》对心悸的临床表现及脉象的变化亦有了生动的描述，如"心憺憺大动""其动应衣""心怵惕""心下鼓""惕惕然而惊，心欲动""惕惕如人将捕之"。西医的甲亢、贫血、发热、缺氧、低血糖症、心律失常、冠心病、高心病、心脏瓣膜病、心肌病、心肌炎、心脏神经官能症等病症讲解，凡以心悸为主要表现者，均可参照心悸辨证论治。

中医认为心悸的发生多因体质虚弱、饮食劳倦、七情所伤、感受外邪及药食不当等，以致气血阴阳亏损，心神失养，心主不安，或痰、饮、火、瘀阻滞心脉，扰乱心神。本案患者心悸多年，已出现憋喘、下肢水肿症状，属于久病阳虚，心阳不振，水饮凌心。所以选用真武汤、五苓散加椒目等以温阳化气利水，着重治标。肺与心表现为气与血的关系，因憋喘重，双肺呼吸音粗，加用三拗汤以宣肺平喘。组方另重用黄芪、党参、五味子以补虚治本。本案抓住病机，标本兼顾，疗效甚佳。复诊辨证加麦冬缓解口干症状，另合黄芪、党参、五味子有生脉散之益气养阴之意。

（田传鑫 刘敏）

心悸 水气凌心，气虚痰阻（心律失常）

颜某，男，30岁，心悸、胸闷1年余，活动及劳累后出现心慌1周，于2018年11月7日就诊。患者诉心电图检查心律失常，三联律，平素容易感冒。现症见：时感心悸，胸闷，乏力，恍惚，寐差，大便溏，日1~2次，舌淡，苔白滑，脉弱。中医属于心悸，水气凌心，气虚痰阻，现代医学诊为心律失常，中医治宜健脾利水，养心安神，方用苓桂甘枣汤合参苓白术散加减。

处方如下：云苓20克，桂枝10克，炙甘草10克，附子10克，党参30克，炒白术20克，砂仁10^{后下}克，陈皮15克，山药30克，炒扁豆30

克,莲子15克,薏苡仁30克,黄芪30克,炙远志15克,合欢皮30克,炒枳壳10克,大枣5枚

上方凉水浸泡1小时,水煎两次,每次取药汁300ml,头遍睡前半小时温服;二遍早饭后半小时温服。避免情志刺激。不宜过度劳累,生活尽量规律。饮食有节,宜进食营养丰富而易消化吸收的食物,宜低脂、低盐饮食,忌烟酒、浓茶。服药6剂后,于11月14日二诊,患者诉心悸、胸闷、乏力症状减轻,大便成形,效不更方,又继续服药12剂,自觉症状基本消失,睡眠质量改善。原方去扁豆、莲子、薏苡仁,加半夏10克,以健脾燥湿,调理脾胃升降功能,服药12剂巩固治疗。3月后电话回访,症愈。

按:心悸是中医病证名,是因外感或内伤,致气血阴阳亏虚,心失所养;或痰饮瘀血阻滞,心脉不畅,引起以心中急剧跳动,惊慌不安,甚则不能自主为主要临床表现的一种心脏常见病证。西医学各种原因引起的心律失常,如心动过速、心动过缓、过早搏动、心房颤动或扑动、房室传导阻滞、病态窦房结综合征、预激综合征及心功能不全、神经官能症等,均可以心悸为主要临床表现。《内经》虽无心悸或惊悸、怔忡之病名,但有类似症状记载,如《素问·举痛论》:"惊则心无所依,神无所归,虑无所定,故气乱矣。"汉代张仲景在《伤寒论》及《金匮要略》中以惊悸、心动悸、心下悸等为病证名,认为其主要病因有惊扰、水饮、虚损及汗后受邪等,记载了心悸时表现的结、代、促脉及其区别,提出了基本治则及炙甘草汤等治疗心悸的常用方剂。心悸的病位主要在心,由于心神失养,心神动摇,悸动不安。但其发病与脾、肾、肺、肝四脏功能失调相关。如脾不生血,心血不足,心神失养则动悸。脾失健运,痰湿内生,扰动心神,心神不安而发病。肾阴不足,不能上制心火,或肾阳亏虚,心阳失于温煦,均可发为心悸。肺气亏虚,不能助心以主治节,心脉运行不畅则心悸不安。肝气郁滞,气滞血瘀,或气郁化火,致使心脉不畅,心神受扰,都可引发心悸。本案主症为心悸、胸闷、乏力、寐差、大便溏,舌淡苔白滑脉弱,为气虚痰阻,水气凌心所致,方中茯苓淡渗利

水；桂枝、炙甘草通阳化气；白术健脾祛湿；附子温肾暖土；党参、黄芪、砂仁温中健脾，陈皮、枳壳行气理中，山药、扁豆、莲子、薏苡仁健脾利水，炙远志、合欢皮、大枣解郁安神定志，诸药合用共奏健脾利水养心安神之功效。

（赵芸 何召叶）

心悸 气血双虚兼血瘀 （冠心病）

尹某，男，63岁，山东滕州市大坞镇人。患者胸闷气短，伴左胸部隐痛3年余，曾在多家医院诊治，多以心肌缺血或冠心病治疗，口服复方丹参片和速效救心丸，病情时有缓解。2012年12月以来，由于气温变冷加之忙于生意经营，于18日夜间胸闷心跳加重，次日清晨遂来中医院就诊，患者精神不振，面色少华，心悸气短，动则心跳加重，左胸有压迫感，并向颈肩部放射，可持续1分钟左右，伴四肢乏力，时有头晕，周身酸痛，二便正常，入寝尚可，舌质淡，苔薄白，脉象缓结，听诊心律53次/分，律不齐。期前收缩每分钟2-3次，心尖区可闻二到三级收缩期杂音。心电图示：左束支传导阻滞，T波异常，QRS波群宽大畸形。中医辨证属气血双虚兼血瘀，治宜益气养血、活血化瘀，方用炙甘草汤加减。

处方：炙甘草15克，生地30克，人参10克，麦冬15克 阿胶10克（烊化），桂枝10克，干姜10克，降香15克，丹参15克，瓜蒌15克，大枣5枚

上药以冷水浸泡1小时后，加入白酒30ml，文火煎煮两次，每次400ml去渣，入阿胶烊化尽，分三次温服，每日一剂。6剂后，心悸胸闷大减，四肢有力，精神好转，继服上方12剂，诸症消失，听诊心律63次/分，律齐，心电图基本正常。

按：心悸病名首见于汉代张仲景《伤寒论》及《金匮要略》，称以惊悸、心动悸、心下悸等，仲景《伤寒论·辨太阳病脉证并治》载有："伤

寒脉结代,心动悸,炙甘草汤主之",认为其主要病因有惊扰、水饮、虚损及汗后受邪等,记载了心悸表现的结、代、促脉及其区别,提出了基本治则及炙甘草汤等治疗心悸的常用方剂。《景岳全书·怔忡惊恐》认为怔忡由阴虚劳损所致,且"虚微者动亦微,虚甚者动亦甚"。《丹溪心法·惊悸怔忡》中提出心悸当"责之虚与痰"的理论。《灵枢·经脉篇》说:"心主手厥阴心包络之脉",同时认识到"病本于心"。心为十二官之首,主血脉、藏神明,心气是心之络脉中运行之气,心气心阳温煦推动血液运行,心阴心血需养心神,即"气帅血行"。心悸多因气郁暗耗阴血,心血不足,心失所养,不能藏神而神不安,志不宁,心阳不振,不能温养心脉,心自不安,则为悸;心阳不振,血行不畅,心脉瘀阻而发心悸。

　　笔者根据多年的临床经验,继承和研究经方的基础上,并参考现代药理研究成果认为导致心悸的病机不论是气虚、阳虚、血虚、阴虚、气滞、血瘀或痰阻,最后的病机都离不开瘀,《伤寒论》炙甘草汤证的主要病机是气阴两虚,我们在炙甘草汤的基础上,加入降香、丹参、红花、瓜蒌活血化瘀通络,疗效更加显著。方中以炙甘草,益气养血充脉养心,生地养阴补血,二药重用,益气养心复脉为君,人参大枣补脾生血共为臣药,本方大剂滋阴,而阴无阳则不能化气,故佐以桂枝、生姜辛温走散,温心阳通心脉、宣阳化阴;心血瘀阻加丹参、红花、降香、瓜蒌、降香行气活血、宽胸散结、活血通络,诸药合用阴阳调节,气足血充,畅行于脉,脉气接续则自愈。现代药理研究表明,丹参所含丹参酮可以扩张冠状动脉,增加心肌血流量加强心肌收缩力,改善心脏功能,又不增加心肌耗氧量,其抗心律失常作用类似钙拮抗剂,甘草酸、人参总皂甙和麦冬总皂甙合用能明显降低大鼠离体右心房肌自律性和左心房肌兴奋性,明显延长大鼠离体自律性和心律失常。炙甘草汤能够显著降低结扎大鼠左冠状动脉前降支诱发的室早,并能使心律失常总发生率降低,并对氯仿致心律失常具有明显的保护作用,其中甘草酸、人参总皂甙为抗心律失常的主要成分。

(张义明　徐守莉)

心悸 气血亏虚 (冠状动脉供血不足)

徐某,女,64岁,山东滕州市荆河街道居民,因"活动后心慌8年,加重1月"于2018年4月10日首诊我院。既往行心电图检查示冠状动脉供血不足病史8年,间断不规则治疗,曾服用丹参滴丸、麝香保心丸、阿司匹林等,病情控制不稳定,常反复发作,近1月劳累后诱发心慌加重,为求中医治疗遂就诊我院。现症见神志清,精神一般,面色㿠白,心慌,全身乏力,纳一般,眠差,二便正常,舌淡苔薄黄白相间,脉沉弦细弱。听诊心率80次/分,可闻及早搏,双肺呼吸音清。中医诊断为心悸,证属气血亏虚;西医诊断为冠状动脉供血不足。中药治以补血养心、益气安神,方选人参归脾汤加减。

处方:党参30克,黄芪30克,炒白术20克,茯苓20克,当归15克,远志15克,炒酸枣仁15克,龙眼肉15克,丹参20克,川芎15克,陈皮15克,清半夏10克,桂枝10克,五味子10克,麦冬15克,生龙骨30克,生牡蛎30克,炙甘草10克

取药6剂,每日1剂,上方加凉水1500ml,浸泡1小时,大火煮开后改为小火再煮30分钟,同样的方法水煎两次,每次取汁300ml晚上睡前半小时服用第一遍,以加强睡眠质量,二遍早饭后半小时服用。嘱多休息,勿劳累,避风寒,畅情志,饮食忌口油腻、辛辣、过咸。4月17日患者二诊,自诉整体状态良好,心慌缓解,睡眠改善,乏力减轻,大便偏稀,原方加砂仁10克后下。4月24日三诊,面色较前红润,未诉心慌乏力,大便正常,上方继续取药6剂,共服用20余剂巩固疗效。

按:心悸病位在心,证候特点多为虚实相兼,故当首辨虚实。虚当审脏腑气、血、阴、阳何者偏虚,实当辨痰、饮、瘀、毒何邪为主。其次,当分清虚实程度。正虚程度与脏腑虚损情况有关,一脏虚损者轻,多脏虚损者重。邪实方面,单见一种夹杂者轻,多种合并夹杂者重。

本案四诊合参,辨为气血亏虚证。思虑劳心,暗耗心血,或脾气

不足,生化乏源,皆可致心失血养,心神不宁,而见心悸、失眠多梦。如《丹溪心法·惊悸怔忡》所言:"人之所主者心,心之所养者血,心血一虚,神气不守,此惊悸之所肇端也。"治以补血养心、益气安神,选方人参归脾汤加减。黄芪、党参、白术、茯苓、炙甘草益气健脾,以资气血生化之源;丹参、当归、龙眼肉补养心血;远志、炒枣仁宁心安神。本方益气补血,健脾养心,重在益气,意在生血,正合本案心悸、乏力、睡眠差的病症。合用麦冬、五味子,有生脉散之意,加强益气生血之效。合用生龙骨、生牡蛎,有桂甘龙牡汤之意,加强安神定悸之功。本案以补虚为主,疗效显著。

（张义明　张崭崭）

心悸　气滞血淤，水气凌心（冠心病，频发早搏）

刘某某,女,76岁,山东滕州市东沙河镇人,农民。因"心慌、乏力10余年,加重20余日",于2019年5月29日首诊我院。患者既往冠心病,心律失常,室性早搏病史10余年,平素心率较慢,每分钟40余次,间断服西药治疗(具体药物患者描述不清),病情控制不佳,心慌不适常反复发作,20余日前因与家人发生争执,情绪激动,导致心慌不适加重。现症:患者神志清,精神不佳,诉心慌,全身乏力重,烦躁,颜面浮肿,纳呆,睡眠不佳,二便正常,舌紫暗有瘀斑苔白黄相间,脉沉弦并结。听诊心音低顿,闻及早搏,双肺呼吸音清。中医诊断为心悸,证属气滞血淤,水气凌心;西医诊断为冠心病,心律失常,室性早搏。中药治以疏肝行气,活血利水,方选逍遥丸加减。

处方:柴胡10克,当归15克,赤芍15克,白芍15克,茯苓20克,麸炒白术15克,枳壳15克,全瓜蒌20克,薤白15克,桂枝10克,川芎15克,三七粉3克^(冲服),远志15克,合欢皮30克,泽泻20克,冬瓜皮30克,黄芪30克,陈皮10克,生姜5片,大枣5枚

取药6剂,每日1剂,上方加凉水1500ml,浸泡1小时,大火煮开

后改为小火再煮 30 分钟,同样的方法水煎两次,每次取汁 300ml 晚上睡前半小时服用第一遍,以加强睡眠质量,二遍早饭后半小时服用。嘱舒畅情志,多休息,勿劳累,避风寒,忌口辛辣、生冷食物。6 月 5 日患者二诊,自诉心慌、乏力、水肿较前减轻,仍觉心悸不适,近日咳嗽,咽喉不适,舌暗淡、瘀斑减轻,苔白黄相兼,脉弦结。上方去赤白芍、枳壳、泽泻、陈皮,加党参 30 克,炙甘草 15 克,炒苦杏仁 10 克,桔梗 15 克,浙贝母 15 克,炙枇杷叶 15 克,以补益肺气,清热化痰止咳,取药 6 付,继续服用。6 月 12 日三诊,患者自诉心慌、乏力缓解,无水肿,咳嗽好转,大便偏稀,舌暗淡无瘀斑,舌淡苔白滑,脉结。上方生姜增加至 10 片,6 付继服,随症加减共服药 20 余剂。效果比较显著。半年后随访,病情稳定。

　　按:心悸的主要病机为气血不足、阴阳失调、气滞血瘀、痰浊水饮等,故益气养血、滋阴温阳、行气化瘀、化痰涤饮以及养心安神、重镇安神等均为心悸的治疗大法。虚当补之,实当泻之。若久病,虚实夹杂,病机复杂者则宜标本兼顾,攻补兼施。明代《医学正传·惊悸怔忡健忘证》认为惊悸怔忡与肝胆有关,并对惊悸与怔忡加以鉴别。提出"怔忡者,心中惕惕然,动摇而不得安静,无时而作者是也;惊悸者,蓦然而跳跃惊动,而有欲厥之状,有时而作者是也"。

　　本案属虚实夹杂证,气虚兼气滞血瘀水饮。治疗逍遥丸加减,以疏肝健脾,补气活血利水。其中逍遥丸可疏肝健脾以行气滞;全瓜蒌、薤白、桂枝以温阳通脉;川芎、三七粉以活血行气通脉;远志、合欢皮助眠;大剂量黄芪、泽泻、冬瓜皮以补气利水;生姜、大枣补中养正。二诊时患者主诉症状都有好转,仍有心慌,外感后出现咳嗽、咽炎症状,于初诊方去掉部分利水、行气药物,加党参、炙甘草补虚,加炒苦杏仁、桔梗、浙贝母、炙枇杷叶宣肺利咽止咳。三诊时患者主症缓解,舌淡苔白滑,水湿重,于二诊方加生姜至 10 片,取 6 剂继服。诸药合用,共奏疏肝行气,活血利水,宁心安神之功效。

(田传鑫　郭艳苓)

心悸　气阴双虚，血瘀痹阻（病毒性心肌炎）

李某,女,18岁,山东滕州市某高三学生,2008年10月3日就诊。患者2月前受凉后发热,头痛,口服感冒药物10天后,无发热,后感全身乏力、酸痛,食欲不振,时感心慌,心电图示窦性心动过速,频发室性早搏,血清肌钙蛋白高于正常2倍,心肌肌酸激酶同工酶(CK-MB)高于正常值3倍,诊为病毒性心肌炎,后经西医常规治疗,效果不佳。就诊刻下症见:心悸不宁,胸痛气短,心烦失眠,口干舌燥,神疲乏力,声息低微,食少纳呆,大便溏薄,舌体胖大,尖红,苔薄白,脉细涩。中医辨证为心悸之气阴双虚 血瘀痹阻证,治以滋阴益气,活血化瘀为原则,方选生脉饮加减。

处方:太子参15克,麦冬15克,五味子10克,桔梗10克,黄芩10克,黄芪15克,白术10克,生地15克,丹参15克,三七粉6克^(冲服),炙甘草10克,大枣5枚

上方诸药入凉水浸泡1小时,文火煮两次,每次300ml,分3次温服,12剂后以上诸症均改善,继服2月后,症状消失,心电图检查示窦性心律,室性早搏消失。本方以太子参替代人参为君药,与黄芪大补元气,两救气阴,麦冬与生地滋养心阴,生地与丹参、太子参可清热凉血,五味子收敛心气,敛聚耗散之真气,以助生脉;丹参、三七粉活血化瘀止痛;黄芩清热解毒,桔梗开宣肺气,二药合用相使,增强清热解毒之效;白术健补脾胃,大枣补气养血,炙甘草补脾益气,复脉益心,诸药合用,滋而不腻,使气血充足,阴阳和调,则脉复悸止。

按:病毒性心肌炎以心悸不宁为主辨病当属中医"心悸"犯畴。心悸首见于《备急千金要方》,但《内经》中早已认识到心悸病因多由宗气外泄、心脉不通、突受惊恐及复感外邪等因素,如"左乳下,其动应衣,宗气泄也","惊则心无所倚,神无所归,虑无所定,故气乱矣"。并且《内经》中还记载了心悸严重时脉律失常与疾病预后密切相关。而张

仲景则认为心悸病因是发汗过多与痰饮内停,如"水在肾,心下悸",首先提出以炙甘草汤为常用方剂,其次根据病因病机不同,运用桂枝甘草汤振奋心阳而止悸,用小建中汤补气养血治疗心悸,真武汤温阳化水定悸。后世医家对心悸病因病机及治疗不断发展,积累了丰富的治疗经验。如成无己提出心悸病因由气虚痰饮,《伤寒明理论》曰:"其气虚者,由阳气虚弱,心下空虚,内动而为悸也;其停饮者,由水停心下,心主火而恶水,水既内停,心不自安,则为悸也。"朱丹溪也认为心悸之发病责之虚与痰,并运用朱砂安神丸治疗心悸之血虚证。而张景岳则提出怔忡因阴虚劳损导致,云:"虚微者动亦微,虚甚者动亦甚"。至清代《医林改错》重视瘀血内阻导致心悸,并记载血府逐瘀汤治疗心悸病,获益颇多。笔者认为此患者正气不足,脾胃虚弱,感受外邪,发为心悸,治疗后期,耗损心之气阴,致心神失养,发为心悸,久病伤正,气阴不足,心神不安,故以滋阴益气之生脉饮为主,久病多瘀,"血瘀"病机贯穿其中,故治疗上加用活血化瘀之药,病毒性心肌炎因感受"病毒"所致,治疗上不可忽视,加用黄芩等清热解毒之品。

通过大量实验及现代药理成分来看,生脉饮有改善心功能,增加冠脉血流量,抗心肌缺血,调整心肌代谢,降低耗氧量,保护心肌细胞,改善微循环,抗休克,调整血压,抗心律失常,抗炎,改善血流变等作用。有关论著报道,生脉饮治疗病毒性心肌炎后期气阴双虚具有良好的作用。

(郭艳苓 何召叶)

胸痹 胸阳不振,痰阻血瘀（冠心病）

王某,男,57岁,滕州市某企业退休工人,1998年10月2日就诊。患者平素冠心病史2年,一直口服美托洛尔、单硝酸异山梨酯治疗,一周前因劳累出现左胸前区憋闷作痛,每日发作1-2次,每次1分钟,痰多气短,体倦乏力,纳呆便溏,脘腹胀满,肢体沉重,形体肥胖,胸痛发作可痛引左肩,舌黯淡,苔白滑,脉沉滑,心电图示ST段下移,T波倒置。

心脏彩超:各瓣膜返流。空腹血糖:6mmol/L,甘油三酯 1.12mmol/L,总胆固醇 5mmol/L,胸片:未见异常。肝胆胰脾彩超:未见明显异常。上消化道钡餐:轻度胃炎。综合脉证,辨病当属"胸痹"范畴,证属胸阳不振,痰阻血瘀,治以通阳泄浊,行气化痰,方选瓜蒌薤白白酒汤加减。

处方:瓜蒌 15 克,薤白 10 克,桂枝 10 克,茯苓 15 克,陈皮 10 克,半夏 10 克,枳壳 10 克,厚朴 10 克,降香 15 克,丹参 20 克,党参 15 克,炙甘草 5 克

上方诸药入凉水浸泡 1 小时,文火煮两次,每次 300ml,分 3 次温服,6 剂后以上诸症均改善,继服 12 剂,症状基本消失,心电图示 ST 段轻度下移。

本方瓜蒌开胸涤痰,散结疏瘀,薤白配桂枝(不用白酒)通阳散痹,茯苓、陈皮、半夏温化痰饮,党参、炙甘草健脾益气,鼓动心阳,厚朴、枳壳宽胸理气,寒凝痰阻必致瘀,故加降香、丹参活血化瘀止痛,诸药相伍,胸阳宣通,痰湿得化,血行结开,胸痹则除也。

按:胸痹是威胁中老年人生命健康的重要心系病证之一,是由于正气亏虚,饮食、情志、寒邪等所引起的以痰浊、瘀血、气滞、寒凝痹阻心脉,以膻中或左胸部发作性憋闷、疼痛为主要临床表现的一种病证。常伴有心悸,气短,呼吸不畅,甚至喘促,惊恐不安,面色苍白,冷汗自出等。多由劳累、饱餐、寒冷及情绪激动而诱发,亦可无明显诱因或安静时发病。与现代西医冠心病临床表现具有高度吻合。"胸痹"病名最早见于《内经》,对本病的病因、一般症状及真心痛的表现均有记载。《金匮要略·胸痹心痛短气病脉证治》认为心痛是胸痹的表现,"胸痹缓急",即心痛时发时缓为其特点,其病机以阳微阴弦为主,以辛温通阳或温补阳气为治疗大法,代表方剂如瓜蒌薤白半夏汤、瓜蒌薤白白酒汤及人参汤等。后世医家丰富了本病的治法,如元代危亦林《世医得效方》用苏合香丸芳香温通治卒暴心痛。明代王肯堂《证治准绳》明确指出心痛、胸痛、胃脘痛之别,对胸痹心痛的诊断是一大突破,在诸痛门中用失笑散及大剂量红花、桃仁、降香活血理气止痛治死血心痛。清代

陈念祖《时方歌括》用丹参饮活血行气治疗心腹诸痛。清代王清任《医林改错》用血府逐瘀汤活血化瘀通络治胸痹心痛等,对本病均有较好疗效。笔者认为本病例因素体阳虚,胸阳不足,阴寒之邪乘虚侵袭,寒凝气滞,气血痹阻,酿生痰湿,闭阻胸阳,痰瘀交阻,不通则痛,而成胸痹。治疗上通阳散寒,不忘加用活血化瘀药物,并且从现代药理研究瓜蒌薤白白酒汤具有增加冠状动脉血流量,改善心肌收缩力,增加心肌细胞耗氧量等作用。因此,瓜蒌薤白白酒汤在本病的治疗中具有重大作用。

（郭艳苓 何召叶）

胸痹 气阴两虚,心血瘀阻 （冠心病）

高某某,女,80岁,山东滕州市龙泉街道退休职工,因"阵发性胸痛40余年,加重2周"于2018年6月2日首诊我院山东省名老中医药专家张义明传承工作室。患者既往冠心病病史40余年,2016年于阜外医院行冠状动脉支架植入术,术中植入支架2枚,病情改善不明显,9个月后又因病情加重,于冠状动脉放入药物涂层支架1枚,术后仍时常发作心绞痛,平素长期依赖硝酸甘油片缓解病情,近2周无明显诱因心绞痛加重,为求中医药治疗,遂就诊我院。现症阵发性胸痛,一日数次,持续时间几秒到数分钟不等,伴有胸闷,时心慌,精神紧张,情绪不安,纳眠一般,舌暗红苔白,脉弦细弱。中医诊断为胸痹心痛病,证属气阴两虚、心血瘀阻;西医诊断为冠心病,PCI术后,不稳定型心绞痛。中药治以益气养阴、活血行气止痛,方选血府逐瘀汤、生脉散、瓜蒌薤白桂枝汤加减。

处方:柴胡10克,赤芍30克,白芍30克,枳实15克,生地30克,当归15克,川芎15克,丹参30克,麦冬15克,五味子10克,降香15克,瓜蒌15克,薤白15克,桂枝10克,延胡索15克,炙甘草10克,三七粉3克,党参30克,黄连10克

取药6剂,每日1剂,上方加凉水1500ml,浸泡1小时,大火煮开

后改为小火再煮 30 分钟,同样的方法水煎两次,每次取汁 300ml,晚上睡前半小时服用第一遍,以加强睡眠质量,二遍早饭后半小时服用。嘱咐避风寒,勿劳累,舒畅心情,饮食适量,忌口生冷油腻、不易消化食物。6 月 9 日患者二诊,诉胸痛、心慌次数较前减少,大便稀溏,原方去枳实,加砂仁 10 克后下,以温阳补脾止泻。服 6 剂药后,6 月 16 日三诊,自觉症状均减轻,劳累后偶尔出现心前区不适,疗效良好,随症加减共服药 30 剂,无心绞痛发作,也无其他不适。3 月电话随访,病情稳定,未再出现心痛、心慌。

按:胸痹心痛之发病机理,以心之气血阴阳虚损为本,痰、瘀、风冷、毒热等邪气为标,临证每多虚实夹杂。正如《金匮要略·胸痹心痛短气病脉证治》所云:"阳微阴弦,即胸痹而痛。""阳微"即本虚,即是"阳虚知在上焦",为心之阴阳气血的虚损。"阴弦"即是标实,为邪气郁阻脉络。

本案属本虚标实之证,气阴两虚为本,心血瘀阻为标。方选血府逐瘀汤、生脉散、瓜蒌薤白桂枝汤加减治以益气养阴、活血行气止痛。急则治标,方中以活血行气止痛药为多,借此以缓解频繁发作的胸痛,如:当归、赤芍、川芎、元胡、丹参、降香、三七粉。柴胡疏肝,枳实理气,一升一降,调整气机,气行则血行,助活血止痛。用党参、麦冬、五味子益气养阴以治本虚。瓜蒌薤白桂枝汤以通阳畅血脉。辅以黄连降心火,缓解焦虑不安情绪,炙甘草和中。本案标本虚实兼治,疗效甚好。

(田传鑫 徐守莉)

第五节　郁证病案

郁症　痰气郁结（癔病性失语）

王某,男,43岁,山东泗水泉林镇人,1983年5月12日初诊,其父代述:半年前因与邻居争吵,言未道出,闷于心中,次日即说笑无常,语无论次,四处奔走,游讲演说。在本地卫生院给以镇静药类治疗,半月后突然失语,闭门独居舍内,不欲见人,表情淡漠,行动迟缓,头痛目眩,嗳气叹息,干呕食减,悲观厌世,兴致索然。家人无奈,强其赴某精神病院,诊为癔症性失语,虽经数月治疗,症仍如故,察其面,愁容不展,灰暗憔悴,问无所答。舌质淡,苔白腻而滑,脉沉涩,证属痰气互结,心脑窍闭所致,法当疏肝理气,健脾化湿,开窍解语,方用温胆汤加味。

处方:茯苓15克,陈皮10克,半夏10克,枳壳10克,竹茹6克,制南星5克,苍术10克,厚朴6克,郁金10克,菖蒲10克,炙远志12克,甘草6克,生姜为引

文火煎煮两次,每次300~400ml,每日一剂,分早晚温服,并嘱其家人多与其陪伴接触,进行心理解疑,顺意,暗示和语言训练,连服5剂。5月19日诊:药后症减,有时可语出单字,守方继服5剂。5月25日诊:患者面带笑容而来,色转红润,能讲简单词句,饮食正常,唯夜寐较差。原方去苍术,加枣仁15克、合欢皮10克,令服10剂。月余随访,语言及精神均复正常。

按:《素问·六元正纪大论》中以"五郁"立论,提出了"木郁达之,火郁发之,土郁夺之,金郁泄之,水郁折之"的治疗法则,这对后世医家多有启迪。其中尤以"木郁达之"、"火郁发之"之旨,为后世治郁学术思想开创先河。《素问·举痛论》曰:"思则心有所存,神有所归,正气留而不行,故气结矣。"《灵枢·本神》说:"愁忧者,气闭塞而不行。"这些论述为后世情志致郁学说奠定了理论基础。

汉代医圣张仲景未直言郁病,但在其治疗痞证所用的辛开苦降之法;四逆散证与小柴胡汤等和解疏利之法;半夏厚朴汤证和甘麦大枣汤证所主的情志异常变化,都为后世医家论郁解郁产生了深远的影响。

本案因忧郁思虑过度,则气机不利,痰湿内生,痰气互结,心脑窍闭而致失语。故治疗用理气化痰,醒脑开窍,气行痰化,心神安宁,则清空自启,心声自发,语言流畅。在治疗过程中要注意避免情志过极,合理安排脑力劳动,适当体育锻炼,体力劳动,树立正确的人生观是预防郁病发生的关键。

郁病经治疗缓解后,精神治疗为首要康复方法,正如《临证指南案·郁证》所说:"郁症全在病者能移情易性"。所以医务人员应关心患者疾苦,做好思想工作,充分调动病人的积极因素,使其正确对待客观事物,树立乐观主义精神和战胜疾病的信心,有利于早日康复。本案原载于山东中医验案选《诊籍续焰》青岛出版社 1992 年 8 月。

(张义明　杨国梁)

郁病　痰湿阻窍（精神抑郁症）

王某,男,27 岁,滕州市姜屯镇人,患者以精神刺激失语 2 年余,于 2013 年 1 月 12 日就诊。患者两年前因与家人生气后,出现失语,孤僻,独处,不与外界交往。先后到精神病专科医院治疗,病人症状未见好转,现仍失语,孤僻,独处,纳眠差,口气重,大便干,体胖,舌胖,舌质紫暗,苔白黄相间厚腻,脉沉。查体见双侧扁桃体(一),心肺听诊正常,肝脾肋下未及,剑突下无压痛。颅脑 CT 正常,血生化、肝功能检查正常。病属中医郁病,由肝气不舒,气机不利,日久气痰互结,痰湿阻窍所致,西医诊为精神抑郁症。治宜疏肝理气,化痰开窍,方用温胆汤合菖蒲郁金汤合逍遥散加减。

处方:陈皮 15 克,半夏 15 克,云苓 20 克,枳壳 15 克,竹茹 5 克,干姜 5 克,石昌蒲 15 克,郁金 15 克,生白术 30 克,柴胡 10 克,当归 15 克,白芍 30 克,党参 15 克,炙远志 15 克,合欢皮 15 克每日一剂,水煎两次,取汁 300～400ml,睡前半小时温服第一煎,次晨饭后半小时,温服第二煎,服 6 剂。忌食辛辣、油腻之品,避免精神刺激,家人多给予关怀、鼓励。在上方基础上随症加减,患者大便干,原方去干姜,加川军 15 克、桔梗 10 克、生姜 5 片,患者服药不到 2 月能言语。4 月 13 日复诊,患者已与家人自然交谈,舌质紫暗,原方去干姜,加香附 15 克、丹参 20 克,6 剂,后随访病人痊愈。

按:失语,孤僻,中医称为"郁病",现代医学称为"精神抑郁症"。其病机为情志不舒,气机郁滞所致,以心情抑郁、情绪不宁、胸部满闷、胁肋胀痛,或易怒易哭,或咽中如有异物梗塞等症为主要临床表现的一类病症。《古今医统大全·郁证门》说:"郁为七情不舒,遂成郁结,既郁之久,变化多端。"《景岳全书·郁证》将情志之郁称为因郁而病,着重论述了怒郁、思郁、忧郁三种郁证的证治。《临证指南医案·郁》所载的病例,均为情志之郁,治则以疏肝理气、苦辛通降、平肝熄风、清心泻火、健脾和胃、活血通络、化痰涤饮、益气养阴等法。本案因其受精神压抑而致肝气郁结,木郁克土,脾失水湿之健运,湿聚成痰,气痰互结,阻滞脑窍,故称失语。此病治疗多以疏肝、理气化痰解郁为主。方用逍遥散疏肝理气,温胆汤理气化痰,开窍解语。方中半夏、陈皮、茯苓、枳壳,燥湿健脾,化痰行气;竹茹、菖蒲、郁金、远志、合欢皮解郁安神,清胆和胃,除烦;柴胡、当归、白芍,疏肝理气柔肝和脾。诸药合用共奏疏肝解郁、理气化痰、开窍解语之功效。

本案病位在肝脾,肝主疏泄,脾主运化,精神抑郁,木郁不达,克伐脾土,脾失健运则聚湿为痰,气痰互结。阻塞脑窍,则成失语。治疗除服中药外,令病人多与外界沟通,陪护人员多与病人接触、感情护理、运动调节并举等相结合,有利于病人的康复。

(赵芸 郭艳苓)

郁症 肝郁脾虚（精神抑郁症）

渠某某,女,46 岁,山东滕州市官桥镇人,农民。2019 年 4 月 24 日前来就诊,即诊,患者精神抑郁,目光迟滞,情绪不稳,急躁易怒,胸胁不舒,善思忧虑,自我否定,喜叹息,神疲乏力,少言,愿独处,脘腹胀满,不思饮食,嗳气吞酸,口苦口干,眼干胀涩,寐差失眠,多恶梦,早醒,大便干稀不调,舌红,苔白黄相间,脉沉弦。查体:颅脑CT以及脑电图检查均未见异常,滕州市精神卫生中心诊断为:精神抑郁症,给予阿普唑仑、舍曲林等药物治疗,其效甚微。四诊合参辩证当属郁症,证属肝郁脾虚,治宜疏肝健脾,理气解郁,方选逍遥散加味。

处方:柴胡10克,当归15克,白芍15克,茯苓15克,炒白术15克,炙远志15克,合欢皮15克,党参30克,石菖蒲15克,郁金15克,葛根20克,天麻20克,薏苡仁30克,牛膝15克,桔梗15克,枳壳15克

取药6剂,每日1剂,上方加凉水1500ml,浸泡1小时,大火煮开后改为小火再煮30分钟,同样的方法水煎两次,每次取汁300mml晚上睡前半小时服用第一遍,以加强睡眠质量,二遍早饭后半小时服用。4月30日复诊,诉精神抑郁减轻不显,胸胁苦满感稍减轻,仍急躁烦躁,神疲,纳食差,大便尚调,以原方继服12付,煎煮及服法同上。5月12日三诊,诉精神状态有改善,反应较前稍快,情绪变化不像以前频繁,胸胁部不舒明显减轻,神疲乏力减轻,纳食好转,睡眠仍差,早醒焦虑减轻,大便稀溏,1-2次/天,功以原方去牛膝、枳壳,加生龙牡各30克,继服12剂,服法同前。5月26日四诊,诉精神抑郁明显减轻,情绪基本稳定,时急躁,神疲乏力好转,身体不沉重,可与别人短时间耐心交流,饮食恢复如常,睡眠状态好转,睡眠深,梦少,仍有早醒及晨起焦虑症状,但逐步减轻,便调,效佳,以5月26日方继服12付。2周后复诊,诉精神状态尚可,抑郁明显减轻,情绪稳定,沟通交流较前明显好转,睡眠质量可,晨起焦虑明显减轻,纳可,便调,给予5月26方继服12付。6月24日复诊,诉精神状态好,情绪稳定,睡眠质量好,晨起焦虑症状很轻微,为巩固治疗效果,嘱按上方继续服药,两日一剂,每天晚上各服一次。

按:郁证是由于情志不舒、气机都滞所致,以心情抑郁、情绪不宁、

胸部满闷、胁肋胀痛,或易怒易哭,或咽中如有异物梗塞等症为主要临床表现的一类病证。《内经》无郁证病名,但有关于五气之郁的论述,还有较多关于情志致郁的论述。《素问·六元正纪大论》说:"郁之甚者,治之奈何?""木郁达之,火郁发之,土郁夺之,金郁泄之,水郁折之"。《金匮要略·妇人杂病脉证并治》记载了脏躁及梅核气两种病证。《古今医统大全·郁证门》说:"郁为七情不舒,遂成郁结,既郁之久,变病多端。"郁证的病因比较明确,即情志所伤是导致郁证的病因,而其发病与肝的关系最为密切,其次涉及心、脾。肝失疏泄、脾失健运、心失所养是郁证的主要病机所在。肝喜条达而主疏泄,长期肝郁不解,情怀不畅,肝失疏泄,可引起五脏气血失调,肝气郁结,横逆乘土,则出现肝脾失和之证。忧思亦可伤脾,思则气结,可导致气郁生痰,如同本案,长期肝郁不舒,木乘脾土,肝脾失司,当以逍遥散疏肝健脾,配以理气化痰、安神通窍之药物,以病因病机为方向,以解除症状为标靶,方向正确,标靶明确,慢徐图之,虽疗程稍久,然效果甚巨。笔者认为除药物治疗外,精神治疗对郁证有极为重要的作用,外界的沟通与关怀对解除致病原因十分重要,病人正确的认识和对待自己的疾病,增强治愈疾病的信心,可以促进郁证的好转、痊愈。

(郭方超 朱源昊)

第六节　寤寐病医案

不寐　痰火扰心（神经官能症）

刘某,女,43 岁,滕州市城关人,个体经商户,2005 年 5 月 20 日就诊。刻下症见:肥胖体质,失眠健忘,胸闷脘痞,急躁易怒,头晕头重,口干而苦,忧思多虑,不思饮食,手足发胀,下肢轻度浮肿,月经规律,16岁初潮,周期 5～6/24～25,末次月经 2005 年 5 月 1 日,量少,色正,带下正常,大便干结,小便正常。心电图:正常心电图。血常规:血红蛋白110 g/L,红细胞数目 $4×10^{12}$/L,白细胞、血小板数目均正常。血糖正常范围,血脂:甘油三酯 2.35mmol/l,总胆固醇 6.26 mmol/l。甲功五项:正常。彩超:轻度脂肪肝。查体:心肺听诊无异常,甲状腺无肿大,神经系统查体正常,舌红,苔黄腻,脉弦滑,四诊合参,当属中医不寐范畴,结合舌脉,证属痰火扰心。治以清化痰火,解郁安神为主,方选黄连温胆汤加减。

处方:黄连 10 克,云苓 15 克,陈皮 15 克,半夏 15 克,枳壳 15 克,竹茹 10 克,石菖蒲 15 克,生龙牡各 30 克,炙远志 15 克,合欢皮 15 克,柴胡 10 克,当归 15 克,白芍 15 克,白术 15 克,甘草 5 克

上方诸药入凉水浸泡 1 小时,文火煮两次,每次 300ml,第一次晚上入睡前 1 小时温服,第二次早上饭后温服,2 剂后以上诸症均改善,8剂后失眠症状较前明显好转,诸症基本消失,继服 6 剂以巩固疗效。

方中黄连清化痰火;半夏燥湿化痰,竹茹清胆和胃,配合半夏一温一凉化痰除烦;陈皮、枳壳理气化痰,云苓、白术益气健脾化痰,杜绝生痰之源;菖蒲化痰和胃,宁神益志;龙骨、牡蛎镇惊安神,平肝潜阳;远志、合欢皮、柴胡解郁安神;当归、白芍养血柔肝,甘草调和诸药,全方共奏清化痰火,解郁安神之功。

按:失眠症是临床最为常见疾病之一,是指入睡困难、夜间睡眠维

持困难和早醒,是睡眠量的不足或质的不佳。中医学称之为"不寐"。近年来,我国失眠等神经精神疾病发病率的迅速增高。相关文献显示,35%的人口曾患急性失眠,而9%~12%的人患有慢性失眠。失眠已成为许多国家广泛关注的社会公共卫生问题。西医治疗失眠症强调定时作息及合理使用镇静催眠药物,临床多选用安眠药,该种药物虽催眠速度较快,但有相当大的毒副作用,给患者带来诸如加重呼吸抑制,记忆力减退、头昏、乏力、嗜睡等危害,且疗效短,需不断加大剂量,停药即复发,还有耐药性、成瘾性等缺点。因此,从中医药探寻治疗失眠的有效治疗方案,具有非常重要的意义。中医认为不寐病因多因饮食不节,情志失常,劳倦、思虑过度及病后、年迈体虚等因素,导致阳盛阴衰,阴阳失交,心神不宁,神不守舍,出现不寐病证。本案例笔者认为思虑过度,伤及心脾,脾虚气弱,运化不健,酿生痰湿,痰湿郁久生热,加之平素暴怒伤肝,肝气郁结,肝郁化火,痰火搏结,上扰心神,神不守舍,则出现失眠。现代药理分析看,本方剂能镇静安神、扩张冠脉及改善微循环,运用本方剂治疗失眠之痰火扰心证与西医治疗本疾病具有异曲同工之妙。

(郭艳苓 张义明)

不寐 肝郁气滞 (精神抑郁症)

王某,女,44岁,河南郑州人,以失眠、急躁、多虑1年余,于2013年3月23日就诊。患者1年前因生气后出现失眠、急躁、烦躁、自汗、善思虑等症状,在多家医院诊断为精神抑郁症,给予多种药物及物理治疗,症状无改善,愈加重。现患者仍失眠,自汗,急躁烦躁,伴胃脘胀闷不适,纳呆,大便干,舌红苔黄,脉弦。慢性胃炎病史5年,无高血压、冠心病病史。查体见剑突下轻压痛,肝脾肋下未触及。辅助检查:血常规正常,血生化及肝功均正常。病属中医不寐,由于情志不畅,日久肝气郁结所致。治宜疏肝解郁,方用丹栀逍遥散加减。

处方:丹皮10克,柴胡10克,当归10克,白芍15克,云苓20克,白术 20 克,生龙牡各 30 克,麻黄根 20 克,炒枳壳 15 克,炒山栀 10 克,炒枣仁 30 克,合欢皮 15 克,薄荷 5 克,夜交藤 30 克,焦三仙各 30 克,甘草 5 克

每日 1 剂,水煎两次,取汁 300～400ml,睡前半小时温服第一煎,次晨饭后半小时,温服第二煎,服 6 剂。忌食辛辣之物,忌生气,避免精神刺激,家人多给予关怀、鼓励。患者在原方基础上加入活血化瘀药物,如丹参 20 克、玫瑰花 15 克等,服药 40 余剂,患者获良效而病愈。

按:失眠,《内经》称本症为"不寐"或"不得眠"。现代医学称为"抑郁症"、"内分泌失调症"、"神经衰弱症"。其病位主要在肝,波及五脏。"五脏皆有不寐",此病应从肝脾论治,肝气郁结,卫气不得入于阴,肝属木,体阴而用阳。肝气旺盛,疏泄太过,易损及阴血,阴血不足则心神失养,故见不寐、急躁之证。肝郁乘脾,脾胃失和,脾失健运,则胃脘胀闷、纳呆、大便干、舌红苔黄、脉弦,均为肝郁化火之象。日久转为阴阳失和,数年不愈。《成方便读》中"夫肝属木,乃生气所寓,为藏血之地,其性刚介,而喜条达,必须水以涵之,土以培之,然后遂其生长之意。若七情内伤,或六淫外束,犯之则木郁而病变多矣。"本案治宜疏肝解郁,方用丹栀逍遥散加减。方中以丹皮、炒栀子清肝经郁热;当归、白芍之养血,以涵其肝;苓术、甘草之补土,以培其本;柴胡、薄荷、生姜系辛散升气之物,以顺肝之性,而使之不郁;配伍生龙牡、炒枣仁、夜交藤、合欢皮以镇惊解郁安神、敛汗;加入枳壳行气宽中;丹参、玫瑰花活血化瘀。诸药合用共奏疏肝解郁、活血化瘀之功效。

本例病人体质偏瘦该性情急躁,属木型体质,且年过四十,肾气渐衰,肝气更旺,极易导致心肝阴血不足,心神失养。

（赵芸　徐守莉）

不寐　心肾不交 （更年期综合征）

胡某,女,46 岁,滕州某企业会计,2010 年 8 月 10 日就诊。刻下症见:心烦不寐,心悸多梦,伴有头晕耳鸣,腰膝酸软,急躁易怒,胸胁胀

痛,五心烦热,易汗出,口干苦,月经不调,15 岁初潮,5~6/24~26,末次月经2010 年 6 月 1 日,量少,色暗红,经前乳房胀痛,二便正常。心电图:正常心电图。血常规:血红蛋白 96g/L,红细胞数目 4×10^{12}/L,白细胞、血小板数目均正常。甲功五项:正常。彩超:乳腺及子宫附件未见异常。查体:心肺听诊无异常,甲状腺无肿大,神经系统查体正常,舌红苔薄黄,脉弦细,初以疏肝解郁安神为原则,方选逍遥散合酸枣仁汤加减。

处方:柴胡 10 克,当归 15 克,赤白芍各 20 克,茯苓 15 克,白术 20 克,生龙牡各 30 克,川牛膝 15 克,酸枣仁 30 克,合欢皮 15 克,丹参 20 克,红花 15 克,浮小麦 30 克,天麻 15 克,钩藤 15 克

上方诸药入凉水浸泡 1 小时,文火煮两次,每次 300ml,第一次晚上入睡前 1 小时温服,第二次早上饭后温服,5 剂后以上诸症均无改善。复诊,患者上述症状均在,舌红,少苔,脉弦细,结合舌脉,证应属心肾不交,方知上诊有误。遂治以交通心肾,育阴清热为主,方选黄连阿胶汤加减。

处方:生地 15 克,黄连 10 克,黄芩 10 克,阿胶 10 克^(烊化),白芍 15 克,麦冬 15 克,鸡子黄 1 个,柴胡 10 克,当归 15 克,云苓 15 克,生龙牡各 30 克,酸枣仁 30 克,夜交藤 30 克,合欢皮 15 克,浮小麦 30 克,煎煮法同上,另取鸡子黄一个入碗内搅拌为糊状,将煎出的药液浸入并搅拌后温服。

本方黄连、黄芩泻心火,除烦热,二者相伍可清心肝之实火;芍药佐阿胶,滋补肝肾之阴,填精补肾,于补阴中敛阴气;鸡子黄养血润燥,配伍芩连,于泻心中补心血;生地、麦冬滋阴生津,柴胡、当归、生龙牡疏肝气养肝血,云苓、酸枣仁、合欢皮、夜交藤解郁安神,浮小麦除虚热、止汗。诸药共奏育阴清热,除烦安神之功。

按:不寐是临床常见病症,或长或短,甚者常年难眠。其病因有许多,但总与心、脾、肝、肾及阴血不足有关,其病理变化,总属阳盛阴衰,阴阳失交。因为血之来源,由水谷精微所化,上奉于心,则心得所养;

受藏于肝,则肝体柔和;统摄于脾,则生化不息;调节有度,化而为精,内藏于肾,肾精上承于心,心气下交于肾,则神志安宁。若暴怒、思虑、忧郁、劳倦等伤及诸脏,精血内耗,彼此影响,每多形成顽固性不寐。所以,不寐之证,虚者尤多。笔者认为劳倦内伤,素体虚弱,肾阴亏耗,不能上奉于心,水不济火,则心阳独亢;不能下交于肾,心肾失交,心火亢盛,热扰神明,神志不宁,因而不寐。黄连阿胶汤出自《伤寒论》少阴病篇"少阴病,得之二三日以上,心中烦,不得卧,黄连阿胶汤主之"。柯琴曰:"此少阴病之泻心汤也,凡泻心必藉连芩,而导引有阴之别,病在三阳,胃中不和而心下痞硬者,虚则加参甘补之,实则加大黄下之,病在少阴而心中烦不得卧者,既不得用参甘以助阳,亦不得用大黄以伤胃矣,用芩连以直折心火,用阿胶以补肾阴,鸡子黄佐芩连,于泻心中补心血,芍药佐阿胶,于补阴中敛阴气,斯则心肾交合,水升火降,是以扶阴泻阳之方,变而为滋阴和阳之剂也,是则少阴之火各归其部,心中之烦不得卧可除矣"。《本草备药》云"鸡子黄入心经,镇心安神,益气补血,散热定惊","阿胶甘平色黑入肾,养肝滋阴,活血补阴,清肺润燥",二药相伍可达到滋阴泻火、交通心肾的目的。现代药理研究,本方剂具有镇静,抗菌,补血等作用。与现代医学治疗失眠机理不谋而合。

(田传鑫　郭艳苓)

不寐　脾虚失运,胃气不和 (糖尿病合并症)

张某,女,59岁,滕州市某科局公务员,退休。2011年5月2日就诊。既往2型糖尿病史4年,平素服用二甲双胍缓释片、格列吡嗪等药物治疗,血糖控制在7-8mmol/l。行颅脑CT:未见明显异常。胃镜:浅表性胃炎。心电图:大致正常心电图。胸透示未见异常。血常规、血脂及电解质均在正常范围内。血糖:7.86 mmol/l。就诊见:失眠,脘腹胀满,胸闷嗳气,嗳腐吞酸,神疲食少,头晕目眩,伴有四肢倦怠,面色少华,舌苔腻,脉细滑。四诊合参,当属中医脾胃失和不寐范畴。中医以健脾和胃,行气安神为治则,方选四君子汤合保和丸加减。

处方:党参 15 克,苍白术各 15 克,云苓 20 克,陈皮 15 克,半夏 10 克,黄连 10 克,莱菔子 10 克,枳壳 10 克,远志 15 克,焦三仙各 30 克,石菖蒲 15 克,合欢皮 15 克,生姜 5 片

上方诸药入凉水浸泡 1 小时,文火煮两次,每次 300ml,第一次晚上入睡前 1 小时温服,第二次早上饭后温服,3 剂后以上诸症均改善,6 剂后失眠症状较前明显好转,诸症基本消失,继服 6 剂以巩固疗效。

方中党参补中益气,健脾益肺;苍术、白术健脾燥湿;茯苓渗湿健脾;山楂消肉食油腻,神曲消酒食陈腐;莱菔子消谷面之积,三药同用能消各种食物积滞。食积易于阻气、生湿、化热,故以半夏、陈皮、枳壳理气化湿,和胃止呕;黄连配半夏化痰热,消痞满,远志、菖蒲、合欢皮化痰宁心安神。诸药配伍,使食积得化,胃气得和,热清湿去,则诸症自除。

按:不寐在《内经》中称为"目不瞑""不得眠""不得卧",并认为不寐原因主要有两种,一是其他病证影响,如咳嗽、呕吐、腹满等,使人不得安卧;二是气血阴阳失和,使人不能入寐,如《素问·逆调论》还记载有"胃不和则卧不安"是指"阳明逆不得从其道""逆气不得卧,而息有音者",后世医家延伸为凡脾胃不和、痰湿、食滞内扰,以致寐寝不安者均属于此。《医宗必读·不得卧》将失眠原因概括为"一曰气盛,一曰阴虚,一曰痰滞,一曰水停,一曰胃不和"五个方面。饮食不节脾胃受损,宿食停滞,壅遏于中,胃气失和,阳气浮越于外而卧寐不安,如《张氏医通·不得卧》云:"脉滑数有力不得卧者,中有宿滞痰火,此为胃不和则卧不安也。"在治疗方面,清代《医学心悟》中认为食积引起的不卧者宜用保和丸。笔者分析患者平素脾胃虚弱,饮食不节,肠胃受伤,宿食停滞,酿为痰热,壅遏于中,痰热上扰,胃气不和,以致不能安寐。因此,选用四君子健脾和胃,保和丸化痰消滞作为基本方,治疗本案例患者病证精准。并且从现代药理表明,该方具有调节胃肠运动的作用,既能抑制胃肠推进运动,减轻腹泻;又能使运动降低的小肠恢复正常;能减少胃液分泌,降低其 PH 值,有利于胃肠溃疡的愈合;能提高胃蛋白酶

活性,改善消化吸收功能;能增加红细胞、血红蛋白、网织红细胞数而促进机体的造血功能;还具有增强免疫功能、促进代谢、护肝、增强垂体一肾上腺皮质系统功能、抗肿瘤与抗突变、改善微循环、抗血小板聚集、延缓衰老、抗应激反应等作用。而保和丸可提高胃蛋白酶活性,增加胰液分泌量,提高胰蛋白酶的浓度和分泌量,促进消化;解痉止痛及止泻保肝、利胆、镇吐、抗溃疡、抑菌等作用。综上所述,本方剂与现代医学治疗本病证机理高度一致。

（何召叶　秦延讯）

不寐　肝郁脾虚痰阻（糖尿病合并症）

患者吴某,女,57岁,山东省滕州市龙阳镇人,农民,2018年3月7日初诊,因"睡眠不佳1年余"就诊,既往忧思过甚,每每出现不寐,在当地中心卫生院就诊,间断服用安神补脑液、阿普唑仑等药物,效果不理想。近2月来前往外地打工,自觉睡眠不佳较前加重,时有头痛,胃脘部灼热不适,右胁隐痛,急躁,汗出明显,乏力,纳食不佳,大便溏,粘腻。舌淡,苔白滑腻,脉沉弦缓。既往有糖尿病病史7年余,高血压病史3年余,一直规律服药治疗。辨病属祖国医学不寐病范畴,证属肝郁脾虚痰阻,方选逍遥散合四君子汤合平胃散加减。

处方:柴胡10克,当归15克,白芍15克,茯苓20克,炒苍术20克,炒白术20克,炙远志15克,合欢皮30克,夜交藤30克,石菖蒲15克,党参30克,砂仁10克^(后下),炒扁豆30克,陈皮15克,生龙骨30克,生牡蛎30克,浮小麦30克,半夏10克

上方诸药入凉水浸泡1小时,文火煮2次,每次300毫升,分2次温服,睡前半小时服用第一遍,早饭后半小时服用第二遍。嘱其多运动,低盐低脂低糖饮食,油煎油炸之品少食,控制情绪。6剂后睡眠较前改善,纳食增进,出汗减少,继服6剂,睡眠较前改善,能睡6小时,胃脘部不适消失,连服1月余,睡眠正常,3月后电话随访,未再出现上诉症状。

　　按:失眠有关内容,最早在《内经》中有记载,称为"目不瞑"、"不得眠"、"不得卧",《内经》认为失眠原因主要有情志所伤,饮食不节、劳逸失调、久病体虚等,而引起的脏腑功能紊乱,以致气血失和,阴阳失调,还有其他病症影响者,如咳嗽、呕吐、腹满等,使人不得安卧;如《素问·逆调论》还记载有"胃不和则卧不安",是指"阳明逆不得从其道","逆气不得卧,而息有音者",后世医家延伸为凡脾胃不和,痰湿、食滞内扰,以致寐寝不安者,均属于此。东汉张仲景又发展了《内经》有关不眠学说,在伤寒论中论及有因太阳病汗下后致胃中干,而烦躁不得眠,有因汗吐下虚烦不得眠,有邪入少阴,热化伤阴所致的失眠,笔者认为该患者平素情志不畅,肝气不疏,此次就诊大便溏,乏力等症状,为兼有脾虚之证,脾虚气弱,运化不健,兼之肝气疏泄太过,以致汗出较多,肝气上扰心神,神不守舍,则导致不寐。治宜疏肝健脾,行气化痰,方用逍遥散调和肝脾,方中柴胡、当归、白芍疏肝理气健脾,养血和血,气血合则神安;炒苍术、白术、茯苓健脾祛湿化痰,方中四君子党参、茯苓、白术补益脾气,炙远志、合欢皮、夜交藤、龙骨、牡蛎、石菖蒲解郁化痰安神,半夏、砂仁、扁豆、陈皮燥湿温中调理脾胃,诸药合用,共奏疏肝健脾,行气化痰之功效。本方在治疗糖尿病出现并发症及内分泌紊乱为首选方。

(何召叶　秦延讯)

不寐　肝旺肾阴虚（植物神经功能紊乱）

　　田某,男,70岁,山东省枣庄市山亭区人,2017年12月27日初诊,近1月来睡眠不佳,入睡困难,曾在当地精神卫生中心诊断为植物神经功能紊乱,服用氯硝西泮治疗,效可,今停药一周,睡眠不佳较前加重,一夜能睡2-3小时,辗转反侧不得眠,今欲求中医药治疗,特来我院就诊,患者症见:消瘦貌,双手不自主抖动,汗出,急躁,纳呆,大便干,小便频,舌淡,苔薄黄,脉弦细。既往有胃下垂病史40余年。辨病属祖国医学不寐病范畴,证属肝旺肾阴虚,方选逍遥散加减。

处方:柴胡 10 克,当归 15 克,白芍 15 克,茯苓 20 克,合欢皮 15 克,党参 30 克,生龙骨 30 克,生牡蛎 30 克,浮小麦 30 克,鳖甲 15 克,生白术 30 克,五味子 10 克,炒麦芽 30 克,神曲 30 克,肉苁蓉 15 克,甘草 5 克

上方诸药入凉水浸泡 1 小时,文火煮 2 次,每次 300 毫升,分 2 次温服,睡前半小时服用第一遍,早饭后半小时服用第二遍,6 剂后,于 2019 年 1 月 2 日二诊,睡眠较前改善,出汗减少,纳食稍增加,有时胃酸,小便频,上方去五味子,加海螵蛸 30 克,浙贝 15 克,以抑酸制酸,益智仁 20 克补肾固精,继服 12 剂。1 月 16 日三诊,睡眠比较安稳,每晚睡 6 小时左右,纳食可,诉小便次数减少,效不更方,连服 1 月余,睡眠及其他症状正常。

按:凡症见轻者入寐困难或寐而易醒,醒后不寐,重者彻夜难眠,并伴有头痛头晕、心悸健忘多梦等症为主要临床表现者,均可诊断为本病。不寐症,西医病名失眠,为临床最为常见疾病之一,是指无法入睡或者是无法保持睡眠状态而导致的睡眠质量和时间下降,不能满足正常生理和体能恢复的需要,从而影响其正常的社会功能的一种主观体验。从中医药探寻治疗失眠的有效治疗方案,具有非常重要的意义。注意与喘息不得卧鉴别,《伤寒论·辨少阴病脉证并证》曰:“少阴病,得之二三日以上,心中烦,不得卧”中的“不得卧”,是指烦躁不眠,辗转反侧的病证。《素问·评热病论》“诸水病者,故不得卧,卧则惊,惊则咳甚也”,《金贵要略·痰饮咳嗽病脉证治》“咳逆倚息不得卧”、《金贵要略·胸痹心痛短气病脉证治》“胸痹不得卧”等虽病不同,亦或出现失眠,但所指的“不得卧”,均是因其病出现气息不匀,呼吸困难,不能平卧的症象,与失眠的“不得卧”有别。本案治以疏肝解郁,滋阴补肾。本案老人身体消瘦,性情急躁,属木型体质,且年过七十岁,肾气衰弱,兼有肝气旺盛,故以柴胡疏肝解郁使肝气调达,肝藏血体阴而用阳阴血不足,则疏泄不利,故配以白芍敛阴养血柔肝,与柴胡相伍,补肝体以助

补养阴血之功,白术、茯苓健脾祛湿,佐以鳖甲,肉苁蓉、五味子滋阴固涩,此处龙骨牡蛎,以疏泄肝胆之气,配合浮小麦达到敛汗效果,合欢皮以解郁安神,甘草调药和中。

(何召叶 吴海燕)

不寐 少阴热化证（内分泌失调）

王某,女,47岁,山东省济宁微山县人,2019年2月9日初诊,以失眠2年余,曾在我院行脑功能检查,示多数神经递质水平偏高,行经颅磁刺激治疗3周,睡眠较前有改善,为求中药治疗来诊,症见:失眠,伴有周身困乏,心烦不寐,急躁,手足心热,头晕耳鸣,纳食一般,二便正常,舌淡,苔黄,脉弦。辨病属不寐,证属少阴热化证,治疗以泻心火,滋肾阴;方用黄连阿胶鸡子黄汤加减。

处方:黄连10克,黄芩6克,阿胶5克^(烊化),生龙骨30克,生牡蛎30克,炒枣仁20克,合欢皮30克,夜交藤30克,当归15克,茯苓20克,党参30克,炒白术15克,丹参15克,黄芪30克,寸冬15克

上方诸药入凉水浸泡1小时,文火煮2次,每次300毫升,分2次温服,阿胶烊化,入睡前1小时温服第一遍,早上饭后半小时温服第二遍。嘱其多运动,控制情绪,避免情志刺激,清淡饮食,忌食辛辣油腻之品。9剂后于2月18日二诊,睡眠较前改善,无心中烦热,诉大便偏稀,原方去枣仁,改为炙远志15克,交通心肾,宁心安神,继服6剂。2月25日三诊,睡眠正常,耳鸣头晕症轻。又加减服用10余剂,症状痊愈。方中黄连、黄芩清心火,除烦热;枣仁、丹参、合欢皮、茯苓以解郁安神;黄芪、白术、党参以健脾;寸冬以滋阴,诸药共奏清泄心火,滋补肾阴,宁心安神之功。

按:失眠是临床常见病证之一,虽不属于危重疾病,但常妨碍人们正常生活、工作、学习和健康,并能加重或诱发心悸、胸痹、眩晕、头痛、中风病等病证。顽固性的失眠,给病人带来长期的痛苦,甚至形成对安眠药物的依赖,而长期服用安眠药物又可引起医源性疾病。《类证治

裁·不寐》:"阳气自动而之静,则寐;阴气自静而之动,则寤;不寐者,病在阳不交阴也。"《灵枢·大惑论》:"黄帝曰:人之善忘者,何气使然?岐伯曰:上气不足,下气有余,肠胃实而心肺虚,虚则营卫留下,久之不以时上,故善忘也。"《重订严氏济生方·惊悸怔忡健忘门》:"夫健忘者,常常喜忘也。盖脾主意与思,心亦主思,思虑过度,意舍不精,神宫不职,使人健忘。治之之法,当理心脾,使神意清宁,思则得之矣。"笔者认为劳倦内伤,素体虚弱,肾阴亏耗,不能上奉于心,水不济火,则心阳独亢,不能下交于肾,心肾失交,心火亢胜,热扰神明,神志不宁,因而不寐。黄连阿胶汤出自《伤寒论》少阴病篇,"少阴病,得之二三日以上,心中烦,不得卧,黄连阿胶汤主之",汉代张仲景在《伤寒论》及《金匮要略》中记载了用黄连阿胶汤及酸枣仁汤治疗失眠,至今临床仍有应用价值。柯琴曰:"此少阴病之泻心汤也,凡泻心必藉连芩,而导引有阴之别,病在三阳,胃中不和而心下痞硬者,虚则加参甘补之,实则加大黄下之,病在少阴,而心中烦不得卧者,既不得用参甘以助阳,亦不得用大黄以伤胃矣,用芩连以直折心火,用阿胶以补肾阴"《内经》云:"恬淡虚无,真气从之,精神内守,病安从来",因此保持经常性的乐观情绪看,心胸开阔,控制情绪过激,对预防和改善失眠有重要意义。

(何召叶　秦延讯)

梦呓　痰火扰心（癔病性夜语症）

蒋某,女,70岁,枣庄市山亭区人,以夜间多梦,惊叫数十年,于2013年7月6日就诊。患者数十年来,夜间多梦惊叫,多语,醒后记忆不清,无口吐白沫,无两目上视,一直未做治疗。今日家人诉夜间惊叫不断较以前加重,病人精神萎靡,体胖,纳可,二便如常,舌红,苔黄偏厚,脉滑。无夜游史,无糖尿病、高血压病等病史。查体双肺呼吸音清,未闻及干湿罗音。脑电图、脑CT检查未见异常。病属中医梦呓,由素体痰盛,痰郁化火,痰火扰心所致。治宜清胆和胃,化痰开窍,方用黄连温胆汤加减。

处方:黄连 10 克,半夏 15 克,竹茹 10 克,云苓 20 克,炒枳壳 10 克,陈皮 10 克,郁金 15 克,石菖蒲 15 克,炙远志 15 克,合欢皮 15 克,生龙牡各 30 克,甘草 5 克

每日 1 剂,水煎两次,取汁 300 ~ 400ml,睡前半小时温服第一煎,次晨饭后半小时,温服第二煎。忌辛辣食物,畅情志,适当运动。服药 6 剂后梦语减少。又诉耳闭,原方加柴胡 10 克、黄芩 10 克、桔梗 15 克,继服 12 剂,随访患者病情痊愈。

按:患者以夜间多梦,惊叫多语为主要症状,属中医梦呓范畴。梦之所生,在于寐中魂不安舍。即《灵枢·淫邪发梦》所述,"正邪从外袭内,而未有定舍,反淫于荒,不得定处,与营卫俱行,而与魂魄飞扬,使人卧而不得安而喜于梦。"根据后世历代医家经验,并结合临床认为其病因病机,主要为外界强烈的精神刺激及情思郁结,加之素体痰盛,或过食肥甘,导致神明受扰。本案则因如饮食不节、嗜酒等可伤胃滞脾;情志不遂,肝失条达既可致郁火内生,又可横逆犯胃伤脾。"脾为生痰之源"脾失健运,则水湿停聚,酿湿生痰,痰郁化火或郁火炼液为痰,痰火蒙心扰神,心神不安,胆主决断,痰热内扰,则胆怯易惊,多梦且多语多呓。本案治宜清胆和胃,化痰开窍,方用黄连温胆汤加减。方中半夏、枳实、竹茹降逆化痰开窍;茯苓、陈皮健脾理气和胃;黄连苦寒泻热;配以郁金,菖蒲、合欢皮疏肝解郁;生龙牡、炙远志镇惊养心安神。诸药合用共奏清胆和胃、化痰开窍、养心安神之功效。

梦中多语,即说梦话,临床并不少见,然真正就诊者却不多见。故相关文献资料并不多,其病机不外气血亏虚,气滞血瘀,痰火扰心等。本案梦语较甚,以清热化痰,宁心安神之法,用药数剂而痊愈。

(赵芸 吴海燕)

多寐 脾肾阳虚 (甲状腺功能减退)

患者李某,女,53 岁,2013 年 12 月 5 日初诊。因"嗜卧懒动、乏

力、周身浮肿3月余"来诊。患者3月前无明显诱因出现嗜卧懒动,多寐,乏力倦怠,未重视,后病情逐渐加重,并出现纳呆便溏,腹胀,胸闷气短,周身浮肿,动则气喘,畏寒肢冷,至滕州市中心人民医院诊疗,查:甲状腺彩超:未见明显异常。甲功:血清 TT4:29ng/ml;血清 TT3:0.4ng/ml;血清 TSH 升高 300mu/l。诊断为"甲状腺功能减退",予"优甲乐"等药物,病情有改善,但随着药量增加,出现心悸、失眠、头痛,肝功能异常等副作用,若减少药量则"甲减"加重,今特寻求中医治疗。刻下症见:嗜卧懒动,多寐,乏力倦怠,纳呆便溏,腹胀,胸闷气短,周身浮肿,动则气喘,畏寒肢冷,舌质胖大,舌边齿痕,苔白滑,脉沉细弱。中医诊为多寐,证属脾肾阳虚,西医诊为甲状腺功能减退。治当温补脾肾之阳,化气行水,方选四君子汤合真武汤、五苓散加减。

处方:云苓 15 克,党参 20 克,炒白术 15 克,泽泻 15 克,山药 15 克,陈皮 10 克,黄芪 20 克,砂仁 6 克^(后下),黑附子 6 克,肉桂 5 克,炮姜 6 克

文火煎煮两次,每次 200ml,每日一剂,分早晚温服,连服 6 剂。12 月 12 日二诊。患者诉服上方后症状明显减轻,气喘、浮肿、便溏均消失,仍有乏力、多寐,懒动,嘱原方继服 6 剂。12 月 19 日三诊。患者自诉症状大减,除自觉乏力倦怠,余无明显不适感,原方去砂仁,继服 6 剂。12 月 26 日四诊。患者自诉有轻微乏力感,余均正常,纳眠均正常,守方继服 6 剂。2014 年 1 月 3 日复诊,复查甲功均正常。半年后电话随访,病愈。

按:本病是各种致病因素导致甲状腺组织破坏、萎缩或功能障碍,造成甲状腺素合成与分泌减少、基础代谢率降低而引起的全身性代谢减低综合征。西医治疗为甲状腺激素替代疗法。大部分患者需终生服用。但由于本病是全身性代谢功能减低性疾病,常伴有多系统损害,尤其是伴有心血管疾病及老年患者,对甲状腺素类药物常不能耐受,我们可以通过中西医结合的方法较好解决。

本患者依据其临床表现当属中医"多寐"范畴,以"脾肾阳虚"为

主。病因可由先天禀赋不足、后天失养、久病致虚、药物影响、放射性损失或甲状腺手术失当等引起,以致精气内夺,阳气大伤。病初,多为脾肾气虚,继则由脾及肾引起肾阳不足、命门火衰,不能温煦于五脏,尤其是心、脾。脾虚则健运失职,水湿内停,并蓄于五脏六腑、四肢百骸,泛溢于肌肤。其发病关键在于脾肾阳虚,命门火衰。本着"损者益之"、"形不足者,温之以气"之要旨,针对发病机理,以四君子汤、真武汤、五苓散加减治疗,意在使脾气得健,元阳得复,则病自愈。方中肉桂补肾壮阳、温煦五脏,化湿行水,党参、茯苓、泽泻、白术益气健脾,升阳除湿,诸药伍用,温阳益气,利湿行水,通畅血脉,标本兼治,相得益彰。

（张侠 刘敏）

第七节　头痛医案

头痛　太阳寒凝（神经根型颈椎病）

刘某,女,48岁,滕州市龙阳镇人,头项部疼痛发作10余年,加重10余天,经中西医治疗及理疗,效不明显,于2011年2月25日就诊。既往长期伏案工作。现症见:头项及颈肩部疼痛,以后枕部为主,颈肌僵硬,头晕不适,双上肢食指及中指麻木,左右转头时症状加重,身畏寒,每以受凉时加重,时胸前作痛,纳呆乏力,二便正常,寐尚可,舌淡红,苔白,脉弦紧,行颈椎片:颈椎病,可见颈椎曲度变直,颈椎关节不稳。脑血流图:椎基底动脉供血不足。查体:颈肌紧张,棘突旁压痛阳性,头颈活动受限,低头位可引出眩晕,椎间孔试验(－)。中医诊为头痛,证属太阳寒凝证,西医诊为神经根型颈椎病,治疗以温经散寒,通络止痛,方选葛根汤加减。

处方:葛根20克,桂枝15克,麻黄10克,赤白芍各15克,当归15克,川芎15克,细辛5克,羌活15克,防风15克,姜黄10克,黄芪60克,甘草5克

上方诸药入凉水浸泡1小时,文火煮两次,每次300ml,分3次温服,6剂后以上诸症均改善,继服6剂,疼痛症状基本消失,继原方不变,2日一剂,连服10日,嘱避免受凉,加强锻炼,以防复发。

本方为桂枝汤加麻黄、葛根而成,葛根滋筋脉而能舒牵引,以其性味甘辛,生津祛邪,升阳举陷,而为君药,桂枝与麻黄相伍,通阳散寒,调和营卫,发汗祛邪,赤白芍活血止痛,又可敛阴和营,荣养筋脉,细辛通经止痛,当归、川芎活血行血止痛,细辛、羌活、防风祛风通络止痛,姜黄通经止痛,麻黄温散寒邪,加入大剂量黄芪益气固表。诸药合用,共奏温经散寒,益气养血,活络止痛之功。

按:颈椎病是指颈椎间盘组织退行性变及椎间结构继发性改变,刺

激或压迫神经根和其他组织而出现的各种症候群。病变部位在颈椎，根据不同症状表现，可分为颈型颈椎病、神经根型颈椎病、椎动脉型颈椎病、交感神经型颈椎病、脊髓型颈椎病、混合型颈椎病六种。神经根型以颈头部疼痛为主要症状表现，多为酸痛、钝痛、灼痛或刺痛，可向一侧上肢或胸前放射。本案患者以头颈部长期头痛为主症，故中医按头痛辨治。"头为精明之府"，诸阳之会，其气与肾相通，手足三阳、足厥阴和手少阴之脉皆上于头。《灵枢·邪气脏腑病形篇》云："十二经脉，三百六十五络，其血气皆上于面而走空窍"，故凡外感六淫、内伤七情及精气亏损，髓海不足等导致经气逆乱，邪气上逆于首，阻遏清阳，壅塞空窍，皆可致头痛，故头痛与六经密切相关。《伤寒论》第31条"太阳病，项背强几几，无汗，恶风，葛根汤主之"。明确指出了因外感风寒之邪，瘀阻太阳经脉，可出现头项作痛。中医称为太阳寒凝性头痛，其病机多数外感风寒，足太阳膀胱经气厥逆所致。足太阳之脉，起于目内眦，上额交会于巅顶，从巅入络脑，出别下项，循肩髆内，夹脊抵腰中。正如《灵枢·厥病》所云："厥头痛，项先痛，腰脊为应。"可见此类症状表现与神经根型颈椎病的主要症状极为类似，故笔者对于颈椎病以头项疼痛明显者，均以葛根汤加减治之，每获佳效。

（张侠　何召叶）

头痛　阴虚阳亢，气滞血瘀（三叉神经痛）

刘某，女，61岁，滕州市某事业单位干部，于2002年3月5日就诊。症见：左侧头痛，其痛如刀割，面红灼热，面颊部时有抽搐痉挛，呈阵发性，每次1分钟左右，每日3-4次，入夜尤甚，固定不移，生气或情绪激动时可诱发疼痛，急躁易怒，两胁胀痛，寐差自汗，双目干涩，无牙龈肿胀，干呕纳呆，二便正常，舌有瘀点，苔薄黄，脉弦细。心电图：大致正常心电图。颈部血管彩超：未见明显异常。颈椎片：未见异常。甲功五项：正常。颅脑＋鼻窦CT：未见明显异常。查体：血压130/75mmHg，心肺听诊无异常,甲状腺无肿大,神经系统查体正常。四诊合参,综合脉证,当属中医头痛病之阴虚阳亢,气滞血瘀证,治以平肝养阴,活血止痛为主,方选天麻钩藤饮合通窍活血汤加减。

处方:川芎30克,当归15克,赤白芍各30克,熟地15克,天麻15克,防风15克,柴胡10克,元胡15克,生龙牡各30克,细辛5克,僵蚕15克,丹参20克,夜交藤30克,合欢皮15克

上方诸药入凉水浸泡1小时,文火煮两次,每次300ml,分2次温服,5剂后以上诸症均改善,继服6剂后,疼痛消失。守方2日1剂,连服月余巩固,随访未见复发。

方中川芎、赤芍活血化瘀,通络止痛;当归、白芍、丹参、元胡养血活血,通经止痛,柴胡配川芎调理气机升降,通经活血;酌加僵蚕、细辛以宣通脑窍,温经通络,生龙牡、天麻配白芍养血柔肝平肝,夜交藤、合欢皮解郁安神,诸药共奏养阴平肝活血,通窍止痛之功。

按:头痛病是指由于外感与内伤,致使脉络拘急或失养,清窍不利所引起的以头部疼痛为主要临床特征的疾病。头痛既是一种常见病证,也是一个常见症状,可以发生于多种急慢性疾病过程中,有时亦是某些相关疾病加重或恶化的先兆。在《内经》称本病为"脑风"、"首风",《素问·风论》认为其病因乃外在风邪寒气犯于头脑而致。《伤寒论》在太阳病、阳明病、少阳病、厥阴病篇章中较详细地论述了外感头痛病的辨证论治。《三因极一病证方论》对内伤头痛已有较充分的认识,认为"有气血食厥而疼者,有五脏气郁厥而疼者"。《东垣十书》据病因和症状不同而有伤寒头痛、湿热头痛、偏头痛、真头痛、气虚头痛、血虚头痛、气血俱虚头痛、厥逆头痛等,还补充了太阴头痛和少阴头痛,从而为头痛分经用药创造了条件。《丹溪心法》认为头痛多因痰与火。明·《古今医统大全·头痛大法分内外之因》对头痛病进行总结说:"头痛自内而致者,气血痰饮、五脏气郁之病,东垣论气虚、血虚、痰厥头痛之类是也;自外而致者,风寒暑湿之病,仲景伤寒、东垣六经之类是也。"笔者亦认为头痛病病位在头,但与肝脾肾密切相关。风、火、痰、

瘀、虚为致病之主要因素。邪阻脉络,清窍不利;精血不足,脑失所养,为头痛之基本病机。此案例患者平素肝气旺盛,肝气郁结,肝失疏泄,气机郁结,气血运行不畅,凝滞络脉,脉络不通,不通则痛,发为头痛。并且笔者亦认为即病则瘀,患者患病之初即有瘀血存在,打破了过去"久病致瘀"理论,因此选用通窍活血汤加减治疗,头为"清阳之府",气滞血瘀,清阳不布,而为疼痛,以活血通窍止痛为大法,良效巨大,结合现代药理研究,证实此方剂能改善脑部血液微循环,加强中枢镇静抑制作用,再次证实此方活血化瘀法治疗内科疾病具有积极治疗作用。

(杨国梁 何召叶)

头痛 肝旺脾虚 (血管神经性头痛)

冯某某,女,65岁,山东滕州市大坞镇人,农民。因头部疼痛不适20余日,于2019年6月19日前来就诊,刻诊,患者诉头胀疼,以两颞侧及后枕部疼痛为甚,平素急躁易怒,胸胁胀痛,头痛常随情志变化而加重减轻,善太息,胃胀痞满,纳食稍差,大便稀溏,口苦舌燥,双目涩疼,少寐多梦,舌红,苔薄黄,脉沉弦,据其症候,中医属于头痛,证属肝旺脾虚,相当于西医学血管神经性头痛治宜疏肝健脾,平肝潜阳,方选逍遥散合川芎茶调散加减。

处方:柴胡10克,当归15克,赤白芍各30克,茯苓15克,白术15克,炙远志15克,合欢皮30克,天麻20克,川芎30克,防风15克,细辛5克,葛根20克,僵蚕15克,延胡索15克,白扁豆30克,白芷15克

取药6剂,每日1剂,上方加凉水1500ml,浸泡1小时,大火煮开后改为小火再煮30分钟,同样的方法水煎两次,每次取汁300ml晚上睡前半小时服用第一遍,以加强睡眠质量,二遍早饭后半小时服用。忌食辛辣、生冷食物,忌生气。6月26日复诊,诉头已基本不疼痛,烦躁减轻,胸胁胀痛明显减轻,胃脘稍痞满,大便溏,寐尚可,舌红苔白黄相间,脉沉弦,功以原方去葛根,加肉豆蔻15克、生姜5片,继服6付,煎煮及服法

同上。7月10日三诊,诉头不疼,精神愉悦,胸胁部胀痛感消失,纳食可,大便仍溏,睡眠正常,以6月26日方生姜改为10片,继服6剂而愈。

按:头痛是指因风寒湿热之邪外袭,或痰浊淤血阻滞,致使经气上逆,或肝阳郁火上扰清空,或气虚清阳不升,或血虚脑髓失荣等所致的慢性反复发作性且经久不愈的头部疼痛,西医学中神经性头痛、血管性头痛、紧张性头痛、颈椎性头痛、外伤后头痛综合征、高血压头痛等均可按本病辨证论治,即一切以头痛为主诉的病情均属于中医头痛范畴。头痛既是一种疾病,又属于一个症状,其病位在脑,涉及肝、脾、肾三脏。祖国医学对头痛病认识很早,在殷商甲骨文就有"疾首"的记载,《内经》称本病为"脑风""首风",《素问·风论》认为其病因乃外在风邪寒气犯于头脑而致。《伤寒论》在太阳病、阳明病、少阳病、厥阴病篇章中较详细地论述了外感头痛病的辨证论治。宋代陈言在《三因极一病证方论·头痛证治》中对内伤头痛已有较充分的认识,认为"有气血食厥而疼者,有五脏气郁厥而疼者"。《东垣十书》指出外感与内伤均可引起头痛。《景岳全书·头痛》曰:"凡诊头痛者,当先审久暂,次辨表里。……所以暂病者,当重邪气,久病者,当重元气,此固其大纲也。然亦有暂病而虚者,久病而实者,又当因脉因证而详辨之,不可执也。"编者认为头痛的病因虽多,不外乎外感与内伤两中,故治疗头痛应首先辨别内外虚实,然后给予对症治疗。本案中患者平素急躁易怒,精神紧张忧郁,肝气郁结,气郁化火,肝阴被耗,肝失疏泄,络脉失于条达拘急而头痛,又因肝火旺盛,肝气乘脾,克伐脾土,脾失其司,运化失调,因而出现以上症状,本案其病位在脑,涉及肝脾,病机属肝旺脾虚,给予逍遥散以疏肝健脾,川芎茶调散以对症治疗,方中柴胡、当归、芍药等疏肝理气,养血柔肝,茯苓、白术等健脾益胃,以天麻、川芎、防风、白芷、僵蚕、延胡索等祛风通窍止痛,炙远志、合欢皮安神,养肝平肝,疏肝健脾,另有疏风通窍止痛之品。诸药合用,共奏疏肝健脾,平肝潜阳之功。服药10余剂而症消。

(郭方超 郝静宜)

头痛 肾气亏损（神经衰弱）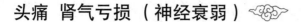

柳某,女,47岁,滕州市某乡镇中学教师,1997年12月1日就诊。刻下症见:头顶痛且空,伴眩晕耳鸣,腰膝酸软,畏寒肢冷,少寐健忘,四肢乏力,动则自汗,纳呆便溏,夜尿频,2～3次/夜,月经史:16岁初潮,周期5～6/24～26,1997年11月13日,量少质稀,带下清稀,舌红苔白,脉沉细。颅脑＋鼻窦CT:未见明显异常。四诊合参,综合脉证,当属中医头痛病之肾气亏损证,治以温肾填精,活血止痛为主,方选右归饮加减。

处方:熟地15克,附子10克,人参10克,山药30克,山萸肉15克,枸杞子15克,川芎25克,茯苓15克,白术15克,当归15克,防风10克,鹿角胶12克^(烊化),炙远志15克,合欢皮15克,甘草5克

上方诸药入凉水浸泡1小时,文火煮两次,每次300ml,第一次晚上入睡前1小时温服,第二次早上饭后温服,3剂后以上诸症均改善,6剂后失眠症状较前明显好转,诸症基本消失,继服6剂以巩固疗效。

方用熟地甘温滋肾以填精,此本阴阳互根,于阴中求阳之意;附子温补肾阳而祛寒,人参、当归气血双补,山萸肉、枸杞养肝血,助主药以滋肾养肝,山药、甘草补中养脾,川芎活血祛瘀,祛风止痛,为治疗头痛之首选药物,肾阳虚多及脾阳虚,故加入茯苓、白术健脾利湿,温运中焦,防风祛风止痛,远志、合欢皮宁心安神。各药合用,有温肾填精,益气健脾,活血止痛之功。

按:神经衰弱是以精神和躯体功能衰弱症状为主,精神易兴奋,脑力易疲劳,常伴情绪紧张、烦恼以及紧张性头痛和睡眠障碍等心理生理症状为特征的一类精神症性障碍。大多数病人以头痛为主诉,当属中医头痛范畴。自我国改革开放以来,由于市场经济的影响,生活工作节奏的加快,严重的竞争态势,亚健康人群急剧增多,因神经衰弱引发的头痛发病率呈上升趋势,相当数量的病人尤其久治不愈者,往往求治于中医。《素问·奇病论》"人有头痛数岁不已……内至骨髓,髓者以脑为主,脑逆故为头痛……"。《素问·通评虚实论》指出"头痛耳鸣,九

窍不利"，进一步说明头痛之病与肾密切相关，"肾为先天之本"，主骨生髓，主生长发育，主藏精气，"脑为髓海"，五脏精华之血，六腑清阳之气皆能上注于头，即头与五脏六腑之阴精、阳气密切相关。肾虚精少，髓海空虚，不能上荣充脑，故头空痛，选用右归饮加减治疗。右归饮出自《景岳全书》，由肾气丸加减而成，方中重用熟地为君药，意在补肾填精，所谓"精不足者，补之以味"，以附子峻补元阳，所谓"益火之源"。鹿角胶乃血肉有情之品，功专温补肾阳，填精补髓，人参补气温中大补元气以助命门之火，在补虚的基础上加入川芎止头痛之圣药，活血以止痛，因虚久必兼瘀故也，加入防风祛风止痛，意在治标。

（田传鑫　何召叶）

头痛　外感湿温（鼻额窦炎）

郭某某，男，53岁，滕州市北辛街道办事处人，居民。因头痛、头晕1周，于2018年5月9日来我院就诊，自诉在滕州市某医院检查颅脑CT未见异常，给予西比灵口服治疗头痛无效。现症见头痛头晕，以前额胀痛为主，伴有鼻塞，时有耳鸣，视物模糊，身倦乏力，纳眠一般，二便尚调。查见：咽部充血，滤泡增生，扁桃体不大，听诊心肺无异常，查血常规、尿常规正常。舌红，苔白黄相间，偏厚腻，脉濡缓。既往无高血压病病史。给予鼻额窦拍片检查示：鼻额窦炎。中医诊为头痛，证属外感湿温，相当于现代医学中的鼻额窦炎。治宜宣通气机，燥湿利水，清热利咽，宣窍止痛。方选藿朴夏苓汤合苍耳子散合桔梗汤加减。

处方：藿香15克，厚朴10克，半夏10克，茯苓20克，生薏米30克，桔梗15克，连翘15克，浙贝15克，僵蚕15克，射干15克，苍耳子15克，辛夷15克，白芷15克，细辛5克，甘草5克

上方加凉水1500ml，浸泡1小时，盖锅盖武火煮开后，改为文火再煮20分钟至半小时。二遍加水1200ml，同样的方法煮取第二遍。两遍混合后，分两次早晚饭后半小时温服。嘱其忌食辛辣油腻之品，避免感

受风寒,慎起居。每日1剂,6剂后于5月16日复诊,头痛头晕大减,仍感乏力,咽部充血减轻,上方去掉射干,加党参20克,益气健脾。5月23日三诊,无头痛头晕,耳鸣、乏力亦减轻,上方继服6剂,病愈。半年后电话随访未出现头痛。

按:《内经》称本病为"脑风"、"首风",《素问·风论》认为其病因乃外在风邪寒气犯于头脑而致。《东垣十书》指出外感与内伤均可引起头痛,据病因和症状不同而有伤寒头痛、湿热头痛、偏头痛、真头痛、气虚头痛、血虚头痛、气血俱虚头痛、厥逆头痛等,还补充了太阴头痛和少阴头痛,从而为头痛分经用药创造了条件。《素问·热论篇》所说:"先夏至日者为病温,后夏至日者为病暑。病人入夏后出现头昏胀痛,属于湿温。湿邪,湿性粘滞,湿蒙清阳,头为"清阳之府",清阳不布,气血不畅而疼痛。临床症状可见头昏胀痛,胸闷不舒,身倦乏力,纳呆,大便溏,舌红苔白黄相间,偏厚腻,脉濡缓。起病即有湿邪困脾的气分证,亦有湿邪在表的卫分证,故治宜宣通气机,燥湿利水,清热利咽,宣窍止痛。方选霍朴夏苓汤合苍耳子散合桔梗汤加减。霍朴夏苓汤中用藿香、厚朴、半夏、茯苓、生薏米,芳香化湿、温中健脾,能宣通气机,燥湿利水,治疗湿温病,邪在气分而湿偏重者。苍耳子散中苍耳子、辛夷、白芷、细辛宣发鼻窍,温经通络止痛,桔梗汤中桔梗、连翘、射干、僵蚕、浙贝清热利咽,开窍止痛,诸药共用,共奏宣通气机,燥湿利水,清热利咽,宣窍止痛之功效,病人用后奇效。

(赵芸 田传鑫)

第八节　眩晕医案

眩晕 痰浊上扰（内耳眩晕症）

徐某,男52岁,山东巨野独山公社双庙村人,1969年4月26日就诊。患者5日前因饮酒并进食生冷,复遇风寒,未见头身疼及发热恶寒,仅感胃腹胀满,干呕纳呆,时而眩晕,在村卫生室给予土霉素、阿司匹林、山楂丸等药物口服,症不缓解,特请去家中会诊。刻诊:病人肥胖体质,因眩晕而卧床不起,面色灰暗,体倦无神,头晕如坐舟车,干呕欲吐,右耳作鸣且有堵塞感,腹软,剑下轻度压痛,肝脾未及,心率78次/分,律规整,双肺呼吸音正常,BP130/85mmHg,肢体无浮肿,大便溏,每日1~2次,小便正常,舌体胖,苔白滑而厚腻,脉濡滑。病人有嗜酒史,常患感冒,2年前曾因耳鸣眩晕,诊断为美尼而氏综合症。今进食生冷复感风寒,脾阳受损,痰湿中阻,上扰清窍,中医诊为眩晕(美尼尔氏综合症)。治宜温中化痰,升清降浊。方选苓桂术甘汤合五苓散加味。

处方:茯苓30克,桂枝12克,白术20克,泽泻20克,陈皮12克,姜半夏15克,砂仁10克^(后下),炮姜5克,党参15克,焦三仙各30克

水煎服,每日一剂,分两次服,每次300~400ml,患者按上方服一剂即感眩晕症状减轻,连服3剂则诸症消失,继以胃苓汤出入服10余剂,未见复发。

按:眩晕是目眩与头晕的总称,首见于《内经》称为眩冒,《素问·至真要大论》"诸风掉眩,皆属于肝",《灵枢·大惑论》"故邪中于项,因逢其身之虚……入于脑则脑转,脑转则引目系急,目系急则目眩以转矣。"《灵枢·海论》"水海不足,则脑转耳鸣颈酸眩冒"。可知《内经》对眩晕的病机主要归于外邪、气虚、髓亏三个方面。汉张仲景在《伤寒论》少阳病提纲中提出:"口苦、咽干、目眩",可知与少阳病有关,而且《金匮·痰饮咳嗽并脉症治》"心下有支饮,其人苦冒眩","假令瘦人

脐下有悸,吐涎沫而癫眩,此水也,五苓散主之"可知与痰饮有关。至金元时期对眩晕的认识日益发展,朱丹溪力倡"无痰不做眩"之说。本案病人体胖,素多痰湿,今又进食酒及生冷之品,伤及脾阳,脾气虚则健运失职,水湿内停积聚成痰,以致清气不能上布,浊气不得下降,清空之窍失其所养。故头目眩晕。患者干呕欲吐,腹胀纳呆,溲清便溏,舌淡苔白滑而腻,脉濡滑等均系脾虚湿阻之象。《金匮》云:"病痰饮者,当以温药和之,……苓桂术甘汤主之"。本案以苓桂术甘汤与五苓散加味,以茯苓配泽泻淡渗利水,桂枝配炮姜通阳而助气化,加入党参配白术、砂仁、焦三仙以健脾助运化,陈皮配姜半夏以化痰止呕,故服药3剂则眩晕即止,诸症消失。

美尼尔氏综合症,又称内尔眩晕病,是由内耳膜迷路水肿所引起的自身或周围景物旋转性平衡感觉失常为主要突出症状的疾病,属中医眩晕症范围。笔者认为其病机主要是痰饮内停,上蒙清窍所致,临床多以苓桂术甘汤五苓散味化裁,每获良效。

(张义明 何召叶)

眩晕 寒凝血瘀 (椎基底动脉供血不足)

石某,女,46岁,滕州某公司办公室职员,因"头晕伴肩背部疼痛2月"就诊。既往长期伏案工作,受凉后时常出现头晕不适,干呕欲吐,肩部疼痛,因症状轻微未予重视,2月前再次因受凉出现头晕不适,左右转头时头晕加重,颈项疼痛,常累及前胸,热敷后疼痛可缓解,伴上肢食指中指麻木,纳眠尚可,二便正常,舌淡红,苔白,脉弦紧,行颈椎片:颈椎骨质增生,退行性变。脑血流图:椎基底动脉供血不足。查体:颈肌紧张,低头位可引出眩晕,椎间孔试验(-)。胸透:未见异常。心电图:大致正常心电图。中医诊为眩晕病,证属寒凝血瘀,太阳经输通不利证,治疗以温经散寒,活血止痛为原则,方选葛根汤加减。

处方:葛根20克,桂枝10克,黄芪40克,赤芍15克,当归15克,

川芎 15 克,丹参 20 克,红花 15 克,水蛭 10 克,天麻 15 克,牛膝 15 克,甘草 5 克

上方诸药入凉水浸泡 1 小时,文火煮两次,每次 300ml,分 3 次温服,6 剂后以上诸症均改善,继服 6 剂,头晕症状基本消失,嘱避免受凉,加强锻炼。

本方葛根滋筋脉而能舒牵引,升阳举陷,而为君药,牛膝补益肝肾,"骨为肾之余",肝肾足则骨壮,桂枝通阳行气,天麻平肝止眩,赤芍、当归、川芎、丹参、红花活血化瘀,水蛭活血通经脉,生用黄芪益气扶正,且可推动血液运行,诸药合用,则眩晕止。

按:眩晕为临床常见病证,多见于中老年人,亦可发于青年人。本病可反复发作,妨碍正常工作及生活,严重者可发展为中风、厥证或脱证而危及生命。在本案例中与椎基底动脉供血不足不谋而合,西医治疗疗效不佳,故临床上多用中医中药防治眩晕,对控制眩晕的发生、发展具有较好疗效。眩晕病证,历代医籍记载颇多。《内经》对其涉及脏腑、病性归属方面均有记述,指出眩晕与肝关系密切。《灵枢·口问》说:"上气不足,脑为之不满,耳为之苦鸣,头为之苦倾,目为之眩",认为眩晕以虚为主。汉代张仲景则认为痰饮是眩晕发病的原因之一,为后世"无痰不作眩"的论述提供了理论基础《金匮要略·痉湿暍病脉症第二》云:"太阳病,无汗而小便反少,气上冲胸,口噤不得语,欲作刚痉,葛根汤主之(十二)。"是仲景伤寒欲作刚痉的病症,《伤寒论》第 14 条"太阳病,项背强几几,及汗出恶风者,桂枝加葛根汤主之",由此看来,"刚痉"也好,项背强几几也罢,均指颈项部僵硬不适,而用的方剂,葛根汤与桂枝加葛根汤两方药物组成也相同,故笔者根据数十年治疗颈椎病引起的供血不足眩晕的经验,抓住颈部不适这一主要症状特征,选用葛根汤为基本方,再根据西医供血不足的病理,加入补阳还五汤以益气活血化瘀,取得了良好的治疗效果。同时笔者观察到此案例中因寒邪入侵,经脉气血凝结、阻滞,气机收敛,经络筋脉收缩而挛急,出现眩晕、肩背疼痛。同样寒凝,气血运行不畅而为瘀,病机同样离不开瘀,因

此治疗上对症治疗外,还需加用活血行血之品,促进血流通畅,疼痛缓解。而且大量临床报道葛根汤具有消炎镇痛作用,抗血小板聚集、抗凝血作用,据笔者观测,葛根汤治疗本病临床获益巨大。

(田传鑫 何召叶)

眩晕 痰火上扰 (脑梗塞)

李某某,女,56 岁,滕州某事业单位退休人员,因"头晕伴恶心呕吐1 天"入院。既往高血压病史 3 年,最高达 170/100mmHg,平素服用硝苯地平控释片降压,冠心病病史 2 年。症见:头晕,干呕欲吐,头胀痛,心烦口苦,渴而不欲饮,无发热恶寒,无口角歪斜,语言流利,纳饮正常,二便正常。颈椎片:颈椎未见明显异常。颅脑 CT:小脑梗塞。入院血压 130/80 mmHg,高级神经功能(－),口角不歪,伸舌居中,四肢肌力肌张力可,闭目难立征(＋)。舌红,苔黄腻,脉弦滑,中医诊为眩晕病,证属痰火上扰证,治疗以清化痰热,活血止晕为原则,方选黄连温胆汤合半夏白术天麻汤加减。

处方:黄连 10 克,半夏 15 克,竹茹 10 克,陈皮 15 克,云苓 15 克,枳壳 15 克,白术 15 克,川芎 15 克,丹参 20 克,红花 15 克,水蛭 10 克,葛根 15 克,天麻 20 克,生龙牡各 30 克,泽泻 15 克

上方诸药入凉水浸泡 1 小时,文火煮两次,每次 300ml,分 3 次温服,6 剂后以上诸症均改善,继服 6 剂,头晕症状基本消失。

本方中黄连泻心火,半夏降逆和胃、燥湿化痰,竹茹清热止呕,涤痰开郁,枳壳行气消痰,使痰随气下,陈皮理气燥湿,茯苓、白术、泽泻健脾渗湿、安神定志,川芎、丹参、红花、水蛭活血化瘀,葛根滋筋脉而能舒牵引,升阳举陷,天麻平肝止眩,生龙牡重镇潜阳,诸药相伍,则痰热清,眩晕止。

按:眩晕是头晕、眼花为主要临床表现的一类病证。眩即眼花,晕是头晕,两者常同时并见,故统称为"眩晕"。多由于情志、饮食内伤、

体虚久病、失血劳倦及外伤、手术等病因,引起风、火、痰、瘀上扰清空或精亏血少,清窍失养为基本病机。眩晕病证,历代医籍记载颇多。《内经》认为眩晕一病以虚为主。至汉代张仲景认为痰饮是眩晕发病的原因之一,为后世"无痰不作眩"的论述提供了理论基础,并且用泽泻汤及小半夏加茯苓汤治疗眩晕。元代朱丹溪倡导痰火致眩学说,《丹溪心法·头眩》说:"头眩,痰挟气虚并火,治痰为主,挟补气药及降火药。无痰不作眩,痰因火动,又有湿痰者,有火痰者。"徐春甫《古今医统·眩晕宜审三虚》认为:"肥人眩运,气虚有痰;瘦人眩运,血虚有火;伤寒吐下后,必是阳虚。"龚廷贤《寿世保元·眩晕》中运用半夏白术汤证治疗痰涎致眩证。虽然本案例西医学颅脑 CT 示脑梗塞,但是患者以眩晕为主症,当以眩晕病论治。认为患者平素忧思过度,饥饱劳倦,伤于脾胃,健运失司,以致水谷不化精微,聚湿生痰,痰湿中阻,升降失常,浊阴不降,痰火气逆,上犯清窍,瘀血停着,痹阻清窍而引起眩晕。而黄连温胆汤是由唐代孙思邈《千金要方》中温胆汤演绎而来,具有清热、化痰、开窍、醒神、活血化瘀之功效,治疗痰热上扰证型的心脑血管病疗效显著。

(郭艳苓　何召叶)

眩晕　肝阳上亢（高血压病）

　　徐某某,男,48 岁,滕州某企业管理人员,因"头晕"住院给予输液治疗。既往高血压病史 3 年,最高达 180/100mmHg,平素服用硝苯地平控释片降压。症见:头晕,无天旋地转感,无恶心呕吐,头胀痛,心烦口苦,急躁易怒,无发热恶寒,无口角歪斜,语言流利,纳饮正常,睡眠差,二便正常。颈椎片:颈椎未见明显异常。颅脑 CT:腔隙性脑梗塞。现 BP140/80 mmHg,高级神经功能(－),口角不歪,伸舌居中,四肢肌力肌张力可,闭目难立征(－)。舌红,苔白黄相间,脉弦,当属中医眩晕病之肝阳上亢证,治疗以平肝熄风,清热凉血活血为原则,方选天麻钩藤饮合逍遥散加减。

处方:天麻 20 克,钩藤 15 克,柴胡 10 克,当归 15 克,赤白芍各 30 克,茯苓 15 克,白术 15 克,生龙牡各 30 克,合欢皮 20 克,枣仁 15 克,远志 15 克,黄芪 60 克,丹参 30 克,牛膝 15 克,地龙 10 克,桂枝 10 克

上方诸药入凉水浸泡 1 小时,文火煮两次,每次 300ml,晚上睡前半小时服用第一遍,早饭后半小时服用第二遍。每日 1 剂。嘱其适当运动,忌食辛辣油腻之品,低盐低脂饮食,避免情志刺激。6 剂后以上诸症均改善,继服 6 剂,头晕症状基本消失,再巩固 6 剂,头晕消失。

本方证由肝肾不足,肝阳偏亢,生风化热,加之情志不畅,肝失条达,则肝体失于柔和,以致肝郁血虚所致。肝阳偏亢,风阳上扰,故头痛、眩晕;肝阳有余,化热扰心,故心神不安、失眠多梦、急躁易怒等。方中天麻、钩藤平肝熄风;川牛膝引血下行,并能活血利水;当归、白芍养血柔肝;柴胡疏肝解郁;茯苓、白术培补脾土,健脾利水;丹参、地龙活血化瘀,黄芪、桂枝温阳补气,通利血脉,枣仁、合欢皮、远志、生龙牡合用平肝安神,全方共奏平肝清热,活血安神之功,达到肝平则晕止。

按:眩晕是头晕、眼花为主要临床表现的一类病证。眩即眼花,晕是头晕,两者常同时并见,故统称为"眩晕"。多由于情志、饮食内伤、体虚久病、失血劳倦及外伤、手术等病因,引起风、火、痰、瘀上扰清空或精亏血少,清窍失养为基本病机。经曰:"诸风掉眩,皆属于肝",肝木旺,风气甚,故而头目眩晕。金元时期,"寒凉派"代表刘完素主张眩晕的病因病机应从风火立论,认为眩晕发病的主要原因是内生风火,风火相夹,伤及肝肾,肝肾阴虚。虽然本案例西医学颅脑 CT 示脑梗塞,但是患者以眩晕为主症,当以眩晕病论治。从本案例分析,编者认为患者肝肾阴虚,肝阳上亢,阳亢化风,风火上扰,脑窍失养,加之平素忧思过度,伤于脾胃,健运失司,升降失常,浊阴不降,肝火气逆,上犯清窍而引起眩晕。因此,治疗上选用肝阳上亢之代表方天麻钩藤饮为主方,合用逍遥散加减,以平肝潜阳,健脾安神,达到肝平则晕止,从而获得良好的临床疗效。

(张侠 张义明)

第九节　中风医案

中风　痰火阻络，痰热腑实（急性脑梗塞）

邢某，男，67岁，滕州市鲍沟镇人，农民，1月余前因"左侧肢体活动不灵、言语不利"在医院给予抗血小板凝集，改善循环，清除自由基等对症治疗。既往高血压病史10余年，颅脑CT：脑梗塞，心电图：大致正常，肝肾功、血糖血脂：正常，神经系统查体：左侧肢体肌力4级，肌张力正常，左侧巴士征阳性，现为求中西医结合治疗，特请中医会诊。刻下症见：左侧肢体痿软无力，言语謇涩，咳嗽，无发热恶寒，神志清醒，面色红，大便秘结，小便正常，舌红，苔黄，脉弦滑，当属中医中风之痰火阻络，痰热腑实证，治以通腑泄热，化痰通络为原则，方选黄连温胆汤合星蒌承气汤加减。

处方：黄连10克，半夏10克，竹茹10克，茯苓20克，枳实10克，陈皮10克，郁金15克，菖蒲15克，胆南星10克，瓜蒌15克，大黄15克，厚朴10克，丹参15克，地龙10克，黄芩10克，红花15克

上方诸药入凉水浸泡1小时，文火煮两次，每次300ml，分3次温服，6剂后以上诸症均改善，同时协助针刺治疗，继服半月后，患者左侧肢体肌力达到4+级，余症状基本消失，巩固一月，肢体肌力较前好转，生活完全自理。

本案例治宜通腑泄热，化痰通络，方用黄连温胆汤合星蒌承气汤加减。方中半夏、瓜蒌、胆南星、黄芩、黄连、竹茹清热化痰开窍；大黄、厚朴通腑泄热，凉血化瘀；茯苓、陈皮健脾理气和胃；配以郁金，菖蒲疏肝解郁；丹参、地龙、红花活血通络，共奏通畅腑气，祛瘀达络，敷布气血，浊邪不得上扰神明之功。

按：脑梗死是一种突然发病的脑血液循环疾病，以猝然昏倒、不省人事、半身不遂、偏身麻木、口眼歪斜、舌强语謇为主要临床表现。具

有病因多、发病急、病机复杂特征,临床还具有"三高一低",即发病率高、致死率高、病死率高、治愈率低的特点。西医治疗目前主要以溶栓、抗凝、降纤以及脑保护为主。脑梗死在中医属于"中风"病,近年来应用中医药治疗脑梗死机制的基础和临床研究均取得了一定的成果。而黄连温胆汤是由唐代孙思邈《千金要方》中温胆汤演绎而来,具有清热、化痰、开窍、醒神、活血化瘀之功效,治疗痰热上扰证型的心脑血管病疗效显著。而星蒌承气汤总属承气汤类方药,是中风病"上病下治"的代表方剂,由中国工程院院士王永炎教授所创制的,其药效学研究和临床研究都证实有较好的临床疗效。中风病气血上逆,升降失调,风火相煽,痰毒弥漫上扰清窍,毒邪损伤脑络,神机失用,发为中风。从现代研究发现,化痰通腑能改善新陈代谢,稳定血压,排除毒素,增加胃肠蠕动,调节植物神经功能紊乱,缓解机体应激状态,降低颅内压,改善脑循环等诸多功能。编者认为结合此案患者症状、体征及舌脉,认为诊断中风病 – 痰热腑实证合理,因此,选用此方剂治疗中风病临床疗效显著。

(田传鑫 杨国梁)

中风 气虚血瘀 （脑梗塞）

刘某,男,68 岁,滕州市洪绪镇颜楼村夏庄人,农民,因"左侧肢体活动不灵 3 天"于 2012 年 12 月 2 日住院治疗,既往高血压病史 5 年,颅脑 CT:脑梗塞,心电图:大至正常,血糖血脂:正常,神经系统查体:左侧肢体肌力 3 级,肌张力正常,病理征阳性,入院治疗第二天病情进展明显,西医正规治疗,请中医会诊。刻下症见:肢体痿软无力,伴麻木不仁,言语謇涩,无发热恶寒,神志清醒,面色萎黄,大便溏薄,小便正常,舌淡,苔薄白,脉细弱,当属中医中风之气虚血瘀证,治以益气养血,化瘀通络为原则,方选补阳还五汤加减。

处方:黄芪 60 克,赤白芍各 20 克,川芎 15 克,当归 15 克,白术 15 克,牛膝 15 克,丹参 20 克,红花 15 克,地龙 10 克,砂仁 10 克^(后入),党

参 15 克,菖蒲 10 克,郁金 10 克

上方诸药入凉水浸泡 1 小时,文火煮两次,每次 300ml,分 3 次温服,6 剂后以上诸症均改善,同时协助针刺治疗,继服半月后,患者左侧肢体肌力达到 4+ 级,余症状基本消失。

本方重用黄芪、党参补气,配当归、白芍养血,合赤芍、川芎、红花以活血化瘀通络,地龙、牛膝引血下行,通络;白术、砂仁健脾益气,菖蒲、郁金醒脑开窍,气足则血旺,经脉得通,肢体得荣。

按:脑梗死是目前严重危害老年人健康的疾病之一。它是一种突然发病的脑血液循环疾病,以猝然昏倒、不省人事、半身不遂、偏身麻木、口眼歪斜、舌强语謇为主要临床表现。具有病因多、发病急、病机复杂特征,临床还具有"三高一低",即发病率高、致死率高、病死率高、治愈率低的特点。西医治疗目前主要以溶栓、抗凝、降纤以及脑保护为主。脑梗塞在中医属于"中风"病,近年来应用中医药治疗脑梗塞机制的基础和临床研究均取得了一定的成果。益气活血法作为治疗中风众多方法之一,具有重要现实意义。《金匮要略》中既有对于卫阳虚,经脉不利所致肢体活动障碍的中风早期病证,并创立黄芪桂枝五物汤。而张景岳在《景岳全书》中指出:"中风麻木不仁等证,因其血气不至,所以不知痛痒,盖气虚则麻,血虚则木,麻木不已,偏枯痿废,渐至日增。"至清代医家王清任《医林改错》中指出:"人过半百元气已虚,气虚无力推动血行,使之淤血偏滞于体,乃罹患偏瘫","半身不遂,亏损元气,是其本源。"提出"元气既虚,必不能达于血管,血管无气,必停留而瘀"学说,治疗强调在补气的基础上配合活血化瘀药以促进气血运行,经脉通达。创立补阳还五汤益气活血法治疗中风。本案例亦采用益气活血法治疗中风,选用补阳还五汤作为治疗本证型的基本方。笔者认为本案例属气虚血瘀之证,益气药与活血药必须同时且尽可能早期使用,但是益气药与活血药的配伍用量须根据气虚、血瘀的程度而定。据现代文献报道,益气活血法具有改善患者的血液流变学及脑部血管的灌注和微循环、扩张脑血管、抑制炎症反应、抗自由基、降低血脂水平

等多种作用。因此,补阳还五汤加减作为益气活血法代表方,治疗脑梗塞具有重大的临床意义。

(刘敏 郝静宜)

中风 痰火瘀阻（脑出血）

杨某,男,57岁,山东滕州市某企退休工人,2012年7月31日因"头痛伴恶心呕吐3小时"入院,行颅脑CT:脑出血,入院时血压195/110mmHg,西医诊断为"脑出血、高血压病"。西药常规脱水降颅压治疗,中医会诊。症见:神志不清,两目斜视,瞳孔大小不对等,面红目赤,左侧肢体偏废,肌力0级,鼻鼾息鸣,昏聩不语,颈强身热,大便秘结,5日未行,小便失禁,手足温,舌质红绛,苔黄厚干燥,脉弦滑数,体温38.2℃。血常规:WBC14×10⁹/L N10×10⁹/L,胸部正侧位片:双肺纹理增粗增强,心率88次/分,律整,心电图:大致正常心电图。血糖6.8mmol/L,甘油三酯1.56mmol/L,总胆固醇5.8mmol/L。辨证属中风之中腑痰火瘀阻证,治以熄风清火,活血通络,通便泄热为主,方选星蒌承气汤加减。

处方:胆南星10克,瓜蒌15克,大黄15克^(后下),厚朴10克,天麻20克,钩藤15克,石决明30克,竹茹10克,黄芩10克,白芍15克,半夏15克,炒枳实15克,丹参15克,水蛭10克,羚羊粉0.5克^(冲服)

上方诸药入凉水浸泡1小时,文火煮两次,每次300ml,分3次鼻饲,6剂后以上诸症均改善,大便通畅,神志渐清,上方去大黄,继服6剂,复查颅脑CT:脑出血吸收期,继服15剂,复查脑CT出血完全吸收。

本方大黄荡涤肠胃,通腑泄热;枳实泄痞;厚朴宽满行气;瓜蒌、胆南星、半夏、黄芩清热化痰;天麻、钩藤、石决明平肝熄风;牛膝引血下行;龙骨牡蛎镇潜肝阳,助天麻平肝风;配合白芍酸敛肝气,以助平肝;丹参、水蛭活血通络,甘草调和诸药,共奏通畅腑气,祛瘀达络,敷布气血,浊邪不得上扰神明之功。

　　按：现代医学认为，脑出血是指脑部实质内的出血，可有脑内动脉、静脉或毛细胞血管破裂而引起，尤以动脉破裂者居多。引起脑出血的原因很多，可概括为损伤性和非损伤性两大类。非损伤类脑出血又称原发性或自发性脑出血，是由脑内血管病引起的出血，其中绝大部分是高血压病伴发的脑小动脉病变血管破裂出血所致，称高血压性脑出血。中医学认为脑出血为出血性中风，属中风病中的重症，其发病特征与自然界"善行而数变"的风邪特征相似，故以中风命名。如《素问》说："血之与气，并走于上，则为大厥，厥则暴死。"笔者认为中风病机不离瘀，瘀血贯穿中风病整个病程始终，此瘀也包括离经之血，因此治疗上化痰通络之时不忘酌加活血凉血化瘀之品，以加快离经之血吸收。若大便多日未解，此为浊气不降，腑气不通，携气血上逆，犯于脑窍，治疗上采用化痰通腑法，一可通畅腑气，祛瘀达络，布达气血，促使症状好转；二可清除阻滞于胃肠的痰热积滞，使浊邪不得上扰神明，气血逆乱得以纠正，达到防闭防脱之目的；三可急下存阴，以防阴劫于内，阳脱于外。

（郭艳苓　田传鑫）

中风　痰湿阻络（脑梗塞）

　　廖某，男，70岁，滕州市洪绪镇颜楼村夏庄人，农民，因"突发性右侧肢体活动不灵10小时"于2013年7月23日住院治疗，既往高血压病史5年，颅脑CT：脑梗塞，心电图：大至正常，血糖血脂：正常，神经系统查体：右侧肢体肌力3级，肌张力正常，病理征阳性，入院治疗第二天病情进展明显，经西医正规治疗一周后，效欠佳，请中医会诊。刻下症见：半身不遂，言语謇涩，皮肤热无恶寒，神志清醒，伴头晕目眩，胸闷恶心，纳呆腹胀，大便初头硬，小便点滴不畅，苔白腻，脉弦滑，仔细询问患者平素常有头痛眩晕发作病史。四诊合参，当属中医中风之痰湿阻络证，治宜燥湿化痰，活血通络，方选半夏白术天麻汤加减。

　　处方：半夏10克，白术15克，天麻20克，陈皮15克，茯苓20克，枳壳 15 克,赤芍 15 克,川芎 15 克,石菖蒲 15 克,郁金 15 克,丹参 20 克,红花 15 克,水蛭 10 克,薏米 30 克

上方诸药入凉水浸泡 1 小时,文火煮两次,每次 300ml,分 3 次温服,12 剂后以上诸症均改善,胸闷恶心消失,同时协助针刺治疗,继服 1 月后,患者右侧肢体肌力达到 4 级,余症状基本消失。

按:脑梗死又称缺血性脑卒中,是脑血管病常见类型之一,具有高发病率,高死亡率及高致残率,为我国居民死亡的首位原因,好发于中老年人。四季皆可发病,但以冬夏两季最为多见。本病当属"中风"范畴。早在《内经》中就对中风的论述比较全面,如《灵枢·刺节真邪论》:"虚邪客于身半,其入深,内居营卫,营卫稍衰,则真气去,邪独留,发为偏枯。"明确指出了外邪侵袭,营卫亏虚导致中风发生的机理。此外,还认识到中风的发生与体质、饮食有着密切的关系。对中风病的病因病机及其治法,历代医家论述颇多,从病因学的发展来看,大体分为两个阶段。唐宋以前,以"外风"学说为主,认为风邪入中,络脉空虚为本病的主因,治疗上以小续命汤和大秦艽汤为代表。至金元时期以"内风"立论,张元素认为病因为热,刘河间力主"肾水不足,心火暴甚";李东垣认为"形盛气衰,本气自病";朱丹溪主张"湿痰化热生风";元代王履从病因学角度将中风病分为"真中"、"类中"。至清代王清任认为气虚血瘀导致半身不遂肌肤麻木不仁,以补阳还五汤为基本方,临床疗效收益颇丰。笔者认为本症实属肝风脾虚,痰浊阻络之证。素体肝旺,横逆犯脾,脾虚失运,聚湿生痰,形盛气衰,正值盛夏季节,暑湿之邪侵犯,暑性炎热,易助体内肝风浮动,湿性粘滞,易阻塞经络,此即外风引动内风,痰湿痹阻经络,经络失养,则右侧半身不遂;肝风挟痰,上蒙清窍,故头晕目眩;痰阻廉泉,则言语謇涩,痰阻中焦,气机不畅,则胸闷恶心,脉舌均为痰浊内盛之象。还认为中风病机不离瘀,瘀血贯穿中风病整个病程始终,因此治疗上化痰通络之时不忘酌加活血化瘀之品。

本方以半夏燥湿化痰,降逆止呕,天麻平肝熄风,且止头眩,合用为治风痰之要药;茯苓健脾渗湿,白术运燥湿,二者治生痰之源,陈皮理气

化痰;枳壳行气化痰,二者合用使气顺则痰消;共助天麻石菖蒲、郁金化痰通窍;赤芍、川芎、丹参、水蛭及红花活血化瘀,且水蛭可通利经络;薏米淡渗利湿。

从现代药理研究及临床试验看,半夏白术天麻汤扩张血管、抗凝血、降压等作用。据我科多年收治的急性脑中风病例统计,中医辨证属痰湿阻络闭窍者约占 60%,采用半夏白术天麻汤加减,均具有良好收效。

（杨国梁　张靳靳）

中风　气虚寒凝血瘀　（脑梗塞）

刘某某,男,47 岁,滕州人,个体经营者,中风病史 6 月余,现长期服用抗血小板凝集,降压药等治疗,遗留右侧半身不遂、言语謇涩。既往高血压病史 6 年,颅脑 CT:脑梗塞,心电图:大致正常,肝肾功、血糖血脂:正常,神经系统查体:右侧肢体肌力 2 级,肌张力正常,右侧巴士征阳性,现为求中西医结合治疗,特请中医会诊。刻下症见:右侧肢体痿软无力,言语謇涩,口角流涎,无发热恶寒,神志清醒,面色红,大便正常,小便频,舌淡,苔白黄相间偏厚,脉缓,当属中医中风之气虚寒凝血瘀证,治以补气温阳,化痰通络为原则,方选小续命汤合半夏白术天麻汤加减。

处方:黄芪 120 克,牛膝 15 克,桂枝 15 克,附子 10 克,川芎 15 克,生麻黄 10 克,细辛 5 克,杏仁 10 克,防风 15 克,地龙 10 克,半夏 10 克,白术 15 克,天麻 15 克,石菖蒲 15 克,郁金 15 克,党参 30 克

上方诸药入凉水浸泡 1 小时,文火煮两次,每次 300ml,分 3 次温服,6 剂后以上诸症均改善,同时协助针刺治疗,继服两月后,患者左侧肢体肌力达到 3+ 级,余症状基本消失,巩固一月,患者肢体肌力达到 4+ 级,生活自理。

本方证以小续命汤合半夏白术天麻汤为基础方,方中以桂枝汤、

麻黄汤加防风以祛风通络,从而驱外来之风邪;黄芪、党参、附子温阳益气;川芎上行头目,以祛巅顶之风,且能活血化瘀,取"血行风自灭"之义,牛膝引血下行。半夏、菖蒲、郁金燥湿化痰;天麻平肝熄风,白术、茯苓健脾祛湿。全方共奏补气温阳以助气血运行,健脾化痰以达痰消经脉通畅。

按:脑梗死成为威胁人类健康的最常见疾病之一,在急性发作后,都有不同程度的神经功能障碍,严重影响患者的生活质量,给患者、家庭及社会带来沉重负担。对于中风后遗留的功能障碍,西医尚缺乏有效的治疗方法,而中医药在改善功能障碍方面则有一定的优势。纵观中风病的病因病机发展过程,不难看出其发展轨迹分为两大时期,即以"外风立论"和"内风即立论"时期。而外风理论的提出源于《黄帝内经》,此观点在金元以后日渐忽略,近年来这种观点被重新认识,并得到临床重视。中医认为外风并不是单一的风邪,而是六淫邪气的统称。每年的冬夏两季为中风病的高发期,这显然与六淫致病特点有关。《素问·评热病论》曰:"邪之所凑,其气必虚",《灵枢·百病始生》"此必因虚邪之风,与其身形,两虚相得,乃客其形",可见中风病的发生与其他疾病一样,即正虚邪侵,正虚即体内脏腑功能失调是发病基础,而外邪的入侵是发病的诱导因素。而中风病以"外风"立论时期,其在治疗方面的方剂又以"小续命汤"为著。小续命汤出自孙思邈《备急千金要方》,谓:"小续命汤治卒中风欲死,身体缓急,口目不正,舌强不能言,奄奄忽忽,神情闷乱,诸风服之皆验,不令人虚方。"而现代药理研究小续命汤有效成分能改善慢性脑缺血引起的神经元数目减少脑白质病变程度,降低星形胶质细胞的活化,减轻缺血缺氧导致的线粒体功能异常及其结构损伤,减少线粒体活性氧产生和凋亡;在对脑出血的研究中发现,小续命汤可减轻脑水肿,加速脑内血肿的吸收。因此,临床治疗中在辨证准确的基础上选用小续命汤加减治疗,疗效十分显著。

(杨国梁 张侠)

口僻　风寒阻络（面神经炎）

于某,男,22岁,山东滕州大坞镇东郝楼村人,农民,2012年6月10日就诊。患者1周前受凉后出现口眼歪斜,右侧耳后疼痛,鼓腮漏气,口角流涎,味觉减退,行肌电图:右侧面神经麻痹,颅脑CT未见明显异常,诊为面神经炎,经西医常规激素＋抗病毒治疗,效果不理想。刻下症见:口眼歪斜,口角流涎,面部麻木,无半身不遂,无发热咳嗽,无不省人事,纳呆便溏。查体:右侧闭目露睛,右侧额纹及鼻唇沟变浅,鼓腮漏气,伸舌居中,右侧面部浅感觉及舌前2/3味觉减退,四肢肌力5级,肌张力正常,双侧病理征阴性。舌质红,苔薄,脉弦浮。中医辨证为口僻之风痰阻络,治以熄风止痉,化痰通络,方选牵正散加减。

处方:僵蚕15克,白附子15克,全虫10克,桑叶15克,菊花15克,黄芩10克,连翘15克,蝉蜕15克,当归15克,赤白芍各20克,丹参15克,天麻15克,葛根15克,柴胡10克,砂仁10g(后入)甘草5克

上方诸药入凉水浸泡1小时,文火煎煮两次,每次300ml,分三次温服,配合针刺治疗,6剂后以上诸症均改善,继服18剂后症状基本恢复正常,口角不歪,闭目完全有力,纳眠正常。方中以白附子为君,善于去头面之风而止痉,兼燥湿化痰,僵蚕全蝎解痉,全蝎为定风止掣之要药,"治风先治血,血行风自灭";桑叶、菊花清散风热,蝉蜕清热解痉,连翘、黄芩清热解毒;当归、丹参、赤白芍活血补血柔肝,柴胡疏肝气,合用肝脏疏泄正常,气血调和,经脉通利,天麻、葛根熄风止痉,砂仁温中健脾,以防寒凉药物过多伤脾胃,甘草调和诸药,上药合用,共奏熄风止痉,化痰通络之效。

按:口僻是口角向一侧歪(㖞)斜,目不能闭合,又名"口㖞"或"口歪",俗称吊线风,与现代医学的特发性面神经麻痹(面神经炎)相合,最常见于贝尔麻痹。本病可发生于任何年龄,多见于冬季和春季。发病急速,以一侧面部发病较多。早在《灵枢·经筋》中就有对口僻病因病机及表现的描述,如"卒口僻,急者目不合,热则筋纵,目不开,颊筋有寒,则急引颊移口;有热则筋弛纵缓不胜收,故僻。"认为口僻之证多

因受寒受热之筋脉失纵所致。至隋·巢元方从六经受风寒论述口僻之病因病机，并认识口僻有感受风寒、风热的不同。《诸病源候论》云："风邪入于足阳明手太阳之经，遇寒则筋急引颊，故使口㖞僻，言语不正，而目不能平视"，"偏风口㖞是体虚受风，风入于夹口之筋也。足阳明之筋，上夹于口，其筋偏虚，而风因乘之，使其经筋急而不调，故令口㖞僻也。"楼英《医学纲目·口眼㖞斜》中提到："凡半身不遂者，必口眼㖞斜，亦有无半身不遂而㖞斜者。"可见他所观察到的有单纯口眼歪斜而不伴偏瘫者，此即口僻症。而今，口僻之病因病机、辨证论治十分明确，已编入国家中医药院校规划教材。如周仲瑛·《中医内科学》云："口僻，俗称吊线风，主要症状是口眼歪斜，但常伴耳后疼痛，口角流涎，言语不清，而无半身不遂或神志障碍等表现，多因正气不足，风邪入脉络，气血痹阻所致，不同年龄均可罹患。"笔者亦认为劳作过度，机体正气不足，毛孔空虚，卫外不固，风寒或风热乘虚入中面部经络，致气血痹阻，痰瘀阻络，经筋功能失调，肌肉失于约束，出现口眼㖞斜，故治疗上熄风止痉通络同时，不忘酌加活血化瘀、养血柔肝之品，气血充和，筋脉得养，口眼恢复正常。

近年来大量文献报道，牵正散治疗面神经炎显著有效，据现代药理研究证明，白附子、僵蚕、全蝎、当归、赤芍、丹参有改善血液循环之功，桑叶、连翘、菊花等诸均具有抗炎作用，当归还有增强免疫功能，天麻、葛根解痉。通过大量临床观察，本方具有明显的抗炎作用，增强机体免疫功能，调节神经活动，促进神经功能恢复的功效。

（张侠　杨国梁）

第十节　胃脘病证医案

胃脘痛　肝胃不和，湿热郁结（胆汁反流性胃炎）

葛某，男，46岁，滕州市界河镇农民，以胃脘部灼热疼痛半月余，加重3天，于2014年7月9日就诊。患者半月前因生气后出现胃脘胀痛，嘈杂泛酸，在当地卫生院给予吗丁啉等西药治疗，症状未见好转，胃镜示：胆汁反流性胃炎、食管炎。现病人胃脘部灼热疼痛，嘈杂泛酸，时两胁及胸背作痛，口干口苦，易急躁烦躁，大便不畅，舌红苔黄偏厚，脉弦数。体格检查：咽部充血，双侧扁桃体无肿大，双肺（－），心率70次/分，无杂音，剑突下压痛，肝脾肋下未及，腹部无反跳痛，舌红苔黄，脉弦滑。病属中医胃脘痛，由肝胃不和，湿热郁结所致，西医诊为胆汁反流性胃炎。治宜疏肝理气，泄热和中，方用丹栀逍遥散合左金丸加减。

处方：丹皮15克，炒栀子10克，柴胡10克，当归15克，白芍15克，云苓15克，炒白术10克，黄连10克，吴茱萸3克，半夏15克，陈皮15克，鱼骨30克，大贝15克，黄芩10克，炒枳壳15克，甘草5克

每剂1剂，水煎两次，取汁300～400ml，饭后半小时温服，忌生气，忌食辛辣油炸食品，清淡饮食，服6剂。2014年7月16日复诊，胃脘疼痛减轻，仍时有胃中嘈杂，干呕，口气重，原方加薄荷15克，继服12剂；2014年7月30日复诊，诸症基本消失，继服12剂巩固疗效，患者1月后复查胃镜示：慢性浅表性胃炎。共服药30余剂，临床症状消失，半年随访未见复发。

按：胃痛以上腹胃脘部疼痛为主要临床特征，相当于西医的急慢性胃炎、消化性溃疡、胃痉挛、胃下垂等疾病。古籍对本病的论述始见于《内经》。《素问·至真要大论篇》说"厥阴司天，风淫所胜，民病胃脘当心而痛。"说明胃痛与木气偏胜，肝胃失和有关。胃痛的病因主要为外感寒邪，饮食所伤，情志不遂，脾胃虚弱等。病机常见寒邪客胃，饮食停

滞,肝气犯胃,肝胃郁热,脾胃湿热等证候多为实证;脾胃虚寒,胃阴不足多为虚证。本病病位在胃,与肝脾关系密切。本案肝气犯胃,肝郁日久,化火生热,邪热犯胃,导致肝胃郁热而痛,舌红苔黄,脉弦数,均为肝胃不和兼有湿热郁结之象。治宜疏肝理气,泄热和中,方用丹栀逍遥散合左金丸加减。方中柴胡、当归、白芍柔肝解郁止痛;丹皮、炒栀子清泄肝热;白术、云苓、甘草健胃和中;黄连、黄芩清泻胃火;吴茱萸辛散解郁;半夏、陈皮理气和胃;鱼骨、大贝制酸敛阴,枳壳行气宽中。诸药合用共奏疏肝理气、泄热和中之功效。患者服药30余剂,临床治愈。

胃脘痛是临床最常见疾病,也是中医最常见的优势病种之一,只要辨证准确,疗效较西医为优,一般轻者一周可临床治愈,本案兼有胆汁反流及食管炎症,故近月方愈。胃病关键在病人自己调养,包括饮食、情志、劳逸等。

（赵芸 吴海燕）

胃脘痛 脾胃虚寒 （十二指肠球部溃疡）

路某,男,39岁,滕州市某企业工人,以上腹部疼痛10余天,于2014年4月12日就诊。患者10天前因受凉后出现上腹疼痛,泛酸,腹痛多在空腹及夜间明显,进食后腹痛减轻,在滕州市中心人民医院行电子胃镜检查示:十二指肠球部溃疡,给予奥美拉唑等西药治疗,效果不显著。今诉上腹部持续性疼痛,伴两肋胀痛,喜按,每以受凉或劳累时加重,伴纳差、四肢乏力,嘈杂泛酸,嗳气不舒,面色无华,善思虑,大便溏稀,舌淡、苔薄白,脉沉缓。慢性胃炎病史5年。查体见剑突下偏右压痛,无反跳痛,肝脾肋下未及,余(一)。辅助检查:胃镜示:十二指肠球部溃疡,B超肝胆胰脾未见异常。中医诊为胃脘痛,由脾胃虚寒,肝脾不和所致。治宜健脾益气,调和肝脾,方用逍遥散合香砂六君子、乌贝散加减。

处方:柴胡10克,当归15克,云苓15克,白芍15克,白术15克,木香 10 克,砂仁 10 克^(后下),党参 15 克,鱼骨 30 克,大贝 15 克,川连 5克,半夏 10 克,白芨 15 克,陈皮 10 克,干姜 10 克,甘草 5 克

每日 1 剂,水煎两次,取汁 300 ～ 400ml,分两次温服,服 6 剂。忌食生冷、辛辣之物、宜清淡饮食,畅情志。4 月 19 日复诊,诉上腹部疼痛减轻,无泛酸,时有嗳气,上方继服 6 剂,4 月 26 日复诊,未诉上腹部疼痛,无泛酸嗳气,纳食欠佳,原方加炒谷麦芽各 30 克,继服 2 月余,上消化道钡餐检查"溃疡愈合"。

按:上腹部疼痛,伴泛酸嗳气,证属中医胃脘痛,现代医学诊为十二指肠球部溃疡。历代文献中所称的"心痛"、"心下痛",多指胃痛而言。《素问·六元正经大论》说:"木郁之发,民病胃脘当心而痛,上支两胁,膈咽不通,饮食不下",《素问·举痛论》之"寒气客于胃肠之间,膜原之下,血不得散,小络引急,故痛"。据现代医学研究证明,胃及十二指肠溃疡的病理及病程变化与中医的不同证候分型密切相关,如肝胃不和型大致相当于溃疡病的早期和疤痕期;寒热错杂型相当于溃疡病的活动期;脾胃虚寒型相当于溃疡活动减轻,而趋向于愈合过程。《医学正传》说:"古方九种心痛……祥其所由,皆在胃脘,而实不在于心。"可见胃脘痛的发病原因多由寒邪客胃,饮食伤胃,脾胃虚弱,肝气犯胃等。本案由于病人工作压力过大,致肝气不疏,肝失条达,横逆犯胃,久则致脾胃虚弱,中阳亏虚,胃失温养,而生胃痛;舌淡,苔薄白,脉沉均为脾胃虚寒征象。治宜益气健脾,疏肝和胃。方用逍遥散合香砂六君子、乌贝散加减。方中柴胡疏肝解郁;当归养血和血;白芍养阴柔肝缓解止痛;木香、砂仁、陈皮疏肝和胃;加入川连、半夏与砂仁、干姜相伍也有泻心之意;党参、云苓、白术益气健脾,白芨收敛止血,消肿生肌;鱼骨、浙贝制酸收敛;甘草调和诸药。诸药合用共奏健脾益气、疏肝和胃之功效。患者服药 2 月余,痊愈。

(赵芸　吴海燕)

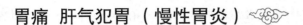

胃痛 肝气犯胃 (慢性胃炎)

王某,女,38岁,山亭桑村镇村民。以胃痛1年,加重2月,于2019年5月1日就诊。患者近一年来情志不遂,时有胃脘胀痛不适,遇烦恼郁怒则痛作,或痛加重,伴胸闷嗳气,纳呆,咽干,大便不畅,小便疼痛。查体见咽部充血,胃脘部按压痛,上消化道钡餐透视提示慢性胃炎。血生化及心电图无明显异常。舌质淡红,苔薄白黄相间,脉象弦。本病中医诊断为胃痛,证属肝气犯胃,符合西医学的胃炎、胃下垂之诊断。中医治宜疏肝理气,和胃止痛,方选柴胡疏肝散加减。

处方:柴胡10克,白芍20克,陈皮15克,炒枳壳20克,当归15克,川芎15克,香附15克,半夏10克,黄连10克,黄芩10克,干姜10克,党参30克,桔梗15克,焦三仙各30克,金钱草30克,白术15克

上方凉水浸泡1小时,武火煮开后改为小火煎煮半小时,同样的方法煎煮两遍,每次300毫升,分早、晚饭后温服,每日一剂,连服6剂。嘱调饮食,畅情志,饮食上宜选清淡易消化食物。5月8日复诊,胃脘胀痛较前稍有减轻,偶有胸闷嗳气,大便稍通畅,小便偶有灼热感,酸懒乏力。上方加黄芪20克,水煎服6剂。5月15日三诊,胃脘痛明显缓解,情绪较前平稳,无胸闷嗳气等不适,大便通畅,小便调。上方继服10余剂,后随访胃痛基本痊愈。

按:患者以"胃脘胀痛"为主要症状,当属中医学"胃痛"范畴,多由忧思恼怒,郁怒伤肝,肝失条达而横乘脾土,脾失健运而反侮于肝,肝失疏泄,肝气郁滞,故胃脘胀满,气机阻滞,横逆犯胃,胃失和降而发胃脘胀痛不舒《沈氏尊生书·胃痛》曰:"胃痛,邪干胃脘病也。胃禀冲和之气,多气多血,壮者,邪不能干;虚者着而为病。偏寒偏热,水停食积,皆与真气相搏而痛。唯肝气相乘为尤甚,以木性暴且正克也。"阐明了病邪犯胃,则以胃虚为前提。同时进一步强调肝气横逆犯胃是胃痛较常见的因素《景岳全书·杂证谟·心腹痛》:"胃脘痛者,多有因食、因寒、因气不顺者,然因食因寒,亦无不皆关于气。盖食停则气滞,寒留则气凝。所以治痛之要,但察其果属实邪,皆当以理气为主。"着重强调了

"气滞"这一病理因素,并主张以"理气为主",可谓切中胃痛的病机及治疗要领。

本案方选柴胡疏肝散加减,方中柴胡苦辛微寒,归肝胆经,功擅条达肝气而疏郁结,《药品化义》:"柴胡,性轻清,主升散,味微苦,主疏肝",枳壳行气消滞,二者合用,一升一降,调畅气机,用以为君药。香附微苦辛平,入肝经,长于疏肝理气,并能行气止痛;川芎味辛气温,入肝胆经,能行气活血,开郁止痛,二药共助柴胡疏肝解郁、行气止痛之效,同为臣药。陈皮理气行滞而和胃,芍药柔肝敛阴,甘草和中益气,二者合用可调和肝脾,缓急止痛,俱为佐药,方中芍药酸敛柔肝之性可抑制诸气药之燥散,使之理气而不耗气,温通而不过燥。肝气郁滞化热,气火内郁则可见口燥咽干等症,故予以黄芩、黄连清解肝经郁热,金钱草以利小便,全方共奏疏肝理气,和胃止痛之效。

(郭艳苓　刘敏)

胃脘痛　太阴寒凝 (慢性胃炎)

吴某某,女,70岁,滕州市龙泉街道办事处人,居民,以"胃脘部疼痛10余天,加重3天"于2018年2月27日就诊。患者10余天前因受凉后出现胃脘部胀痛不适,伴上腹部阵发性疼痛,多在空腹及夜间明显,得暖或进食后腹痛减轻,在当地卫生室给予静脉输液及口服奥美拉唑吗丁啉等西药治疗,症状稍轻,3天前于午餐后午休时着凉,疼痛再次加重,伴恶心吐酸,呃逆嗳气,遂来诊。现症见:胃脘部持续性胀痛,恶心吐酸,呃逆嗳气,伴上腹部阵发性疼痛,喜暖喜按,受凉时症状加重,面白无华,四肢发凉,纳差、嘈杂吐酸,嗳气恶心,小便清长,大便稀溏,每日2~3次,舌质淡、苔白滑,脉滑濡。既往有慢性胃炎病史3年。查体见:身体稍胖,面白,剑突下及脐周压痛,无反跳痛,肝脾肋下未及,肠鸣音稍强,余(一)。曾查上消化道钡餐透视示:慢性胃炎。中医诊为:胃脘痛,证属太阴寒凝,西医诊断为慢性胃炎。由脾胃虚寒,寒凝太阴致气机不畅,脾阳被困所致。治宜温中散寒,健脾理气,方用附子理中汤、乌贝散合生姜泻心汤加减。

处方:附子 10 克,党参 30 克,云苓 20 克,白芍 30 克,炒白术 20 克,吴茱萸 5 克,砂仁 10 克^(后下),鱼骨 20 克,浙贝 15 克,川连 10 克,半夏 10 克,炒枳壳 10 克,陈皮 15 克,干姜 10 克,厚朴 10 克,炒谷麦芽各 30 克

每日 1 剂,水煎两次,每次取汁 200～300ml,早晚饭后半小时分两次温服,服 6 剂。忌食生冷、辛辣之物、宜清淡饮食,避风寒、畅情志。1 周后复诊,诉胃脘部疼痛已痊愈,不再吐酸呃逆,但仍时有嗳气,手足发凉,纳食较前好转,大便每日 1-2 次,稍稀,上方去黄连,加薏苡仁 30 克继服 6 剂,诸症消除。

按:患者以"胃脘部胀痛不适"为主要症状,伴上腹部胀痛、吐酸恶心、嗳气呃逆等症,证属祖国医学"胃脘痛"范畴。历代文献中所称的"心痛"、"心下痛",多指胃痛而言。《素问·六元正经大论》说:"木郁之发,民病胃脘当心而痛,上支两胁,膈咽不通,饮食不下",《素问·举痛论》之"寒气客于胃肠之间,膜原之下,血不得散,小络引急,故痛"。现代医学研究证明,胃肠道遭受寒冷刺激可致其平滑肌痉挛,引起疼痛。《医学正传》说:"古方九种心痛……祥其所由,皆在胃脘,而实不在于心。"可见胃脘痛的发病原因多由寒邪客胃,饮食伤胃,脾胃虚弱,肝气犯胃等所致。本案由于患者年老体虚,中阳不足,脾阳虚胃失温养,感受寒邪后,内外合因致脾胃气机不畅,脾失健运、胃失温养,不通则痛;面白、四肢发凉、小便清长、大便稀溏、舌淡苔白滑,脉滑濡均为脾阳不足、太阴寒凝之征象。治宜温中散寒、健脾理气;故方选附子理中汤、乌贝散合生姜泻心汤加减。方中附子、干姜、吴茱萸皆为温中散寒之药,温补脾阳,以助行气散寒化湿;党参、云苓、白术益气健脾;陈皮理气健脾;枳壳、厚朴一升一降,调理气机;半夏、黄连燥湿和胃止呕;砂仁健脾温胃化湿祛浊;白芍养阴柔肝解痉止痛;鱼骨、浙贝制酸收敛;炒谷麦芽消食健胃。诸药合用共奏温中散寒、健脾理气、行气止痛之功效。复诊时患者大便仍稀,手足发凉,考虑黄连性寒,患者仍有湿阻,

故改黄连为性微寒之薏苡仁,以加强健脾渗湿、利水止泻之意,患者服药2周,病情痊愈,效果甚佳。

(田传鑫　郝静宜)

胃脘痛　脾胃湿热（慢性非萎缩性胃炎）

贺某某,女,52岁,滕州市人龙泉街道后洪村人,居民,以"胃脘部疼痛不适1月余,加重1周"于2018年6月11日就诊。患者近1月多来经常出现胃脘部疼痛不适,有灼热感,食后腹胀,反酸;在当地卫生室口服奥美拉唑、吗丁啉等西药治疗,效果不佳,近一周来,疼痛逐渐加重,进食后即觉疼痛,伴胃脘部烧灼感、反酸,遂来诊。现症见:胃脘部持续性疼痛、反酸,餐后症状加重伴腹胀、身热口臭粘腻,睡眠差,小便调,大便溏薄;舌质红、苔黄腻,脉滑数。查体见:身体肥胖,剑突下压痛,无反跳痛,肝脾肋下未及,肠鸣音稍强,余(一)。辅助检查:胃镜示慢性非萎缩性胃炎并糜烂。中医诊为:胃脘痛,证属脾胃湿热,西医诊为慢性非萎缩性胃炎。由于饮食不节或过食肥甘油腻所致湿热蕴结脾胃,脾失健运,胃失纳降,脾胃运化受阻,湿热灼伤胃脘而成。治宜清热利湿、健脾和胃,方选半夏泻心汤、乌贝散、枳术丸合酸枣仁汤加减。

处方:党参15克,黄芩10克,黄连10克,炒白术15克,干姜5克,鱼骨30克,浙贝15克,陈皮15克,半夏10克,炒枳壳15克,酸枣仁15克,合欢皮30克,浮小麦30克,生龙骨30克,生牡蛎30克,公英30克,桔梗15克

每日1剂,水煎两次,每次取汁200～300ml,晚上睡前半小时服用头遍,早饭后半小时服用第二遍,服6剂。忌食辛辣肥甘油腻之品,宜清淡饮食,避风寒、畅情志。6月18日复诊,诉胃脘部疼痛减轻,纳食较前好转,但仍觉烧心、反酸,大便每日1次,稍稀,睡眠较前改善;上方加瓦楞子30克以加强制酸止痛的作用,继服6剂,6月23日复诊,自觉症状进一步减轻,为促进糜烂的胃黏膜修复,去黄芩,加白芨10克,再服6剂,6月30日复诊,患者睡眠已完全正常,故去酸枣仁、生龙牡、浮小麦

后坚持效不更方,每周 6 剂,共服药 1 个半月,诸症消除。8 月 1 日复查胃镜示糜烂之处已愈合,后改为中成药香砂养胃丸继服 1 月,并嘱患者戒烟酒、清淡易消化饮食,以巩固疗效。

按:患者以"胃脘部疼痛不适"为主要症状,伴胃脘部灼热感、反酸等症,证属祖国医学"胃脘痛"范畴。本案患者更年期女性,体胖伴身热口臭粘腻、大便溏薄、舌红苔黄腻、脉滑数均为脾胃湿热之征象。脾胃湿热是临床常见的脾胃实证,它是"脾湿脏"与"胃燥腑"相济共营烂谷、运化、升清、降浊的生理功能失调,导致"脾湿与胃热交蒸"的病理变化。随着地球气候的转暖、生活水平的提高、饮食结构的变化和药物的滥用,本病证已明显呈上升趋势。《刺疟论》:"湿热相搏,则怫热痞膈,小便不利而水肿也",且述"湿热下行则肠鸣,上蒸则汗出也";唐宋时期的医书中明确提出"脾胃湿热"一词。而关于其病因病机和治法,《太平惠民和剂局方》云:"脾胃受湿,瘀热在里,或醉饱房劳,湿热相搏,致生疸病"。金元时期脾胃湿热理论病因有外因、内因,病机则有"因热致湿""湿热共致"和"湿热伤气"诸说,治法立足于虚实并治、三焦分治;李东垣在《脾胃论》中述:"长夏湿热困脾"之病,认为"皆有饮食、劳倦损其脾胃乘天暑而病作也";叶天士认为湿热邪气,外邪与环境有关,内邪与饮食有关。关于本病病机,盛寅主"脾胃虚而生湿热,是虚为本,湿热为标。"

本案病人年老体虚,中阳不足,脾阳虚胃失温养,夏季感受湿热之邪后,内外合因致湿热滞留中焦,脾胃气机不畅,脾失健运、胃失温养,不通则痛;湿热之邪滞留胃脘,胃气不降而上逆则反酸,身热口臭粘腻,餐后食滞胃中,更加阻碍气机故症状加重;睡眠差、大便溏薄、舌质红、苔黄腻、脉滑数,皆为湿热中阻,脾胃运化失司之征象。治宜清热利湿、健脾和胃,方选半夏泻心汤、乌贝散、枳术丸合酸枣仁汤加减。方中党参、白术益气健脾;陈皮、枳壳理气健脾;半夏、干姜降逆止呕,温化水湿,温补脾阳,以助行气散寒化湿;黄芩、黄连、公英清热燥湿和胃消痞;砂仁健脾温胃化湿祛浊;鱼骨、浙贝制酸收敛;生龙骨、生牡蛎敛气逐湿安神；酸枣仁、合欢皮、浮小麦养心脾，宁心安神；佐以桔梗理气、消食、安神。诸药合用共奏清热利湿、健脾和胃、理气安神之功效。复诊时为加强抑酸及促进溃疡愈合加瓦楞子和白芨；再之后患者胃和眠安，故去酸枣仁、生龙牡和浮小麦；由于患者病情较重，病史较长，所以患者服汤药共1月余，待溃疡愈合后又继服香砂养胃丸，以巩固疗效，防止复发。

（田传鑫　张侠）

胃脘痛　肝胃不和（慢性食管炎并糜烂性胃炎）

刘某某，男，53岁，滕州市大坞镇人，农民，以"阵发性胃脘部疼痛半年余，加重1周"于2018年3月7日就诊。患者近半年来经常于生气后或进食后出现胃脘部疼痛不适，晨起口干口苦，时反酸，平素脾气急躁，心烦易怒，两胁胀痛，饮酒每天半斤白酒，经常服维酶素、胃必治、法莫替丁等药物治疗，未见大效，近1周来因生气，胃脘疼痛再次加重，胸闷心烦伴恶心吐酸，呃逆嗳气，遂来诊。现症见：胃脘部及两胁疼痛，恶心吐酸，呃逆嗳气，纳差，眠可，二便正常，舌质淡、苔白厚，脉沉弦。既往有高血压病史3年，喜食辛辣，脾气急躁。查体见：身体偏瘦，剑突下及右侧肋缘下压痛，无反跳痛，肝脾肋下未及，肠鸣音正常，余（一）。曾查电子胃镜示：慢性食管炎并糜烂性胃炎。中医诊为：胃脘痛，证属肝胃不和，西医诊断为慢性食管炎并糜烂性胃炎。由肝失疏泄，肝气犯胃致气机不畅，胃气失和所致。治宜疏肝理气，降逆和胃；方用柴胡疏肝散合半夏泻心汤加减。

处方：柴胡10克，香附15克，党参15克，白芍30克，炒白术15克，黄芩10克，白芨10克，鱼骨20克，白花蛇舌草20克，川连10克，半夏10克，炒枳壳10克，陈皮15克，干姜10克，桔梗15克，浙贝15克，连翘15克

每日1剂，水煎两次，每次取汁200～300ml，早晚饭后半小时分两次温服，服6剂。忌食生冷、辛辣之物、宜清淡饮食，避风寒、畅情志。

1周后3月14日复诊,诉胃脘部疼痛减轻,不再吐酸呃逆,但仍觉腹胀,纳差,上方加炒谷麦芽各30克,干姜改为5克,继服6剂,诸症消除。后患者注意调畅情志,合理膳食,未再复发,半年后复查胃镜,胃部糜烂处已基本痊愈。

　　按: 本案患者虽病位在胃,而实与肝关系密切,盖肝主疏泄,脾主运化,胃主受纳。患者平时脾气急躁,若有所烦恼,情志有所不遂,凡此不达,皆可影响肝之疏泄,肝木克脾土,肝气横逆犯胃,致胃气失和,升降失调。故有胃脘疼痛,晨起口干口苦,时反酸,呃逆嗳气,纳差等症状。正如《临症指南》中云:"肝为起病之源,胃为传病之所"。针对此病人,张老师先以良言开导,再用中药汤剂治宜疏肝理气,降逆和胃;故方选柴胡疏肝散合半夏泻心汤加减。方中柴胡、香附、陈皮疏肝理气健脾;党参、白术益气健脾;枳壳、厚朴一升一降,调理气机;半夏、干姜、黄连、黄芩和胃止呕;白芍养阴柔肝解痉止痛;鱼骨、浙贝、连翘、白芨、白花蛇舌草消炎制酸收敛;炒谷麦芽消食健胃。诸药合用共奏疏肝理气,降逆和胃、消炎止痛之功效。复诊时患者疼痛减轻,但仍腹胀纳差,故加炒谷麦芽,以助消食健胃之效。正所谓"治肝可以安胃",调畅枢机,使肝气条达,胃不受辱,则胃自安而疼痛自止矣。

（田传鑫　张侠）

胃脘痛　脾胃虚寒,寒热错杂（慢性糜烂性胃炎）

　　陈某某,男,71岁,滕州市大坞镇人,退休教师,以"胃脘部疼痛1年余,加重1周"于2018年1月24日就诊。患者曾于2017年6月10日因胃脘部胀痛不适,伴上腹部阵发性疼痛,就医于张义明老师,服用中药半夏泻心汤加减,共18付,症状痊愈,后一直感觉良好。近一周来,患者因饮酒及感受风寒致胃脘部疼痛加重,多在空腹及夜间明显,得暖或进食后腹痛减轻,在当地卫生室给予静脉输液及口服奥美拉唑、吗丁啉等西药治疗,症状稍轻,3天前于午餐后午休时着凉,疼痛再次加重,伴恶心烧心,呃逆嗳气,无咽部不适,遂来诊。现症见:胃脘部疼痛隐隐、痞满,喜暖喜按,受凉时症状加重,面白无华,四肢发凉,纳差、嘈杂、烧心、嗳气恶心,小便可,大便正常,每日1~2次,舌质淡、舌尖红,苔白黄相间,脉弦。既往有慢性胃炎病史3年。查体见:身体稍胖,面白,剑突下压痛,无反跳痛,肝脾肋下未及,肠鸣音正常,余(一)。电子胃镜检查示:慢性糜烂性胃炎。中医诊为:胃脘痛,证属脾胃虚寒、寒热错杂,西医诊断为慢性糜烂性胃炎。由于脾胃虚寒,运化失司,致气机不畅,日久化热,寒热错杂,阻遏于胃,故胃失和降所致"心下痞"。治宜调和寒热、健脾理气,方用半夏泻心汤加减。

处方:白芨10克,党参20克,云苓20克,白芍30克,生白术30克,吴茱萸5克,鱼骨30克,浙贝15克,连10克,半夏10克,炒枳壳15克,陈皮15克,干姜5克,厚朴10克,大黄5克,甘草5克

每日1剂,水煎两次,每次取汁200~300ml,早晚饭后半小时分两次温服,服6剂。忌食生冷、辛辣之物、宜清淡饮食,避风寒、畅情志。1月31日复诊,诉胃脘部隐隐疼痛已明显减轻,呃逆嗳气及胃脘嘈杂烧心等症状亦减轻,手足发凉,纳食较前好转,大便每日1~2次,稍稀,咽部轻微疼痛,有痰,上方加桔梗10克,清热利咽,继服6剂,2月7日三诊时,各种症状基本痊愈,为巩固疗效,促进糜烂处修复,守方不变,再服18剂,诸症消除。半年后复查电子胃镜示糜烂消失,电话随访,未再发作。

按:患者以"胃脘部胀痛不适"为主要症状,伴上腹部胀痛、痞满、恶心、嗳气呃逆等症,证属祖国医学"胃脘痛"范畴。胃脘痛的发病原因多由寒邪客胃,饮食伤胃,脾胃虚弱,肝气犯胃等所致。本案由于患者年老体虚,脾胃虚寒,日久化热,外感风寒后,寒热互结,滞于胃脘,而成心下痞,"痞"即气机不能升降,不通则痛;面白、四肢发凉均为脾胃虚寒之征象。胃脘嘈杂烧心、舌尖红为寒热错杂所致。寒热互结,气不升降,则心下痞满、隐隐作痛;治疗当除其寒热,复其升降,补其脾胃;故方选半夏泻心汤加减。程应旄云:"曰泻心者,言满在心下清阳之位,热邪夹饮尚未成实,故清热涤饮,使心下之气得通,上下自无阻留,阴阳自

然交互矣。然枢机全在于胃,故复补胃家之虚,以为之斡旋,与实热入胃而泻其蓄满者,大相径庭矣。"方中半夏、干姜、吴茱萸辛温开结散其寒;党参、云苓、白术益气健脾;陈皮理气健脾;枳壳、厚朴一升一降,调理气机;黄连、大黄苦寒降泄除其热;白芍、白芨养阴柔肝解痉止痛;鱼骨、浙贝制酸收敛。诸药相配,寒热并用,辛开苦降,补气和中,自然邪去正复,气得升降,不必攻痞,而痞自消。由于患者病史较长,故坚持服药月余,兼注意饮食起居,病情恢复较好,效果甚佳。

(田传鑫 郭艳苓)

胃脘痛 胃阴不足 (慢性萎缩性胃炎)

郭某,男,65岁,滕州市人,退休干部,以"胃脘部隐隐疼痛10余年,加重2月"于2018年4月11日就诊。患者近10余年来经常终日自觉胃脘部隐隐疼痛不休,食冷热均感不适,腹胀纳少,时有吞酸,疲乏无力,口干唇燥,大便干结;经常服快胃片、莫沙必利片和奥美拉唑肠溶胶囊等药物治疗,症状稍好,近2月来因生气饮酒后,胃脘疼痛再次加重,伴胸闷心烦恶心吐酸,呃逆嗳气,遂求诊于张老师。现症见:老年男性,形体偏瘦,胃脘部隐隐疼痛,恶心吐酸,呃逆嗳气,口干纳差,五心烦热,眠可,大便干,舌质红少津,脉沉细弦。既往有糖尿病病史5年,喜食辛辣,饮酒,脾气急躁。查体见:身体偏瘦,腹软无压痛,无反跳痛,肝脾肋下未及,肠鸣音正常,余(一)。曾查电子胃镜及活体组织病理检查示:慢性萎缩性胃炎。中医诊为:胃脘痛,西医诊断为慢性萎缩性胃炎。证属胃阴不足。治宜滋阴养胃,益气止痛;方选一贯煎合芍药甘草汤加减。

处方:生地20克,石斛15克,沙参15克,白芍30克,炒白术15克,麦冬10克,赤芍10克,鱼骨20克,太子参20克,煅瓦楞15克,甘草10克,炒枳壳10克,元胡10克,炒谷麦芽各30克

每日1剂,水煎两次,每次取汁300～400ml,分早晚饭后半小时

温服,服 6 剂。忌食生冷、辛辣之物、忌酒,宜清淡饮食,避风寒、畅情志。1 周后 4 月 18 日复诊,诉胃脘部疼痛减轻,口咽干渴明显减轻,不再吐酸呃逆,但仍觉腹胀,纳差,上方去鱼骨、煅瓦楞,加焦山楂 20 克、炒神曲 20 克,继服 1 月,诸症基本消失。后患者坚持忌酒,注意调畅情志,合理膳食,随访半年,未再复发。

按:本案患者平素饮酒,胃痛多年,长期服用西药治疗,日久损伤脾胃,胃阴渐伤,胃失濡养,故胃脘隐痛不止;中焦气机运行不畅,故见恶心吐酸,呃逆嗳气,纳差;阴虚则见五心烦热、舌红少津、脉象细弦,本病多由肝肾阴亏,肝失所养,疏泄失常,气郁停滞,进而横逆犯胃,致胃脘痞闷胀满、呃逆吞酸;阴虚液耗,津不上承,故口咽干燥,舌红少津。治疗宜滋阴养胃,益气止痛;故选用一贯煎合芍药甘草汤加减,方中生地黄、沙参、麦冬、石斛滋阴养血,育阴而涵阳;太子参、白术、炒谷麦芽益气健脾、消痞除满;鱼骨、煅瓦楞制酸抑酸;芍药、甘草酸甘化阴,缓急止痛、调气活血;炒枳壳、元胡行气止痛,调理中焦气机;诸药合用,共奏滋阴养胃、消痞除满、益气止痛之功效,使补而不滞,温而不燥。复诊时已不再吐酸呃逆,但仍觉腹胀,纳差,痞满未除,故去鱼骨、煅瓦楞,以防制酸过度,影响消化,加焦山楂、炒神曲,进一步加强健脾消导之力,收效甚佳。

(田传鑫　张侠)

胃缓　中气下陷（胃下垂）

李某,女,65 岁,滕州市洪绪镇农民,以胃脘部坠胀不适 1 月余,加重 1 周,于 2014 年 3 月 29 日就诊。患者 1 月前因劳累后出现胃脘部坠胀不适,就诊于滕州市中心人民医院,上消化道钡餐透视检查:胃炎、胃下垂 3cm;B 超肝胆胰脾未见异常,口服奥美拉唑、吗丁啉等西药治疗,见效不显。现患者胃脘及脐腹部坠胀,隐痛不适,每因劳累、进食或受凉时加重,四肢乏力,身体消瘦,泛酸,纳呆,大便干,舌淡苔白,脉沉弱。慢性胃炎病史 20 余年,胃下垂病史 10 余年。查体双肺呼吸音清,剑突下轻压痛,腹软无扪痛,肝脾肋下未触及。病属中医胃缓,由脾胃虚弱,中气下陷所致,与西医的胃炎、胃下垂相似。治宜补中益气,健脾和胃,方用补中益气汤合乌贝散加减。

处方:黄芪 30 克,白术 15 克,陈皮 15 克,升麻 6 克,柴胡 6 克,党参 20 克,当归 10 克,鱼骨 30 克,大贝 15 克,川连 5 克,干姜 5 克,半夏 15 克,云苓 15 克,枳壳 20 克,甘草 5 克

每日 1 剂,水煎两次,取汁 300~400ml,分两次温服,服药 6 剂,忌食辛辣、辛凉之品。嘱其饭后右侧位躺半小时。4 月 5 日复诊,诉胃脘部坠胀减轻,无隐痛,原方去黄连、干姜,继服 10 剂。4 月 16 日复诊,诉坠胀减轻,四肢较以前有力,泛酸减轻,上方继服 15 剂。5 月 5 日复诊,近日纳差,余未诉明显不适,原方加炒谷麦芽各 30 克,继服 20 剂。6 月 26 日复诊,上消化道钡餐透视检查示:胃下垂 1cm。患者服药 50 余剂,临床症状消失。

按:患者以"胃脘部坠胀不适,泛酸"为主要症状,伴身体消瘦,四肢乏力,面色萎黄,上腹部轻度压痛,每以劳累、受凉、进食后加重,钡餐检查"胃炎、胃下垂 3cm"。中医病属胃缓,病因病机多由长期饮食失节,或七情内伤,或劳倦过度,导致升降失常,中气下陷。《灵枢·本藏》:"脾应肉,肉坚大者,胃厚;肉么者,胃薄。肉小而么者,胃不坚;肉不利身者,胃下,胃下者,下管约不利。肉不坚者,胃缓",《金匮要略》有"其人素盛今瘦,水走肠间,沥沥有声,谓之痰饮"之论述与本病相似。故胃缓之病机以脾胃虚弱,脾虚气陷为本。本病治宜补中益气,健脾和胃,方用补中益气汤合乌贝散加减。方中黄芪补益中气为君;党参、白术、甘草补脾益气为臣;陈皮理气,当归和血为佐;升麻升阳明清气;柴胡以升少阳清气,阳升则万物升,清升则阴浊降;川连伍干姜以调升降;云苓健脾利湿;以大剂量枳壳升阳举陷,现代药理研究证明,枳壳中含有枳属甙、橙皮甙、黄酮甙等化合物,对胃肠平滑肌有双向调节作用,能使肠蠕动收缩增强,故临床常与补气药合用,治疗由气虚下陷所引起

的各种脏器下垂症,如胃下垂、子宫脱垂、脱肛等。张主任用枳壳治疗胃下垂主张大剂量,成人一般不低于每剂 20 克,重者 30～50 克,疗效较佳。鱼骨、大贝制酸收敛。诸药合用共奏补中益气、健脾和胃之功效。患者服药 50 余剂,病获痊愈。

（赵芸　郝静宜）

痞满　寒热错杂（慢性胃炎）

张某,男,67 岁,滕州市东沙河镇人,以胃脘部胀满 2 月余,加重 1 周,于 2014 年 1 月 7 日就诊。患者 2 月余前受凉后出现胃脘部胀满不适,在当地卫生院给予吗丁啉等西药口服,症状未见缓解,近一周上诉症状加重,现症见:胃脘胀满,嗳气泛酸,反胃纳呆,口干渴,急躁易怒,四肢乏力,大便溏,眠可,舌红苔白黄相间,脉弦缓。无肝炎病史,无高血压病、糖尿病病史。查体见剑突下轻度压痛,肝脾肋下未触及,腹软,未见包块,消化道钡餐透视示:慢性胃炎;B 超检查:肝胆胰脾正常。病属中医痞满,由肝郁脾虚所致,西医诊为慢性胃炎。治宜健脾和胃,辛开苦降,以半夏泻心汤合四逆散、乌贝散加减。

处方:半夏 10 克,黄连 10 克,苏梗 10 克,干姜 10 克,党参 15 克,云苓 15 克,陈皮 15 克,砂仁 10 克^(后下),枳壳 15 克,白术 15 克,鱼骨 30 克,大贝 15 克,厚朴 10 克,甘草 5 克

每日 1 剂,水煎两次,取汁 300～400ml,分两次温服,服 6 剂。忌食生冷、辛辣之物,畅情志。1 月 14 日复诊,诉胃胀减轻,大便稀,2 次／日,原方去厚朴,加炒扁豆 30 克,以健脾止泻,服药 6 剂。1 月 21 日复诊,胃部痞满消失,纳食增进,大便正常,效不更方,继服 10 剂,临床症状痊愈。

按:患者以"胃脘部胀满不适"为主要症状,西医诊为"慢性胃炎",当属祖国医学"痞满"范畴,痞满一症多为情志失调,脾胃虚弱等导致中焦气机不利,或气虚留滞,寒热错杂,升降失常而成的胃腹间痞闷满

胀不舒的一种自觉症状，一般触之无形，按之柔软，压之无痛。其病机为中焦气机阻滞，升降失和《素问·六元正经大论篇》云："太阴所至为积饮否隔。"又如《素问·病机气宜保命集》云："脾小能行气于肺胃，结而不散则为痞。"本病患者以胃脘胀满，嗳气泛酸，反胃纳呆，急躁易怒，舌红、苔白黄相间，脉弦为症状，证属肝郁脾虚，胃失和降，虚实夹杂，治宜健脾和胃，寒热并用，辛开苦降，方用半夏泻心汤合四逆散、乌贝散加减。方中半夏、干姜、砂仁辛温除寒，和胃止呕；黄连苦寒泄降除热，清肠燥湿；黄连配干姜，苦辛通降，平调寒热；鱼骨、大贝制酸化痰；枳壳、厚朴宽胸理气；党参、甘草、白术补脾益气。诸药合用共奏辛开苦降、调和寒热之功效，患者服药1月余痊愈。

《伤寒论》第149条"伤寒五六日……，若心下满而硬痛者，此为结胸也……，但满而不痛者，此为痞。柴胡不中与之，宜半夏泻心汤。"半夏泻心汤系仲景5个泻心汤之一，当为中焦痞满，其病机为寒热错杂致痞，凡消化道诸证，只要是痞满，且上有肺胃郁热，如口干口渴，下有脾虚肠寒，见便稀腹冷者均可用之，且每以数剂均见佳效。

（赵芸 张靳靳）

痞满 脾虚湿阻，寒热互结（慢性胃炎）

张某，男，46岁，滕州市南沙河人，农民，以"上腹部反复胀满1年余，加重1周"于2017年3月2日就诊。患者近1年多来，上腹部反复痞闷胀满不适、恶心、吐酸、口臭、纳食较少，一周前，因淋雨后症状加重，自服藿香正气软胶囊、午时茶及奥美拉唑、吗丁啉等药物治疗，效差，来诊。现症见：中年男性，形体偏瘦，上腹部痞闷胀满，恶心、吐酸、口臭，全身沉重倦怠乏力，纳差，思睡，大便时结时溏；舌苔白厚腻，脉沉濡。查体见：中年男性，身体偏瘦，心肺听诊（—），腹软，无压痛，肝脾不大，肠鸣音稍强，四肢不肿。曾做电子胃镜检查示：慢性浅表性胃炎。中医诊为：痞满，证属脾虚湿阻，寒热互结。西医诊为：慢性胃炎。由于患者平素饮食不节，经常不吃早饭，又喜食辛辣，饮酒，损伤脾胃，滋生痰湿,脾失健运,中焦运化失司,湿邪阻滞中焦,胃失和降故痞满,一周前淋雨后,未能及时发汗透表,致使寒热互结,清阳不升,湿浊不降,中焦气机升降失常,故症状加重。治宜寒热并用,健脾化湿,消痞除满;方选枳实消痞丸和半夏泻心汤加减。

处方:枳实 10 克,炒白术 20 克,茯苓 20 克,厚朴 10 克,陈皮 15克,半夏 10 克,黄连 10 克,炒谷麦芽各 30 克,干姜 5 克,川芎 10 克,党参 20 克

每日 1 剂,水煎两次,每次取汁 200～300ml,早晚饭后半小时分两次温服,服 6 剂。忌食生冷、辛辣之物、宜清淡饮食,避风寒、畅情志。1 周后 3 月 9 日复诊,诉胃脘部痞闷胀满明显减轻,不再吐酸,倦怠乏力有所改善,全身自觉较前清爽很多,纳食改善,药中病机,效不更方,继服 20 剂,患者述诸症消失,病情已痊愈,纳食正常。

按:胸中满闷名为痞,外面殊无胀急形。食积结痰兼湿热,气虚不运病根深。痞者,否也,不通之意,由阴伏阳蓄,气血不运而成。处心下,位中央,填满痞塞,皆土之为病也,然痞与胀有轻重之分。痞则内觉痞闷,而外无胀急之形也。有中气不足,不能运化者;有饮食痰结,不能施化者;有湿热太甚而成者,当随证分消。本案患者平时饮食不节,喜食辛辣,损伤脾胃,脾胃受伤,脾气虚弱而失于运化,水饮不能正常输布,痰湿内生;饮食不化,形成食滞。湿、食停滞影响脾胃气机升降,加重气机郁滞,病久入络,埋藏血瘀之患;相反,内生痰湿、气血瘀滞等邪气也会进一步加重脾胃气虚,形成恶性循环。可见慢性胃炎痞满证发病,脾气虚为根本病机,脾气虚,运化失司,升降失常,导致气滞、湿停、食积,现代人体质内盛者多,诸邪多从实化热化。本病病机特点为虚实夹杂、本虚标实,脾虚为本,气、痰、食、热、瘀为标,多种病理因素共存,相互作用,始终贯穿于慢性胃炎病程,并处于动态变化中。脾气虚是慢性胃炎痞满证发病的前题,也是疾病转归的关键。在治疗中,应重视健脾益气、培补后天为治疗的根本。因病机表现虚实夹杂,故还应当扶正祛邪并举,扶正的同时,兼顾气滞血瘀、痰食交结等实邪停滞,健脾消

痞。虚者补中益气汤，不可峻剂攻之；实者略与疏导。昧者苟图一时通快，喜行峻利，多致危殆也。本案患者较年轻，又兼病程较短，所以治疗以清消为主，选用健脾益气消痞的枳实消痞丸合半夏泻心汤加减。

（田传鑫 刘敏）

痞满 脾气虚弱，胃失和降 （反流性食管炎并糜烂性胃炎）

刘某某，女，75 岁，滕州市界河镇人，农民，以"胃脘部痞满反酸纳呆 1 月余"，于 2018 年 4 月 1 日就诊。患者平素经常餐后自觉胃脘部痞满胀痛不适、反酸、纳食较少，有胃下垂病史，经常服用奥美拉唑肠溶片、吗丁啉等药物治疗，症状时轻时重。近 1 月以来，患者自觉症状加重，胃脘饱胀、痞满，纳食减少，伴消瘦便溏，服用西药治疗，效果不佳，遂求诊于张老师。现症见：老年女性，形体较瘦，面白，胃脘部痞满胀痛，喜按，纳差，倦怠乏力，少气懒言，失眠多梦，小便频，大便稀溏，每日 2～3 次；舌质淡、苔白，脉细弱。查体见：身体偏瘦，上腹部压痛，无反跳痛，肝脾肋下未及，肠鸣音亢强，余（一）。电子胃镜检查示：反流性食管炎并糜烂性胃炎。中医诊断为痞满，证属脾气虚弱、胃失和降。西医诊断为反流性食管炎并糜烂性胃炎。由于患者年老体虚，平素饮食不节，损伤脾胃致脾气虚弱，脾失健运，中焦运化失司，饮食阻滞于胃，胃失和降，三焦不利而致。治宜健脾理气，消痞除满和胃；方用四君子汤、半夏泻心汤、乌贝散合枳术丸加减。

处方：党参 20 克，炒白术 20 克，茯苓 15 克，黄连 10 克，黄芩 10 克，干姜 10 克，半夏 10 克，鱼骨 30 克，浙贝母 15 克，枳壳 15 克，陈皮 15 克，炒谷麦芽各 30 克，首乌藤 30 克，蒲公英 30 克，白芨 10 克，甘草 5 克

每日 1 剂，水煎两次，每次取汁 200～300ml，早晚饭后半小时分两次温服，服 6 剂。忌食生冷、辛辣之物、宜清淡饮食，避风寒、畅情志。

1周后4月8日复诊,诉胃脘部痞满胀痛明显减轻,不再反酸,乏力有所改善,睡眠仍差,纳食稍强,上方去蒲公英、黄芩,加炒神曲30克,合欢皮30克,继服24剂,休息1周,后又按方服用18剂,诸症消除。嘱患者注意调畅情志,清淡饮食,6个月后复查胃镜示胃部糜烂处已痊愈。

按:本案患者年老气虚,病在脾胃,脾为后天之本,《素问·灵兰秘典论》说:"脾胃者,仓廪之官。"金元时代著名医家李东垣在其《脾胃论》中指出:"内伤脾胃,百病由生。"可见脾胃不分家,养好脾的同时也要养好胃。脾主运化,胃主受纳。患者平时脾气虚弱,脾失健运,气机不畅,饮食积滞于胃,胃失和降,故致中焦痞满,胃脘胀痛,胃气不降,上逆反酸,水谷不能正常运化,故纳差便溏,"胃不和则卧不安",所以患者失眠多梦,面白、倦怠乏力、少气懒言、小便频、舌淡脉细弱皆为气虚之表现。张老师仔细看过病人,详细询问病史,认为患者年老体弱,应以消导为主,辅以健脾理气,避免虚不受补,少用补益之品。治宜健脾理气,消痞除满和胃,故方选四君子汤、半夏泻心汤、乌贝散合枳术丸加减。方中陈皮理气健脾;党参、茯苓、白术益气健脾;枳壳调理气机、理气宽中、行滞消胀;半夏、干姜、黄连、黄芩和胃止呕;鱼骨、浙贝、白芨、公英消炎制酸收敛,保护胃黏膜,促进糜烂处修复;炒谷麦芽消食健胃;首乌藤养心安神、改善睡眠;甘草调和诸药。整方合用共奏健脾理气,消痞除满、和胃安神之功效。复诊时患者疼痛减轻,但仍腹胀纳差、眠差,故加炒神曲,以助消食健胃之效,加合欢皮进一步改善睡眠。由于病程较长,所以坚持服药2月余,结合饮食调节,疾病乃愈。张老师认为治疗脾胃疾病,应重在疏理气机、调和三焦、培土消痞为主要治则,佐以调畅情志、注意饮食,当不难收效。

(田传鑫 刘敏)

痞满 湿阻胃肠,痰浊上扰(慢性胃炎)

杨某某,女,78岁,滕州市荆河街道办事处人,退休工人,以"胃脘部痞满,吐酸纳呆,伴头痛1月余"于2018年3月21日入住我院中风科。患者既往有高血压、冠心病和脑梗塞病史,长期服用阿司匹林、硝苯地平缓释片及他汀类降脂药等药物治疗,近一月来,患者经常自觉胃脘部痞闷胀满不适、吐酸、纳食较少,全身沉重,伴偏头痛,自觉头大如斗,沉重不适,以右侧颞顶部为主,经门诊收入院,住院医师请张老师会诊。现症见:老年女性,形体偏胖,胃脘部痞闷胀满,吐酸,全身沉重倦怠乏力,纳差,思睡,二便正常;舌质淡、苔白厚腻,脉弦濡。查体见:血压150/80mmHg,老年女性,身体偏胖,心肺听诊(—),腹软,无压痛,肝脾不大,肠鸣音正常,四肢不肿。曾做上消化道钡餐检查示:慢性胃炎。中医诊为:痞满,证属湿阻胃肠,痰浊上蒙。由于患者年老体虚,平素喜食油腻肥甘,滋生痰湿,损伤脾胃,脾失健运,中焦运化失司,湿邪阻滞中焦,胃失和降故痞满,清阳不升,痰浊上扰清窍而致头沉重而痛。治宜健脾化湿,消痞除满,通络止痛;方用平胃散、半夏白术天麻汤合乌贝散加减。

处方:炒苍术20克,炒白术20克,茯苓20克,厚朴10克,陈皮15克,半夏10克,鱼骨30克,浙贝母15克,天麻20克,炒谷麦芽各30克,葛根20克,川芎30克,防风15克,细辛5克,苏梗15克,白芷15克,僵蚕15克

每日1剂,水煎两次,每次取汁200~300ml,早晚饭后半小时分两次温服,服6剂。忌食生冷、辛辣之物、宜清淡饮食,避风寒、畅情志。1周后3月28日复诊,诉胃脘部痞闷胀满明显减轻,不再吐酸,倦怠乏力有所改善,全身自觉较前清爽很多,纳食稍强,仍轻微偏头痛,但自觉沉重感明显减轻,精力较前充沛,舌苔变薄,上方加去僵蚕,继服12剂,带药出院。1月后电话回访,患者述病情已痊愈,纳食正常。

按:消化系统正常的生理功能主要依赖脏腑气机调畅,脾胃升降有序,经云:"土疏泄,苍气达。"中焦气机疏畅则脾胃升降有序,此治脾胃病之要诀也。本案患者年老体弱,饮食不节,多食油腻肥甘,损伤脾胃之气,内生痰湿,湿阻中焦而致中焦气机不畅,清阳不升,浊气上逆,痰

浊上蒙清窍引发头痛。病在脾胃中焦,脾为阴土,喜燥恶湿,宜升宜健;胃为阳土,喜湿恶燥,宜降宜和。故治疗痞满当多从调理脾胃升降功能着手,兼顾平肝熄风、通络止痛治疗头痛;张老师详细查看病人及病历资料后认为患者年老体弱,平素多食油腻肥甘,以中焦湿阻、气机不畅为主因,以痰浊上蒙清窍头痛为表象;治疗应以健脾化湿、消痞除满为主,佐以通络止痛;避免舍本逐末、只治疗头痛之表象,而忽略了湿阻中焦之本质。故方选平胃散、半夏白术天麻汤合乌贝散加减。方中苍白术、茯苓健脾除湿;陈皮、半夏、厚朴、苏梗行气宽中消痞除满;鱼骨、浙贝制酸养胃;炒谷麦芽消食健胃;天麻、葛根、川芎行气通络止痛,也可以降压、疏通血管;防风、细辛、白芷、僵蚕祛风除湿、化痰开窍,以治疗头痛。整方合用共奏健脾化湿,消痞除满,通络止痛之功效。复诊时患者诸症减轻,舌苔变薄,饮食改善,头痛也明显好转,故去僵蚕再服2周,以巩固疗效。因此病案脾胃痞满与头痛并存,但皆因湿邪所致,治病求本,故审因论治,标本同治,温凉消补兼施,收效甚好。

(田传鑫 朱源昊)

呃逆 脾胃不和,胃气上逆(膈肌痉挛)

李某,男,75岁,以呃呃连声,不能制止3天,于2013年12月28日就诊,患者3天前因进食生凉后出现呃呃连声,自服吗丁啉、胃复安等西药,症状未见缓解。症见呃呃连声,不能自止,干呕口苦,反胃,腹胀纳呆,四肢乏力,便稀,眠尚可,舌质淡,苔白黄相兼,脉右弦左缓。既往慢性胃炎病史20余年,高血压病史20余年,有脂肪肝、前列腺增生病史。查体 BP 130/80mmHg,心肺听诊正常,剑突下压痛,肝脾肋下未及,双下肢不肿。上消化道钡餐示:胃炎、食管裂孔疝、食管憩室、十二指肠憩室;B超检查肝胆胰脾正常。中医病属呃逆,由脾胃不和,寒热错杂所致,由西医的慢性胃炎、胃神经官能症等导致膈肌痉挛时,常见呃逆。治宜辛开苦降,平逆止呕,方用半夏泻心汤合丁香柿蒂散加减。

处方:半夏 10 克,黄连 10 克,干姜 10 克,黄芩 10 克,党参 15 克,陈皮 15 克,炒白术 15 克,炒枳壳 15 克,丁香 5 克,柿蒂 10 克,云苓 15 克,砂仁 10 克^(后下),炒谷麦芽各 30 克,炙甘草 5 克

每日 1 剂,水煎两次,取汁 300～400ml,早晚温服,服药 3 剂。忌劳累,忌食生凉、油腻、辛辣之品。2014 年 1 月 31 日复诊,诸症减轻,又服药 3 剂,呃止。继服 3 剂以巩固疗效。

按:呃逆俗称打嗝,是指气逆上冲,出于喉间,呃逆连声,声短而频,不能制止的病症,西医认为由膈肌痉挛引起,但祖国医学记载的范围,不局限于膈肌痉挛,如胃肠神经官能症、胃炎、胃扩张、脑血管疾病、尿毒症等均可见呃逆。中医古时称"哕",《素问·宣明五气篇》指出"胃为气逆,为哕,为恐",《金匮要略·呕吐哕下痢病脉证并治》对呃逆的证治作论述,如治"干呕、哕、若手足厥者"之胃寒气闭之呃逆,用桔梗汤;治胃虚有热之呃逆,用橘皮竹茹汤。本案主要症状除呃逆外,又伴见口干苦,胃腹胀满,嘈杂反酸,四肢乏力等寒热错杂症状,故治宜辛开苦降,平逆止呃。方用半夏泻心汤合丁香柿蒂散加减。方中半夏和胃降逆,消痞散结为君;干姜温中散寒,黄芩、黄连清泄里热为臣,寒热平调与半夏合用辛开苦降;党参、炙甘草益气健脾,陈皮、枳壳理气和中;丁香、柿蒂温胃散寒,降逆止呕;白术、云苓、炒谷麦芽健脾和胃。诸药合用共奏辛开苦降、平逆止呃之功效。患者服药 3 剂后症轻,6 剂后呃止。

(赵芸 朱源昊)

第十一节 泄泻便秘医案

泄泻 肝郁脾虚（肠易激综合征）

施某,男,54岁,山亭区水泉镇农民,以肠鸣泄泻2月余,于2014年5月25日就诊。患者2月前因生气劳累后出现腹胀、腹痛、肠鸣、泄泻,大便每日2~3次,在当地卫生室给予药物治疗,症状未见好转。症见腹胀、腹痛、肠鸣便稀,泻后痛减,伴两胁胀痛,头晕耳鸣,夜寐较差,易烦躁,每因抑郁恼怒或情绪紧张而诱发,舌淡,苔白黄相间,脉弦。查体见腹软,轻压痛,肠鸣音亢进,腹水征(一),双下肢不肿。血、尿常规正常,大便常规培养阴性,大便潜血试验阴性;肠镜检查未见异常。病属中医泄泻,由肝郁脾虚所致,与西医的肠易激综合征相似。治宜疏肝健脾,缓痛止泻,方用痛泻要方加味。

处方:白术20克,白芍20克,陈皮15克,防风10克,党参15克,云苓20克,山药30克,炒扁豆30克,砂仁10克^(后下),生龙牡各30克,炙远志15克,合欢皮15克

每日1剂,水煎两次,取汁300~400ml,睡前半小时服用第一遍,早饭后半小时服用第二遍。忌食生冷、油腻之品,调情志,服6剂。2014年6月1日复诊,患者腹痛肠鸣、泄泻症状减轻,大便每日2次,上方继服6剂。2014年6月8日复诊,已无腹痛,时有肠鸣,大便每日1~2次,脘腹胀满,原方加厚朴10克,继服6剂。2014年6月15日复诊,各症状减轻,无腹痛,肠鸣,原方继服6剂。患者服药30余剂,临床症状治愈。

按:西医的肠易激综合征,又称肠功能紊乱,其主要症状为腹泻,伴肠鸣腹痛,与情志变化密切相关,且检查无器质性病变。本患者以肠鸣、泄泻为主要症状,病属中医泄泻,与肠易激综合征近似。《内经》称本病为"鹜溏""飧泄""濡泄""洞泄""注下""后泄"等。《素问·举痛论篇》指出:"怒则气逆,甚则呕血及飧泄。"说明饮食、起居、情志失

宜,亦可发生泄泻。《素问·脏气法时论篇》曰:"脾病者,……虚则腹满肠鸣,飧泄食不化。"泄泻的病因主要有感受外邪,饮食所伤,情志失调,脾胃虚弱,命门火衰等。病机主要由脾虚,健运失职,清气不升,清浊不分,自可成泻。本案情志失调,烦恼郁怒,肝气不舒,横逆克脾,脾失健运,升降失调,清浊不分,而成泄泻。治宜补脾泻肝,缓痛止泻,方用痛泻要方加味。方中白术健脾补虚,白芍养血柔肝,陈皮理气健脾,防风升清止泻,党参、云苓、山药、扁豆、砂仁、莲子健脾又止泻;生龙牡、炙远志安神定志。诸药合用共奏补脾泻肝、缓痛止泻之功效。患者服药30余剂,病愈。

(赵芸 秦延讯)

泄泻 脾肾阳虚(慢性结肠炎)

甄某某,男,44岁,山东滕州市鲍沟镇闵楼村人,因腹痛腹泻3年余,遂于2012年3月20日就诊,即诊,患者面色㿠白,神疲乏力,少气懒言,形体消瘦,纳差食少,晨起泄泻,脘腹冷痛,肠鸣腹胀,泄后则安,喜温畏寒喜按,大便夹有未消化食物,有下坠感,形寒肢冷,腰膝酸软,食后不舒,遇冷则泄,大便3-4次/日,睡眠尚可,舌淡,苔白,脉沉细,多次在滕州市中心人民医院就诊,给予结肠镜检查诊断为"慢性结肠炎",并服用西药及中成药治疗,病情未得到有效控制,今日就诊,做消化道钡餐检查示:慢性胃炎,患者平素嗜食辛辣、生冷,有多年饮酒史,据其证候,属于泄泻之脾肾阳虚,治宜健脾益肾,固肠止泻,方选四神丸合参苓白术散加减。

处方:补骨脂10克,五味子10克,肉豆蔻10克,吴茱萸5克,党参15克,炒白术15克,茯苓15克,山药30克,白扁豆30克,诃子15克,砂仁10克^(后下),干姜10克,焦三仙各30克,甘草5克

上方6剂,冷水浸泡1小时,武火煮开锅后文火煎煮30分钟,文火煎煮15分钟后放入砂仁,煎煮取300ml,早晚各温服一次,每日1剂,

忌食辛辣、生冷、油腻食物,禁止饮酒。3月27日上午10时二诊,诉四肢渐温,乏力感减轻,晨起时仍肠鸣腹痛,腹泻后疼痛减轻,里急后重,大便重坠,大便3-4次/天,胃胀纳呆,舌淡,苔白,脉沉细,以原方去干姜,加石榴皮碳15克、白芍15克,继服6剂,煎煮及服法同前。4月3日下午15:30三诊,患者诉前日进食凉菜后腹痛腹泻加剧,五更泄泻,肠鸣如雷,脘腹胀满,纳少食呆,大便5-6次/日,乏力倦怠,舌淡,苔薄白,脉沉,嘱原方加石榴皮碳15克、罂粟壳10克,继服6付,用法、用量同前,嘱患者忌口,4月10日上午9时四诊,患者诉腹泻明显减轻,肠鸣消失,大便2-3次/天,乏力感明显减轻,纳食尚可,四肢温暖,大便不见完谷,舌淡,苔白,脉沉,见效显著,虽症减则病机仍在,予4月10日方继服6付,以善其效,煎煮同前,如此继服,2月而症消,精神好,纳食可,四肢有力,大便1次/日。

按:慢性结肠炎是一种慢性、反复性、多发性以结肠、乙状结肠和直肠为发病部位的肛肠疾病,本病多起病缓慢,少数可急性起病,病程呈慢性,迁延数年至十余年,常有发作期与缓解期交替或持续性逐渐加重,偶呈急性暴发,遇冷、进油腻之物或遇情绪波动、或劳累后尤著。本病首载于《内经》之《素问·气交变大论》中有"鹜溏"、"飧泄"、"注下"等称谓,《难经·五十七难》曰:"胃泄者,饮食不化色黄;脾泄者,腹胀满,泄注,食即吐逆;大肠泄者,食已窘迫,大便色白,肠鸣切痛。"此三证皆属泄泻的范畴。宋代陈无择《三因极一病证方论·泄泻叙论》中说:"喜则散,怒则激,忧则聚,惊则动,脏器隔绝,精神夺散,以致溏泄",认识到不仅外邪可以导致泄泻,情志失调也可以引起泄泻。清代医家,诸如吴谦、叶天士等,皆以《内经》为宗,病因上强调湿邪致泄的基本原理,病机上重视肝、脾肾在发病中的重要作用。本案患者饮食不节,中伤脾阳,脾阳虚弱则水谷运化不利,脾胃虚寒,神疲乏力,面色㿠白脘腹胀满,形体消瘦,纳差食少,得温则舒,大便夹有未消化食物;脾阳根于肾阳水,肾阳虚衰则见五更泄泻,形寒肢冷,腰膝酸软,故予健脾益肾,阳气得复方能助运化,升清降浊,涩肠止泻,故方中以补骨脂、五味子补肾壮阳,党参、白术、茯苓等健脾益胃,白扁豆、砂仁、山药、诃子、肉豆蔻等健脾、涩肠止泻,服用2月,泄止痊愈。

（郭方超　郭艳苓）

泄泻　脾胃虚寒（慢性肠炎）

韩某某,女,36岁,滕州市级索镇韩桥村人,农民,以"腹泻3天",于2019年4月5日就诊。患者平时胃寒纳少,食生凉之品后容易泄泻,身体较瘦,3天前由于吃生黄瓜及胡萝卜后出现腹泻,一天泻下四五次,呈稀水样黄便,无腹痛,有肠鸣腹胀、腹部发凉、食欲不振、低热等症状,微汗出,不思饮,小便少,脉左沉微弦,右沉濡;舌淡苔白腻。查体:体温37.6℃,形体偏瘦,心肺听诊正常,腹软,喜暖喜按,无压痛及反跳痛,肠鸣音亢进,10次/分左右;双下肢不肿。大便常规示:稀水样黄便,潜血(-),白细胞(-),镜检未见脓球。血常规结果正常。中医诊为:泄泻,证属脾胃虚寒。西医诊断为慢性肠炎。治宜温中散寒,健脾止泻。方选附子理中汤合参苓白术散加减。

处方:附子10克,干姜10克,党参30克,炒白术20克,云苓15克,砂仁10克^(后下),山药30克,炒白扁豆30克,陈皮15克,炒薏苡仁30克,肉豆蔻15克,诃子15克,车前子10克包煎,防风10克

每日1剂,水煎两次,每次取汁200～300ml,分早晚饭后半小时温服,共6剂。忌食生冷、辛辣之物及肥甘油腻之品,避风寒、畅情志。1周后4月12日复诊,诉服药后大便次数明显减少,2天后体温已正常,现纳食明显改善,大便每日2-3次,稀软便,色黄,仍觉腹部发凉,喜暖,肠鸣,舌淡苔白已不腻,脉弦缓稍沉,上方去车前子、防风,加肉桂15克、木香10克,继服6剂后病情痊愈。随访嘱患者平时注意饮食,可多食薏米山药粥;勿食生冷,注意保暖,加强体质锻炼。

按:暴泻属实,久泻多虚,此指一般情况而言,若患者本体不足,虽非久泻,亦有见虚证。本例患者腹泻3天,由食生冷引起,无腹痛里急、

滞涩不爽,故非属实证;而由脾阳素弱,不能运化而致泻;大便呈稀水样,小便少,皆为脾阳虚弱,水湿运化不利所致。故选用附子理中汤合参苓白术散加减,方中附子、干姜温中散寒;党参、炒白术、山药等健脾益气;炒薏米、炒白扁豆、肉豆蔻健脾渗湿;陈皮、砂仁行气理中;诃子涩肠止泻;车前子利水渗湿,利小便即可实大便;防风解表胜湿。整方采用温中分利兼施,健脾培土为本,利湿止泻为标,标本兼治而凑效。复诊时水湿已轻,表证已解,故去车前子、防风,但患者仍觉腹凉、喜暖、肠鸣,虚寒之征明显,故加肉桂、木香,以温补脾肾阳气,行气以化寒湿,遂病证解除。后嘱其长期多食薏米山药粥以健脾益气、调理中焦,改善体质,从而减少复发。

（田传鑫　郭艳苓）

泄泻　脾气虚弱兼大肠湿热（慢性溃疡性结肠炎）

孔某某,男,37岁,滕州市西岗镇人,农民,以"阵发性腹痛泄泻2年余,加重1月"于2018年6月28日就诊。患者近2年多来经常出现阵发性腹痛泄泻,每天5-6次,大便时混有脓液、血和粘冻状物质,排便时肠鸣、腹痛、肛门下坠感,经常服用黄连素、吡哌酸、肠炎宁等药物治疗,效差,后到医院检查大便常规有大量脓、白血球,潜血阳性;结肠镜检查示:横结肠和乙状结肠局部充血水肿,伴轻度溃疡糜烂。确诊为溃疡性结肠炎。给予柳氮磺胺吡啶片、吡哌酸及一些中成药治疗,症状时轻时重,形体逐渐消瘦。近一月前,饮酒后症状再次加重,腹痛泄泻,大便脓血,每天5—6次,服用西药效果不明显,遂来诊。现症见:形体消瘦,腹痛泄泻,阵发性加重,肠鸣,便脓血,肛门灼热下坠,全身重浊乏力,不耐劳累,纳差,小便黄,眠可,舌质淡、苔黄腻,脉濡缓。既往饮酒,喜食辛辣,吃饭不规律。查体见:身体消瘦,心肺听诊正常,腹软,全腹压痛,以小腹部明显,无反跳痛,肠鸣音亢进,每分钟15-16次左右,余（一）。查大便常规示:脓血稀便,白血球40-50个,潜血+++。辩证立法,中医诊为:泄泻,证属脾气虚弱,大肠湿热。西医诊断为慢性溃疡性结肠炎。治宜补脾益气,祛湿止泻;方用参苓白术散、白头翁汤合黄连汤加减。

处方:党参 30 克,云苓 20 克,炒苍术 20 克,炒白术 20 克,砂仁 10 克^(后下),山药 30 克,炒白扁豆 30 克,陈皮 15 克,薏苡仁 30 克,白芍 30 克,莲子 15 克,白头翁 15 克,黄连 10 克,肉豆蔻 15 克,诃子 15 克,炒枳壳 10,甘草 5 克,生姜 5 片

每日 1 剂,水煎两次,每次取汁 300 ~400ml,早晚饭后半小时温服,服 6 剂。忌食生冷、辛辣之物、宜清淡易消化饮食,避风寒、畅情志。1 周后 7 月 5 日复诊,诉泄泻次数减少,每日 2-3 次,腹痛减轻,脓血明显减轻,大便已发黄,乏力有改善,但仍觉肠鸣漉漉,喜暖,纳食稍好,上方加血余炭 10 克、乌梅 10 克,继服 20 剂,胃脘舒适,血便消失,乏力、食欲明显好转,但仍大便每日 2 次,带有少量脓液,肛门下坠感,复查大便常规示:黄软便,成形,白血球 8-10 个,潜血 +,调整上方,去砂仁、莲子、白头翁,加桔梗 10 克、木香 10 克,改黄连 5 克,继服 20 余剂,诸症消除,饮食正常,大便正常。4 个月后复查大便常规示:黄软便,白血球 0-2 个,潜血(-);结肠镜示原横结肠和乙状结肠溃疡糜烂处消失。后嘱患者注意调畅情志,合理膳食,随访半年未再复发。

按:本案患者大便次数增多,便时带脓血伴肠鸣腹痛,肛门灼热下坠,有后重感,当可归属于中医的泄泻、肠澼、滞下、休息痢等病证范畴。相当于西医学的慢性溃疡性结肠炎。病机多为本虚标实,寒热互见。经云:"饮食不节,起居不时……入五脏则䐜满闭塞,下为飧泄,久为肠澼。"因湿热积滞大肠,气血凝滞,腐肉成脓则便下脓血脓液,腹痛肠鸣,肛门下坠;泄泻日久,气阴两虚,脾失健运,湿聚中焦,则纳差消瘦,乏力,不耐劳累;舌质淡、苔黄腻,脉濡缓,小便黄皆为脾虚湿热之表现。张老师依据其证型,结合其病史,选用参苓白术散、白头翁汤合黄连汤加减,以补脾益气,祛湿止泻。参苓白术散以健脾固本为主,加白头翁汤和黄连以清热解毒、止血燥湿、行气排脓,结合前贤"行血则便

脓自愈,调气则后重自除"之治则。先以健脾益气、清热解毒祛湿之药控制症状,培土止泻;待脾气已升,则以加强行气止血排脓之药,去白头翁、莲子等药是防止寒凉伤及脾胃。治疗脓血便常应用血余炭配乌梅,疗效可靠,血余炭味苦性温,厚肠止泻,散瘀止血,可解毒防腐,保护胃肠粘膜,促进溃疡愈合;乌梅酸涩,敛肠止泻,和胃生津,止咳止血。二药相伍,生津养胃,厚肠止泻,散瘀止血,实为治疗慢性泄泻痢下脓血之佳品良药。

(田传鑫　郭艳苓)

便秘 中气不运 (功能性便秘)

李某,男,66岁,山东滕州市洪绪镇前洪绪村人,患者因脑梗塞,入本院中风病科住院治疗20余日好转出院,于2012年5月11日就诊,即诊,患者跛行入诊室,口角歪斜,语言謇涩,左侧肢体活动不灵,大便秘结,每4-5天一次,干结如栗,临厕无力努挣,挣则汗出气短,面色萎黄无华,神疲气怯,舌淡,苔白腻,脉弱。查体:伸舌右侧偏,口角歪斜,左侧眼睛闭眼不全,左侧肢体活动不灵,上下肢肌力约III级,握力约II级,左侧肢体皮肤浅感觉迟钝;辅助检查:颅脑CT见右侧基底节区及脑干多发脑梗塞,血常规、尿常规以及大便常规检查未见异常,血糖7.6mmol/L,胆固醇5.30mmol/L,甘油三酯4.0mmol/L,低密度脂蛋白3.58mmol/L,载脂蛋白B 1.90U/L,据其证候,属于便秘(中气不运),治宜补中益气,运肠通便。方选补中益气汤加减。

处方:党参15克,黄芪30克,生白术30克,陈皮15克,当归15克,麻子仁20克,枳壳15克,大黄15克[后下],水蛭10克,厚朴10克,赤芍15克,川芎15克,桃仁10克,甘草5克

上方6剂,冷水浸泡1小时,武火煮开锅后文火煎煮30分钟,煎煮2次,每次取300ml,分早晚2次温服,大黄文火煎煮15分钟后再下,每日1剂。5月18日上午9时二诊,诉大便干结好转,排便顺利,神气充

足,面色红润,左侧肢体活动不灵症状好转,舌质淡,苔白,脉沉,嘱原方继服6剂,煎煮及服法同前,以善其效,加强左侧肢体功能活动锻炼,如此,服药2周而便秘消失。

按:便秘系因气阴不足,阳虚寒凝,或燥热内结,痰湿阻滞,使大肠传导功能失常所致的,以大便间隔时间延长,大便干结难解,或虽有便意而排出困难为主要临床表现的病证。便秘最早见于《内经》,称为"后不利""大便难",汉代张仲景《伤寒论》中称便秘为"大便硬"、"不更衣"、"阳结"、"闭"、"脾约",直至清代沈金鳌《杂病源流犀烛》中才比较明确的提出"便秘"的名称。历代医家对本病病因病机的论述较多,隋代巢元方在《诸病源候论·大便病诸候》云:"大便难者,由五脏不调,阴阳偏虚实,谓三焦不和则冷热并结故也",又云:"大便不通者由三焦五脏不和,冷热之气不调,热气偏入肠胃,津液竭枯,故令糟粕否结,壅塞不通也",指出了本病的病机。便秘可以作为独立的疾病,也可以见于许多疾病病变过程中。本案中,患者因中风多日,正邪交争,久病而致脾气虚弱,中气不足,脾失健运,胃肠运动无力,糟粕停滞肠胃,大肠吸收水液而致糟粕干结,不易排出,故而治疗宜补中益气,运肠通便,同时给予润肠通便药物,促进其大便排出。以党参、黄芪、白术、陈皮等药物健脾养胃,益气补中,麻子仁、枳壳、川朴、大黄等运肠通便,以水蛭、川芎、赤芍、当归等药物活血化瘀,用于治疗脑梗塞,用药2周则便秘消失,此乃塞因塞用之法。

(郭方超 郭艳苓)

便秘 脾肾阳虚,寒凝气滞(产后便秘)

邓某某,女,34岁,滕州市级索镇韩桥村人,农民,因"大便干燥秘结半年余"于2018年8月16日就诊。患者自述产后6年来常感腰酸背痛,胃脘部怕冷,喜热饮食,白带量多、质稀色白;月经周期提前、量多。近半年来大便干燥、秘结,每7-10日一行,在某医院中医科诊疗,屡服大黄等苦寒攻利之品,药后则腹泻,停药则大便复结;腹胀,不为泻解。现症见:患者青年女性,形体消瘦,面色萎黄,腹胀,纳差,腰膝酸痛,畏寒怕冷,神疲乏力,舌淡红,苔薄白,脉细数。中医诊断:便秘,证属脾肾阳虚,寒凝气滞;治宜温中健脾,理气行滞,佐以补肾壮腰。方选理中汤加减。

处方:党参 20 克,厚朴 10 克,枳实 10 克,炒白术 15 克,炒山药 15 克,狗脊 10 克,萆薢 10 克,竹茹 10 克,火麻仁 20 克^(打碎),瓜蒌 6 克,炙甘草 3 克

每日 1 剂,水煎两次,每次取汁 200～300ml,分两次温服,忌食生冷、辛辣油腻之品,宜清淡饮食,避风寒、畅情志。投药 6 剂,一周后复诊,自述服药后,大便秘结好转,腹胀、怕冷及腰膝酸痛减轻,精神好转,纳食亦有所改善。再守上方去厚朴、枳实、山药,加台乌药 10 克、香附 10 克、官桂 10 克,连服 20 余剂,排便通畅,日行一次,诸证悉除,病情平稳。

按:《金匮要略》云:"新产妇人有三病,一者病痉,二者病郁冒,三者大便难。"主要是因为妇女产后失血过多,严重损伤津液,津液不足以濡养肠胃,故大便难。本案患者虽非新产,但平素身体瘦弱,产后体质虚弱,失于调养,而致脾胃损伤,脾阳亏虚,则脘腹发冷,喜温,便秘腹胀,皆中焦虚寒之症。然前医不问病由,亦未祥辨,一见大便干结,误为阳明腑实证,屡投大黄等苦寒之品下之,治误在于寒热虚实不分,则愈下愈闭,中阳愈伤,寒凝愈重,从寒治寒而致变证蜂起。张老师明察善断,抓住脾阳虚寒之本质,拨乱反正,投以温运脾阳理气通便之药而瘳。方中党参、白术、山药,健脾益气,养阴生津;厚朴、枳实温中除满消胀;狗脊性温,可以补肝肾,强腰膝;萆薢祛风除湿,强筋骨;竹茹和中止呕;火麻仁、瓜蒌滋养气血,润肠通便;炙甘草益气健脾,补脾和胃,调和诸药;整方兼顾气血阴阳,有补有泻,后考虑患者久病,肾阳亏虚,故去厚朴、山药、枳实,加香附、乌药、肉桂,以加强温补肾阳之力,收效颇佳。此案昭示,医者诊病万万不可主观臆断,必须详审病情,精心辨析,四诊合参,结合病因病史,否则错误殆踵。

（田传鑫　杨国梁）

便秘 脾胃虚弱，阴津亏乏（习惯性便秘）

王某某，男，68 岁，滕州市龙阳镇西南岭村人，农民，患者罹患慢性支气管炎 18 年，"大便秘结，伴腹胀 5 年，加重 1 周"于 2018 年 5 月 10 日就诊；且不思饮食，自述食后饱胀尤著。西医诊断为习惯性便秘，曾给予口服酚酞片及每晚临睡前用开塞露 1 枚纳肛，并间断服用番泻叶适量泡水代茶饮等方法治疗，效果不佳，用则便泻，停则如故，半月前曾因发热咳嗽，以"慢性支气管炎急性发作"在龙阳镇卫生院住院治疗，一周前出院回家，仍纳食无味，脘腹胀满，按之不拒，大便时干结，时或稀溏，精力日惫，神疲乏力，面色萎黄，舌质淡红，边有齿痕，舌苔薄欠津，脉来沉细滑。查体见：老年男性，身体偏瘦，双肺听诊散在哮鸣音，腹软无压痛，无反跳痛，肝脾肋下未及，肠鸣音稍弱，余（一）。曾行肠镜检查示：未见明显异常。张老师看过病人后认为患者主要是患者久病，长期服药，脾胃虚弱，阴津亏耗，再加上长期大量使用抗生素，肠道菌群失调所致，而非阳明腑实之证也。故中医诊断为：便秘，证属脾胃虚弱，阴津亏乏。西医诊断为习惯性便秘。治疗当宜健脾益气，养阴生津之法；方选香砂六君子汤、六神散合增液汤加减。

处方：太子参 20 克，茯苓 15 克，黄芪 30 克，炒白术 15 克，炒山药 15 克，陈皮 10 克，玄参 20 克，生地 20 克，麦冬 20 克，木香 6 克，砂仁 6 克，白扁豆 10 克，生三仙各 20 克

每日 1 剂，水煎两次，每次取汁 300 ～ 400ml，早晚饭后半小时分两次温服，忌食生冷、辛辣之物、忌酒，宜清淡饮食，避风寒、畅情志。投药 6 剂，燥矢出，脘腹胀大缓。药见效机，又续进 6 剂，症减大半。后仍以原方为主，稍加出入，继服 20 余剂，遂纳谷知馨，精神转振，每日大便 1 次不费力，病情痊愈。并嘱咐患者停用汤药后，要保持精神舒畅，加强户外活动，多食新鲜蔬菜水果，定时大便，使其气机通畅，脏腑顺通均有利于便秘的治疗。

按：《黄帝内经·素问·灵兰秘典论》云："大肠者，传导之官，变化出焉"。便秘一证，虽责之于大肠，但与肺肝脾肾关系密切，一般分为热

秘、冷秘、气秘和虚秘，当随证治之。张老师认为，习惯性便秘主要是由于脾胃虚弱，脾失健运，而致血虚阴亏，肠道无血以滋，无津以润，故传导失职所致。本案患者年老久病，长期用药，体弱气虚，脾胃虚弱而致腹胀便秘，前医多拘泥常法，动辄施以导泻之品，更伤气血阴津，故效果不佳；经张师细诊，乃温热病后脾胃失调，邪热伤阴耗液之故，据证立方，健脾益气，养阴生津，润肠通便。方中太子参、黄芪补脾肺之气，益气生津；茯苓、白术健脾益气，除满消胀；生地黄、玄参、麦冬滋阴养血，润肠通便；砂仁、白扁豆化湿开胃，温脾养血；陈皮、木香理气和中，行气健脾，加生三仙消食导滞；整方合用，共奏健脾益气、养阴生津之功效，脾土固本，兼顾气血，塞因塞用，渐次调治，药证合拍，其效乃佳。

（田传鑫　刘敏）

便秘　脾虚失运（肠套叠术后）

魏某某，女，55岁，山东省滕州市东沙河镇农民，因大便干结难解近五年，加重1周，于2019年4月5日就诊。患者于2015年行肠套叠术后出现大便干结，排便费力，每3日一行，经常服用酚酞片、番泻叶才能解下大便，药物停止后又出现大便难解的情况，并伴有腹胀，口苦，眠差，精神不振，舌质淡，苔薄白黄相间，脉沉弦缓。中医诊断为便秘，证属脾虚健运失常，西医诊断为肠套叠术后。治宜益气健脾，润肠通便，方用枳实消痞丸合半夏泻心汤加减。

处方：枳实15克，厚朴10克，党参30克，生白术30克，茯苓15克，槟榔10克，半夏10克，黄连10克，干姜5克，黄芩10克，酸枣仁30克，合欢皮30克，当归15克，大黄10克（后下），火麻仁20克

每日1剂，水煎两次，每次取汁200～300ml，晚上睡前半小时服用头遍，早饭后半小时服用第二遍。忌食生冷辛辣、油腻之品，服6剂。于2019年4月12日二诊，患者诉大便顺利解下，腹胀减轻，睡眠较前好转，咽部干痒不适，查见咽部充血，原方去干姜，加桔梗15克以清热利咽，继续服药6剂，病人自觉身体舒服，无腹胀、口苦、大便难的情

况,上方去大黄,以免久用损伤正气,继续服药12剂,病人症状痊愈,3月随访未再出现大便难的情况。

按:中医古籍中有实秘、虚秘、气秘、风秘、痰秘、冷秘、热秘、三焦秘、幽门秘、直肠结、脾约之称,又称大便难、大便不通、大便秘涩。明张景岳说,将便秘依有火、无火而分为"阳结""阴结"二类,说:"有火者便是阳结,无火者便是阴结"《伤寒论.辨脉法》曰:"其脉浮而数,能食,不大便者,此为实,名曰阳结也。其脉沉而迟,不能食,身体重,大便反硬,名曰阴结也。"清代程国彭在《医学心悟·大便不通》将便秘分为实闭、虚闭、热闭、冷闭。便秘的病位在大肠,系大肠传导功能失常所致,但与肺、肝、脾、肾关系密切。肺燥热移于大肠,使大肠传导失职而便秘;脾虚运化失常,糟粕内停,大便难行;肝气不疏则郁,气郁化火,火邪伤津,肠道失润;肾精亏耗则肠津涩少,肾命火衰可使阴寒凝结,传导失职而便秘。大肠的传导,须赖津液濡润和阳气推动。胃腑津液充足、脾脏输布津液功能正常。津液下润肠道,肾阴不虚,精血充则津液足、肾阳充足、阳气运行、肺气正常宣降则大肠腑气血通,若气机失调,津液不足,则传导失常,腹气不通,而形成便秘。

本患者肠套叠术后,导致肺脾气虚,脾虚不能为胃行其津液,胃失和降,糟粕传导失常,于是久停肠内而成此症。浊阴不降,清阳不升,津液不布,糟粕内停,腑气不通则头晕乏力,食少纳呆,腹胀不休,脾为阴土,宜健宜升;胃为阳土,宜通宜降。肺与大肠相表里,肺气虚,肠道推动无力,故大便难,舌质淡,苔薄白黄相间,脉沉弦缓,均为肺脾虚弱的表现。治宜益气健脾,养血润肠通便,方用枳实消痞丸合半夏泻心汤加减。方中枳实、厚朴、槟榔行气导滞,党参、生白术、茯苓健脾益气;半夏、黄连、干姜、黄芩以消痞散结,健脾和胃,调理气机升降功能;酸枣仁、合欢皮以宁心安神;当归、大黄、火麻仁以清热润肠通便,方证相宜,药到功奇。

(朱源昊 刘敏)

便秘　阴虚肠燥（肠功能紊乱）

习某某,男,95岁,山东省滕州市西岗镇农民,因大便稀溏与秘结交替出现数年,于2019年3月13日就诊。患者大便秘结1周,欲解不下,曾服用过番泻叶、酚酞片等泻下药物,可暂时缓解,接着会出现大便稀溏,数日不见好转。在滕州市中心人民医院诊断为肠功能紊乱。现症见:精神不振,身体消瘦,口干少津,夜眠少寐,纳呆,有时烦躁,便秘后失眠加重,大便干结,状如羊屎,时而腹胀,舌质红、苔少无津,脉弦细数。中医诊断为便秘,辩证为阴虚肠燥。西医诊断为肠功能紊乱,治宜养阴清热,润肠行气通便。方用增液汤加减。

处方:玄参15克,麦冬15克,生地10克,大黄10克^(后下),芒硝10克,酸枣仁30克,合欢皮30克,龙骨牡蛎各30克,百合30克,黄精15克,玉竹10克,石斛15克,生白术30克,陈皮15克,枳壳15克,甘草5克。

每日1剂,水煎两次,取汁300-400毫升,晚上睡前半小时服用头遍,早饭后半小时服用第二遍。嘱其多喝温开水,饮食上多食些粗纤维的蔬菜以及杂粮,忌食辛辣生冷、油腻之品,适当运动。服6剂后于3月20日二诊,诉大便顺利解下,两天一次,未出现便溏,口干症状减轻,睡眠好转,上方大黄减为5克,继服6剂。于3月27日三诊,上诉症状基本消失,去大黄、芒硝,加党参20克,益气健脾,恢复胃肠正常濡润功能,服药20余剂,症愈。

按:便秘系因气阴不足,阳虚寒凝,或燥热内结,痰湿阻滞,使大肠传导功能失常导致的《内经》称便秘为"后不利"、"大便难"。西医学中的肠动力减弱、肠功能紊乱、肛裂、痔疮等引起的便秘可以参照本病辨证。便秘之病机主要在于肺、脾、肾。清代《石室秘录.大便闭结》说:"大便闭结者,人以为大肠燥甚,谁知是肺气燥乎?肺燥则清肃之气不能下行于大肠",指出便秘与肺的关系,难能可贵《医学入门·大便燥结》云:"燥属少阴津液不足,辛以润之,结属太阴有燥粪,苦以泻之"。本证多由素体阴虚,津液不足,或热病之后,津液耗伤,或年老体虚,阴血不足,或女子经带胎产,损伤阴血,过食辛辣厚味、醇酒炙博等等,均可导致津液不足,大肠干涩,针对病机应滋阴补血,清热生津,润肠通便。方用增液汤加减。方中重用玄参养阴生津,清热润燥;麦冬益肺阴,滋液润燥,生地滋肾阴,养阴清热。大黄、芒硝苦寒泻下,白术、枳壳健脾调理脾胃升降,黄精、玉竹、石斛养阴清热胃热,陈皮理气和胃,调气机;酸枣仁、合欢皮、百合养心宁心安神。诸药合用,共奏滋阴增液,行气通便之效,本方临床应用灵活,随证加减,效果颇佳。

（朱源昊 刘敏）

第十二节　胁痛医案

胁痛　痰阻血瘀（脂肪肝）

王某，男，46岁，山东滕州某街道办事处公务员，2010年3月健康查体时发现中度脂肪肝。素有嗜酒史、过食肥甘、活动甚少。在某医院口服藻酸双醋钠、阿斯匹林缓释片、东宝肝泰等西药治疗。3个月后，症无改善，患者精神压力较大，始见右胁部发胀，食欲不振。随来中医院就诊，刻诊：患者面部灰暗，体胖腹大，巩膜轻度发黄，干呕纳呆，四肢乏力，肝区轻度叩击痛，扪之肝脾未及，腹部鼓胀无压痛，夜寐较差，大便溏稀，B超检查"中度脂肪肝"，血生化检查乙肝五项正常，血糖6.50mmol/L，总胆固醇（TC）6.15mmol/L，甘油三脂（TG）2.38mmol/L，肝功血清总胆红素43.2umol/L直接胆红素24.3umol/L，间接胆红素18.9umol/L，谷丙转氨酶25umol/L，谷草转氨酶38umol/L，舌质淡红，体胖边有齿痕，苔白滑厚腻，脉象沉滑，中医辨证肝郁脾虚，痰阻血瘀，治宜疏肝健脾、化痰利湿、活血化瘀，方用逍遥散加味。

处方：柴胡10克，当归10克，赤白芍各15克，茯苓15克，白术15克，炒枳壳10克，丹参15克，郁金15克，薏苡仁30克，泽泻15克，焦山楂30克，甘草5克，茵陈15克，党参15克

水煎煮两次，每次400ml，早晚分服，每日1剂，嘱其忌烟酒肥甘，早晚多运动。上方服6剂，患者精神较好，纳食增加，右胁胀痛感减轻，巩膜黄染稍退，寐稍差，上方加炙远志15克，合欢皮15克，继服20剂，胁痛及黄疸消失，查血生化血清总胆固醇5.0mmol/L，甘油三酯1.83mmol/L，胆红素及转氨酶均已接近正常，纳食睡眠均可，上方去远志、合欢皮、党参、连服月余，临床症状消失，体重减轻10余斤，肝胆B超及血生化均已正常。

按：脂肪肝主要表现为肝实质细胞发生脂肪性变性，现代医学对

其病因一般分为酒精性与非酒精性两大类,而非酒精性脂肪肝多由下列诸因素引起,如营养不良,肥胖病,糖尿病,妊娠期,四环素应用,毒物损害以及 Recye 综合征等。脂肪肝当属于中医学"积聚""痞满""臌胀""癖病"等范畴。在病因上多责于饮食不节,或过食肥甘,或饮酒过度,或情志不畅,劳逸失调。其根本病机为肝气郁结,脾虚湿阻,湿热内蕴,瘀血阻滞,痞阻肝脉。其病变部位在肝,与胆、脾、胃和肾脏腑密切相关。逍遥散是治疗肝郁血虚之证的代表方,重在疏肝理气,养血健脾。方中以柴胡为君,目的疏肝解郁,使肝气条达。柴胡性清,主升散,味微苦,故为疏肝上品,臣以当归、白芍和血柔肝,即养肝又助肝用,且防柴胡窃肝阴,木郁易土衰,肝病易传脾,诚如仲景所言:"见肝之病,知肝传脾,当先实脾",故以白术,茯苓,甘草健脾益气,不但能扶土抑肝木,且营养生化有源。笔者在逍遥散基础上加薏苡仁,泽泻更能增加健脾利湿之功,加入生山楂以活血消症,丹参配郁金具有良好的活血化瘀之效。综观本方,针对本病的病理机制特点,可健脾益气以补其虚,又可利水渗湿,清热化痰,活血通络。消中有补,攻补兼施,诸药合用,共达健脾化湿,清热化痰,活血通络之效。对因脾虚湿盛、痰热血瘀、阻滞脉络之脂肪肝较为满意的临床疗效。

现代医学研究也证明,山楂、郁金均具有降脂作用,泽泻提取物对各种原因引起的动物脂肪肝均由良好效应,可改善肝脏脂肪代谢、抑制外源性 TC 吸收、抑制肝内 TG 的合成。逍遥散加味还有明显的降低 ALT 和 AST、显著消退肝细胞肿胀、保护肝损伤等作用。

(张义明 张侠)

胁痛 肝郁脾虚兼血瘀 (肝硬化)

陈某某,男,50岁,山东滕州市大坞镇人,因胸胁部胀痛伴腹部鼓胀3月余,于2012年6月10日前来就诊,即诊,患者面色萎黄,精神萎靡,形体消瘦,胸胁胀痛,疼痛常随情志变化而加重减轻,多伴有胸闷、气短,善太息,胃胀痞满,食少嗳气,胁下痞块,口苦舌燥,手足心热,小便色黄,大便干结,平素饮酒过量,每日1斤左右,易怒烦躁,睡眠尚可,舌红,舌质紫黯,苔白黄相间,脉沉弦细,查体:双目稍黄,腹部稍鼓胀,可触及肿大的肝脏,可闻及振水音,腹部叩诊可闻及移动性浊音,辅助检查:乙肝五项可见乙肝小三阳,谷丙转氨酶125U/L,谷草转氨酶89U/L,碱性磷酸酶150U/L,总胆红素35umol/L,胆固醇5.98mmol/L,甘油三酯3.2mmol/L,肝胆胰脾以及腹部B超见肝硬化、轻度腹水,据其症候,属于胁痛(肝郁脾虚兼血瘀),治宜疏肝健脾,活血利水,方选逍遥散加减。

处方:柴胡10克,当归15克,赤白芍各15克,茯苓20克,白术15克,五味子10克,炒枳壳15克,鳖甲15克,茵陈15克,丹参20克,郁金15克,泽泻20克,大腹皮15克,甘草5克

上方6剂,冷水浸泡1小时,武火煮沸后文火30分钟,煎煮2次,每次取300ml,每日1剂,早中晚各服一次。6月17日二诊,诉胸胁胀痛感稍减轻,仍烦躁易怒,面色萎黄,胸闷,嗳气则舒,胃脘痞满稍减,口干舌燥,手心发热,寐尚可,舌红苔白黄相间,脉沉弦细,以原方去枳壳,加牡蛎30克、丹皮15克,继服6付,煎煮及服法同上。6月24日三诊,诉精神愉悦,胸胁部胀痛明显减轻,手足心灼热感消失,口干口苦减轻,纳食可,二便调,睡眠正常,以6月17日方继服6剂,服法同前。7月1日四诊诉诸症大减,胸部胀满闷痛明显减轻,饮食睡眠正常,二便调,虽症减,但其邪未祛,以6月17日方继服6付,煎法服法如前,1周后复诊,因进食生冷致大便稀,纳食差,原方去鳖甲、泽泻,加砂仁10克^(后下)、焦三仙各30克,继取6付,服法同前,待复诊,患者诉今日情绪稳定,心情较佳,胸胁及胃脘胀痛消失,饮食好,睡眠佳,复查肝功见谷丙转氨酶55U/L,谷草转氨酶49U/L,碱性磷酸酶90U/L,总胆红素21umol/L,胆固醇5.0mmol/L,甘油三酯2.7mmol/L,给予原方6付,2日一剂,巩固治疗效果,3月后复查肝功正常,彩超示肝硬化明显改善。

按:胁痛是指一侧或两侧胁肋疼痛为主要表现的病证。最早见于《素问·繆刺论》:"邪客于足少阳之络,令人胁痛……",《素问·脏气法时轮》云:"肝病者,两胁下痛……";《灵枢·经脉》亦云:"胆足少阳

之脉……是动则痛……心胁痛"。认为胁痛与肝胆密切相关。朱丹溪认为肝火灼伤络脉、瘀血痰浊阻滞脉络都可导致胁痛。张介宾在《景岳全书·杂证谟·胁痛》中指出："胁痛本病,本属肝胆两经,以二经之脉,皆循胁痛故也。然而心、肺、脾、胃、肾与膀胱,亦有胁痛之病"。中医无乙肝之病名,据其脉症,应属胁痛范围,其病位在肝脾,病机属肝郁脾虚兼有瘀血,肝木性喜条达,肝气不舒,易郁而化热化火或克伐脾土,脾土复克,则运化失职,故见两胁及胸腹胀满,干呕纳呆,肝郁易导血瘀,故B超可见肝硬化及腹水,给予以疏肝健脾、活血利水对症治疗,方中柴胡、当归、芍药、香附等疏肝理气,养血柔肝,枳壳、白术等健脾益胃,佐以大腹皮、泽泻、茵陈燥湿逐水,丹参、郁金等活血化瘀,鳖甲软坚散结,药证相符,故3月而诸症皆消。

（郭方超 郝静宜）

胁痛 肝气郁结,痰阻血瘀（肝囊肿,脾大）

王某,男,61岁,滕州市洪绪镇人,以左上腹及两胁疼痛3月余,加重1周,于2013年4月17日来诊。患者3月前生气后出现左上腹及两胁胀痛,在滕州市中心人民医院确诊为肝囊肿、脾大。给予药物治疗效果欠佳,遂来我院。现患者左上腹及两胁疼痛,易怒烦燥,纳食可,二便尚调,舌苔薄白,脉沉弦。查体见左上腹轻压痛,肝脾肋下轻度触痛。B超示:肝囊肿1.5cm×1.1cm、脾大,肝功能检查无异常,双肾B超及胸部X片正常。病属中医胁痛,由肝气郁结,痰阻血瘀所致。治宜疏肝理气,化瘀散结,以柴胡疏肝散合金铃子散加减。

处方:柴胡10克,陈皮15克,川芎15克,赤白芍各20克,炒枳壳15克,香附15克,川楝子15克,元胡15克,丹参30克,郁金15克,鳖甲15克,当归15克,白术15克,大贝15克,甘草5克

每日1剂,水煎两次,取汁300~400ml,分两次温服,服6剂调情志,适当运动。4月24日复诊,左上腹及胁肋疼痛减轻,继服12剂。5月8日复诊,症状已控制,原方去川楝子、元胡加佛手15克,服药10余

剂,复查 B 超见肝囊肿 1.1 cm × 1.0cm 大小,脾大,效不更方,又服药 30 余剂,复查 B 超肝囊肿消失,脾正常。

按:患者以"左上腹及两胁疼痛"为主要症状,当属祖国医学"胁痛"范畴,B 超检查"肝囊肿、脾大",按中医辩证本病病位在肝胆脾,肝为刚脏,主疏泄,性喜条达,主藏血,体阴而用阳。若情志不舒,饮食不节,久病耗伤,劳倦过度,或外感湿热等病因,累及肝胆,导滞气滞血瘀,湿热蕴结,肝胆疏泄不利,或肝阴不足,络脉失养,即可引起胁痛《杂病源流犀烛·肝病源流》说:"气郁,由大怒气逆,或谋虑不决,皆令肝火动甚,以致肤胁肋痛。"本案以左上腹及两胁疼痛,易怒烦躁,情志不畅,致肝脉不畅,肝气郁结,气机阻滞,不通则痛,另肝病易克脾土,肝郁气滞易导致血瘀。中医治宜疏肝理气,活血化瘀,止痛散结,方用柴胡疏肝散合金铃子散加减。方中柴胡疏肝解郁;香附、枳壳、陈皮理气止痛;川芎、赤芍活血行气通络;白芍、当归柔肝缓急止痛;川楝子配元胡增强理气化瘀止痛之效;丹参配郁金活血化瘀消癥;鳖甲、大贝有清热化痰散结功效,白术配甘草益气扶正。诸药合用共奏疏肝理气、化瘀止痛散结之功效。患者服药 2 月诸症状消失。

（赵芸　郝静宜）

胁痛　肝郁脾虚,肝经湿热（胆囊结石）

韩某某,女 31 岁,滕州市实验小学教师,因右胁疼痛,伴有大便稀溏半月,于 2018 年 6 月 19 日初诊。患者自半月前出现恶心、右胁痛,大便溏,每日 3—4 次,如水样,于我院门诊查腹部彩超室:胆囊结石,1.3 × 1.1 厘米,大便常规检查未见异常。现为寻求中药治疗来诊。症见:时有恶心,厌油腻,大便稀溏,每日 3-4 次,纳眠可,小便调。舌红苔黄白相间,脉弦细。中医诊断为胁痛,胆石症,证属肝郁脾虚,肝经湿热,西医诊断为胆囊结石,治宜疏肝健脾,清利湿热,利胆排石,方用小柴胡汤合参苓白术散加减。

处方:柴胡 10 克,当归 15 克,白芍 15 克,云苓 15 克,白术 15 克,党参 20 克,白扁豆 30 克,砂仁 10 克^(后下),山药 30 克,薏米 30 克,肉蔻 15 克,金钱草 30 克,鸡内金 20 克,冬葵子 15 克,海金沙 15 克,陈皮 15 克

每剂中药凉水浸泡 1 小时,武火煮开后改为文火煎煮半小时,砂仁后下,每剂煎煮两遍,每次煮取药汁 300ml,早晚饭后半小时温服。嘱其多运动,忌食辛辣油腻刺激性食物,保持心情舒畅,低脂肪,高纤维饮食。服用 6 剂后,于 6 月 26 日二诊,诉偶尔胁痛,大便正常,无明显不适,守前方继续服用。共服用 18 剂后,复查腹部彩超,胆囊结石缩小为 1.1×0.7 厘米,纳眠正常,二便正常,以原方去肉豆蔻,鸡内金改为 30 克,加枳壳 10 克。继续服用 12 剂。患者服药 30 余剂,后复查肝胆胰脾彩超,未发现胆囊结石。

按:胆石症是临床最常见的症状,表现右上腹疼痛,口苦,恶心,食欲不振,厌油腻,严重的伴寒战,高热黄疸等,属中医胁痛,腹痛,黄疸,胆胀等范畴。起病有七情内伤,饮食劳倦,外感六淫,蛔虫上扰等因素,肝郁气滞,胆失通降是根本《东医宝鉴》云:"肝之余气泻于胆,聚而为精。"胆为六腑之首,主贮存胆汁和排泄胆汁。而胆汁来源于肝,其气以和降为顺,以通为用,其通降依赖肝之疏泄,肝疏泄有度,则胆汁分泌如常,排泄通畅,肝郁气滞,则胆汁排泄不利,胆腑不通,如果长期情志刺激,情志抑郁,暴怒伤肝,致肝失条达,气机不畅,胆汁淤积,湿热内生,日久积聚为石,或者饮食偏嗜多食油腻厚味之品,伤及脾胃,升降失常,土壅木郁,肝胆疏泄失职,蕴生湿热,煎熬胆汁,或者六淫之邪外感湿热,或浸淫脾胃,或直犯肝胆,致肝失条达,郁结于内,亦有蛔厥之疾进入胆腑,邪气内淫,伤及少阳,胆络壅滞,故本病病位在胆,根在于肝,病及脾胃,治以疏肝解郁利胆排石为法。

本病初诊伴有大便溏泻,辨证与辨病相结合,以清热利湿、健脾舒肝为治法,方选小柴胡汤疏肝解郁,参苓白术散以健脾利湿以实大便。方中柴胡,白芍,当归,以疏肝解郁,使肝气条达;以云苓、白术、党参、扁豆、山药、薏米健脾利湿止泻;砂仁、肉豆蔻温中健脾补肾以止泻;以

金钱草、鸡内金、冬葵子、海金沙以溶蚀化石使结石结构发生松解,利于结石变小并促进排出。胆石症发病率高,临床症状变化多样,运用中药辨证辨病结合,取得满意疗效。

（郭艳苓　田传鑫）

第十三节 水气病医案

水气病 脾肾阳虚（神经性烦渴症）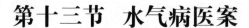

房某,女,37 岁,滕州市某企业工人,以小便频数,口渴欲饮,下肢浮肿 1 月余,于 2013 年 8 月 31 日就诊。患者体胖,面色灰暗,身重乏力,畏寒怕冷,四肢发凉,小便频数,腰膝酸软,小便日十数行,有时不能控制,脘腹胀满,纳呆便溏,寐差多梦,月经 15 岁初潮,经行 4–5 天,周期 25–28 天,末次月经 2013 年 7 月 15 日,量少色暗无块,带下正常,稍稀,舌质淡,苔白滑,脉沉弱。查体见体型偏胖,心肺听诊正常,肝脾肋下未及,双下肢轻度凹陷性水肿,血压 115/70mmHg,辅助检查:心电图正常,B 超检查肝胆胰脾、双肾及妇科、下肢静脉动脉均未见异常,血糖血脂正常,尿常规正常,尿比重正常,各项检查未发现肿瘤。病属中医水气病,由脾肾阳虚,不能化气行水所致。治宜温阳利水,健脾补肾,以真武汤合缩泉丸加减。

处方:附子 10 克,茯苓 20 克,白芍 15 克,白术 20 克,泽泻 15 克,干姜 10 克,益智仁 30 克,桂枝 10 克,山药 30 克,山萸肉 15 克,杜仲 15 克,覆盆子 15 克,党参 15 克

每日 1 剂,水煎两次,取汁 300～400ml,分两次温服,服 6 剂。避风寒,畅情志,忌劳累,多运动。患者服药 30 余剂,诸症消失,随访半年未再复发。

按:中医水气病,《黄帝内经》中称为"水",并根据不同证候分为"风水""石水""涌水"等。其病因病机《素问·水热穴论》指出:"故其本在肾,其末在肺。"《素问·至真要大论》又指出:"诸湿肿满,皆属于脾。"患者小便不利,四肢沉重疼痛,或肢体浮肿,皆为脾肾阳虚不能化气利水之象。水气病的基本病机是人体的水液代谢出现异常,病位在肺脾肾三脏,盖肺为水之上源,肾为水之下源,脾居中焦为枢,今脾肾阳

气俱虚,气化不利,清阳不升,精微不布,肺不能为脾输布津液,下焦气微,关门失控,故见口渴而小便频数。本案方中附子大辛大热,温肾助阳以化水气,兼暖脾土以温运水湿;茯苓、白术健脾利湿,淡渗利水使水气从小便而出;白芍取其敛阴缓急以解身𥆧动;益智仁、杜仲、山药温补脾肾,固精缩小便;桂枝温阳通脉,化气利水;泽泻、山萸肉温补肾阴以助肾阳;党参健脾益气以助脾阳。诸药合用共奏温阳利水、健脾补肾之功效。

本案为"水气病",临床应与西医的糖尿病及尿崩症鉴别。水气病仅有口渴、尿频,无多饮多食,血糖正常,内分泌检查正常,未见各类肿瘤;糖尿病往往具有三多一少证,检查血糖高于正常值;尿崩症多与内分泌异常及各类肿瘤诱发有关。

(赵芸　张侠)

溢饮　肝郁脾虚 (神经性浮肿、特发性浮肿)

王某,女,42岁,2014年2月12日初诊。因"面部、双手发胀、双下肢浮肿3月"来诊。患者3月前无明显诱因出现面部及双手发胀,未重视,后症状持续不缓解,逐渐加重,并出现双下肢浮肿,倦怠乏力,劳累及精神刺激则病情加重,至滕州市中心人民医院诊疗,查心、肺、肝、肾、甲功均未见异常。患者苦恼,特为寻求中医治疗来诊。刻下症见:患者自觉面部、双手发胀,晨起明显,双下肢浮肿,乏力、倦怠,胸胁胀满、嗳气时作,无明显关节、肢体疼痛,无皮疹、红斑,无憋喘、短气,纳差腹胀,眠差,二便正常。常因劳累、精神刺激时加重。平素患者急躁易怒,善太息,腹胀、纳呆,寐差,月经尚正常。舌质红,苔薄,脉弦滑。中医诊为溢饮(肝郁脾虚、湿阻肌肤);西医诊为神经性浮肿,特发性浮肿。治宜疏肝理气,健脾祛湿。方选逍遥散合五苓散加减。

处方:柴胡10克,白芍15克,当归12克,云苓15克,薏苡仁30克,泽泻15克,香附15克,党参15克,炒白术15克,桂枝5克,合欢皮

15克,炙远志12克,甘草5克

文火煎煮两次,每次300ml,每日一剂,分早晚温服,连服6剂。嘱患者避免劳累,清淡低盐、低脂饮食,避免情绪波动,适当锻炼。2月19日二诊。患者服药6剂,浮肿较前明显减轻,胸胁胀满较前减轻,食欲及睡眠均较前好转。效不更方,原方继服6剂。2月26日三诊。继服6剂后,患者浮肿消失,仍有乏力感,余无不适,纳眠均正常。原方继服6剂以善其后。

按:特发性水肿是水肿较为常见的一种,确切的发病原因不清,故冠以"特发性"一称。多见于育龄期女性,水肿常为轻中度,有周期性,经休息、平卧后常可减轻。患者常有神经功能紊乱,伴有不同程度的神经过敏,情绪不安、急躁易怒、潮热盗汗等,常可因情绪、环境改变等诱发及加重。应该注意的是,在诊断之前应排除其他器质性病变引起的水肿,避免误诊。

水肿一症,历代医家多从肺、脾、肾三脏论治,殊不知与肝的关系亦极为密切。本案患者虽以脾虚症状表现较为突出,但仍有肝气郁结的表现,究其病因,实为肝气郁结不舒,而导致脾运化功能失常。据其症状及舌脉,诊为肝郁脾虚,运化失常,湿阻肌肤。方选逍遥散及五苓散加减。逍遥散以疏肝健脾,加合欢皮解郁安神,香附疏肝行气,五苓散健脾利水化湿,全方体现了木能疏土,气能行水的宗旨,因而亦收到满意的疗效。

(郝静宜 刘敏)

肾水 脾肾阳虚,湿阻水泛(慢性肾小球硬化症)

杜某,男,52岁,滕州市某企业工人,2008年8月15日初诊。因"全身浮肿半年,加重5天"来诊。患者半年前无明显诱因出现面部眼睑及双下肢轻度浮肿,未重视,后逐渐加重,于滕州市中心人民医院查尿常规:蛋白(+++),肌酐、尿素氮升高,怀疑肾病综合征,后患者出现严重腹水,遂至南京军区总医院行肾脏穿刺病理显示:慢性局灶阶段性肾小球硬化症,南京军区总医院予院内自制剂及金水宝治疗,具体治疗措施不详,治疗一月,效果不佳。查尿常规持续蛋白(+++)—(++++),红细胞少许,血尿素氮 16.5mmol/L,血清肌酐 25.3μmol/L,血白蛋白 18 克,全身高度水肿,包括颜面眼睑、四肢、腹部膨大如鼓,小便量少,近 5 天出现身体发热,T37.8℃,咽痛,喉痒,时有干咳,纳呆不能进食,头晕、目眩、短气懒言,大便溏。查体:咽部充血,听诊双肺呼吸音粗,未闻及明显干湿啰音,BP140/80mmHg,血常规正常。舌淡,苔白滑腻,脉沉细。中医诊为肾水,证属脾肾阳虚,湿阻水泛;西医诊为慢性局灶阶段性肾小球硬化症。治宜补肾温阳,健脾利水,佐以清热利咽。方选五苓散合肾气丸合桔梗汤加减治疗。

处方:猪茯苓各 20 克,桂枝 10 克,炒白术 15 克,泽泻 15 克,熟附子 10 克,大腹皮 15 克,冬瓜皮 30 克,山药 30 克,黄芪 60 克,芡实 30 克,桔梗 15 克,黄芩 10 克,白花蛇草 20 克,丹参 20 克,坤草 30 克,甘草 5 克,生姜 5 片

水煎服,每日一剂,水煎两遍,每次 300ml,饭后早晚温服。连服 6 剂。服上方 6 剂后,患者自诉咽痛、咽痒减轻,腹胀、纳食好转,大便成形,小便量较前略有增加,但水肿未消,原方去桔梗、黄芩,加薏苡仁 30 克、红花 15 克,服用 1 月后患者水肿明显减轻,继服 3 月水肿消失,其余诸症均有减轻,以上方为基本略有加减,共服半年,随诊患者无不适感,查尿常规:尿蛋白消失,小肾功恢复正常。

在患者服用中药过程中,同时口服强的松 50mg,早晨顿服,1 月后开始每周减 1 片,减至 20mg/d 后维持 3 个月,后根据症状及患者辅助检查结果逐渐停用。

生活护理:嘱咐患者注意休息,注意低盐、低脂、优质蛋白饮食,每日饮用纯牛奶 500ml,鸡蛋白 1 个,注意预防感冒。

按:本案患者临床症状表现为高度水肿,高血压、高脂血症及低蛋白血症。病理表现为慢性局灶阶段性肾小球硬化,中医属于"水肿"、"肾水"范畴。《内经》最早提出水肿分类,强调肾在发病的重要性。如

《素问·水热穴论》有："肾者,胃之关也,关门不利,故聚水而从其类也。"治疗上提出发汗利小便的原则。《金匮要略》按五脏证候特点,把水肿分为风水、肝水、心水、肺水、脾水五大类。张景岳强调补脾益肾的重要性,认为补益为治疗水肿的正法。总之,在汉唐以前治疗水肿主要是攻逐、发汗、利小便,后世医家又充实了健脾、补肾、温阳、活血等扶正固本及攻补兼施之法。本案患者辩证属脾肾阳虚,湿阻水泛,同时有咽痛、咽痒,咽部充血等热像,故治疗上标本兼治,以补肾温阳,健脾利水为主,根据张主任临床经验,各类急慢性肾病发病诱因与上呼吸道炎症密切相关,固以清热利咽为辅。方以五苓散健脾化湿、淡渗利水,熟附子、山药、芡实温阳益肾,黄芪、大腹皮、冬瓜皮益气利水消肿,同时芡实、山药性收敛,有固精作用,以减轻尿中蛋白漏出,以桔梗汤加减清热利咽以治标,本方标本同治,攻补兼施,同时配合西医激素治疗,坚持治疗半年,获得满意疗效。至今已近 6 年,坚持口服上方,病情稳定,未见复发。

（郝静宜 杨国梁）

水肿 脾肾阳虚 （肾病综合征）

孙某,男,30 岁,2013 年 10 月 10 日初诊。患者因:"颜面及双下肢浮肿反复发作 1 年余"来诊。患者 1 年前无明显诱因出现颜面、双眼睑及双下肢浮肿,伴有腰膝酸软,头晕、恶心,小便量减少,于滕州市中心人民医院查:尿常规:蛋白(+++),潜血(+),血白蛋白 28g/L,诊断为"肾病综合征",经住院治疗后好转出院,出院后服用强的松 20mg/d,缬沙坦、黄葵胶囊等药物治疗,1 年来仍反复发作。1 月前因外感后又出现双下肢浮肿,腰膝酸软,发凉,咽部疼痛,倦怠、乏力,纳呆、头晕,小便量少,大便不成形,无咳嗽、憋喘,无发热。为寻求中医药治疗就诊于门诊,查体:患者颜面㿠白,舌体胖大,苔黄白相间,偏厚腻,脉沉细。中医诊为水肿,证属脾肾阳虚,西医诊为肾病综合征。治宜温阳化气,健脾益肾,方选真武汤合五苓散加减。

处方:黑附子10克,炒白术15克,云苓20克,猪苓15克,桂枝10克,泽泻15克,车前子15克,山药30克,党参15克,桔梗10克,黄芪15克,黄芩10克

文火煎煮两次,每次300ml,每日一剂,分早晚温服,连服6剂。嘱患者低盐、低脂、优质蛋白饮食,每日1个鸡蛋白,1袋纯牛奶。2013年10月17日二诊。服药6剂后患者腰冷减轻,小便量增加,双下肢浮肿较前稍减,咽部疼痛消失,仍腰部酸软,倦怠乏力,仍以上方为基础,去桔梗、黄芩,黄芪改为30克,桂枝改为肉桂5克,车前子改为30克,包煎。继服6剂。10月24日三诊。患者自诉服上方后食欲增加,腰酸及乏力均较前明显减轻,二便正常,双下肢浮肿较前明显减轻,仍以上方稍加减共进30剂后患者症状基本消失,仅感时有腰酸、乏力,复查:尿常规:蛋白(—),血白蛋白30g/L,仍以上方加减,继服共3个月后患者症状全消失,无明显不适感,复查尿常规及血生化均正常。嘱患者改服金匮肾气丸以善后,随访1年未再复发。

按:根据本案患者症状及实验室检查诊断为肾病综合征,本病可由多种病因引起,以肾小球基底膜通透性增加,表现为大量蛋白尿、低蛋白血症,高度水肿、高脂血症的一组临床症候群。西医以对症利尿消肿、减少尿蛋白,抑制免疫与炎症反应治疗为主。

中医本病属“水肿”范畴,证属“脾肾阳虚”。患者表现为颜面、四肢浮肿,腰膝酸软、怕冷,乏力倦怠、纳呆、小便量少,均为脾肾阳虚,水湿不能气化,阳虚不能温煦的表现,舌脉均为佐证。故治疗上以真武汤合五苓散以温阳化气、健脾补肾,使小便通利,清阳得升,浊阴得降,故能收效,值得指出的是,初诊患者合并有感染情况,故使用桔梗、黄芩、黄芪以清热解毒、扶正固本及防治感染,每收良效。

(郭艳苓 杨国梁)

水肿 脾肾亏虚兼血瘀 (糖尿病肾病)

患者栾某,女,51岁,滕州市张汪镇人,农民。因“发现血糖升高

16年,泡沫尿6年,双下肢水肿5年",于2018年5月12日初诊。患者2002年因烦渴、多饮、多尿在市中心人民医院查出血糖升高,诊断为2型糖尿病,予二甲双胍缓释片及阿卡波糖口服降糖,未系统监测血糖,血糖控制差。6年前患者出现泡沫尿,在滕州市某医院查出尿蛋白3+,诊断为"糖尿病肾病",予百令胶囊等口服治疗效差。5年前患者出现眼睑及双下肢水肿,在滕州市某肾病医院查血清白蛋白25.6g/L,24h尿蛋白定量4.6g,诊断为"肾病综合征"。继续予降糖及降低尿蛋白治疗,缬沙坦及百令胶囊等口服,效果较差。全身水肿仍反复发作,时轻时重。现为寻求中医药治疗来诊。症见:双眼睑、腰腹及双下肢水肿,尿量减少,畏寒,乏力困倦,纳少,尿少,便溏,舌体胖大,边有齿痕,苔白滑,脉沉缓。中医诊断为水肿病,证属脾肾两虚;西医诊断为糖尿病肾病,肾病综合征。治宜健脾补肾,利尿消肿,方以四君子汤合五苓散加减。

处方:党参30克,黄芪60克,云苓20克,炒白术20克,芡实30克,山药30克,鹿含草20克,益母草30克,牛膝15克,桂枝10克,泽泻20克,陈皮15克,山萸肉15克,附子10克,巴戟天10克

上方文火煎煮2次,每次250ml,每日一剂,分早晚温服,连服7剂。嘱患者低糖、低盐、低脂、优质低蛋白饮食。5月19日二诊,服药后乏力减轻,仍有困倦,双下肢仍有水肿。仍以上方为基础,去山萸肉,加薏苡仁30g,冬瓜皮30g。继服6剂。5月26日三诊,水肿减轻,口干渴,舌红苔黄,便干脱发。以5月12日方去附子、巴戟天、陈皮,加黄连10克,女贞子15克,旱莲草20克,冬瓜皮30克。患者服用上方后水肿明显减轻,乏力及困倦大减,尿量增加,大便逐渐正常。复查尿蛋白2+至1+之间,24h尿蛋白3.2g/L。继续以上方为主加减,共服28剂后患者水肿消失,尿蛋白1+,24h尿蛋白减至2.8g。共服4个月后患者水肿及泡沫尿消失,畏寒消失,大便正常。复查肝功、小肾功、尿沉渣恢复正常。患者现在每月服用中药10剂调理巩固,治疗效果满意。

按:本病属中医"水肿病"范畴,常因外感、内伤多种原因造成肺脾肾三脏对水液宣化输布功能失调,致使体内水液潴留,泛滥于肌肤,引

起以头面、眼睑、四肢、腹背甚至全身浮肿。本病多属本虚标实之证。以肺、脾、肾虚损为本,以风、寒、湿、热、毒、瘀、气滞、水液为标。该患者有明确的 2 型糖尿病病史,在此原发病基础上逐渐出现泡沫尿及水肿,病程日久,反复发作,耗伤正气,故四肢乏力困倦;伤及脾肾,久病气血不足,淤滞不畅,水液宣化无力,脾肾两虚,运化失常,水液停留肌肤,故水肿、少尿;脾虚气机升降功能失常,故纳少,舌体胖大,边有齿痕,苔白滑,脉沉缓,均为脾肾阳虚之证。治宜补肾健脾,利尿消肿,方以四君子汤合五苓散加减。四君子汤中党参、白术、茯苓、益气健脾,利水消肿,加泽泻、冬瓜皮增加渗湿之功能;加芡实、山萸肉、附子巴戟天温肾助阳,陈皮行气利水;益母草活血化瘀、利尿消肿,牛膝补肝肾,引血下行利水湿,全方使脾肾得补,水肿得消。每获良效。

（张崭崭　杨国梁）

风水　风邪犯肺,肺脾气虚　（急性肾小球肾炎）

赵某,男,28 岁,枣庄山亭人,某中学教师。以面部浮肿、酸懒乏力一月余,于 2019 年 2 月 20 日初诊。患者一月前因发热、血尿、浮肿等症在山亭区人民医院就诊,经完善相关检查,西医确诊为急性肾小球肾炎,遂驱车前往省立医院,经过系统治疗半月余,病情稳定后出院调养,现症见面部眼睑浮肿,四肢及全身微肿,周身酸楚乏力,伴有恶寒、发热,咽喉肿痛,小便不利等症。舌质红,苔薄白,脉浮。查体见咽部充血,滤泡增大。今查尿沉渣示:潜血 2+,蛋白 2+。结合病史及现症,中医诊断为风水,证属风邪犯肺,肺脾气虚。治宜疏风清热,宣肺行水,健脾补肺,方选银翘散、越婢加术汤、五苓散等加减。

处方:双花 15 克,连翘 15 克,浙贝 15 克,射干 15 克,桔梗 15 克,黄芩 10 克,麻黄 10 克,山药 30 克,茯苓 20 克,炒白术 20 克,泽泻 15 克,芡实 30 克,黄芪 30 克,党参 30 克,鹿衔草 20 克,白茅根 30 克,小蓟 15 克,甘草 5 克。

上方六剂,清水浸泡一小时,武火煮沸后文火煎煮 20 分钟,每剂煎煮二次，每次煎 300 毫升，分早晚二次饭后服用，每日一剂。嘱低盐饮食，忌食辛辣、烟酒等刺激性物品。起居有时，避风寒。2 月 27 号二诊，服药期间无明显不适，纳眠可，上方加前胡 15 克，陈皮 15 克，继服 6 剂。3 月 9 日三诊，眼睑浮肿较前减轻，小便稍顺畅，声哑，上方加胖大海 5 克，木蝴蝶 10 克，继服 20 余剂，后随访知，全身浮肿基本消失，无咽部不适，声音可，纳眠二便调，检查尿沉渣蛋白（—），潜血（—），已能胜任轻微劳动。

按：急性肾小球肾炎的发病机制大部分是由感染所诱发的免疫反应引起，免疫、炎症机制在疾病发展过程中起重要作用，西医治疗方法是以对症治疗及防止肾功能恶化、防治严重合并症为主要目的。本病配合中医药辨证施治，可有效改善肾功能。从中医角度分析本症，"风水"是由于风邪袭肺，肺失宣肃，不能通调水道为主要发病原因的一类水肿，以发病较快，水肿发展迅速，并伴有风邪表证为其临床特点的病证。病机上则认为"其本在肾，其标在肺"《金匮要略·水气病脉证并治》曰："寸口脉沉滑者，中有水气，面目肿大，有热，曰风水。视人之目窠上微拥，如蚕新卧起状，其颈脉动，时时咳，按其手足上，陷而不起者，风水。"

本案应用银翘散、越婢加术汤、五苓散加减。方中双花、连翘气味芳香，既能疏散风热，清热解毒，又可辟秽化浊，故可透散卫分表邪，射干清热利咽，解毒散结；黄芩、桔梗清热利咽；麻黄宣散肺气，发汗解表，以去在表之水气；白术、黄芪、山药健脾化湿；茯苓、泽泻以助宣肺利水消肿。全方共奏疏风清热，利水消肿之功。但疏风宜致微汗为佳，利尿也以适当为度，因汗出太多易伤及阳气，利水太过致阴液耗损《丹溪心法·水肿》："水肿因脾虚不能制水，水渍妄行，当以参术补脾，使脾气得实，则自健运，自能升降运动其枢机，则水自行。"故而本病辅以五苓散健脾化湿，已增利水之效。鹿衔草、白茅根、小蓟收敛止血，芡实补肾固涩，现代药理治疗蛋白尿效果显著。诸药合用，共奏疏风清热，健脾补肺利水之功效。

（郭艳苓　田传鑫）

癃闭　肾虚痰阻血瘀（前列腺良性肥大）

宗某,男,年龄 53 岁,山东滕州张汪镇人,患者患 II 型糖尿病史 6 年余。口服西药降糖药血糖控制在正常水平,近年来小便自感不畅,夜间小便频,B 超诊为"良性前列腺增生",口服前列康每日 3 次,每次 4 粒,曾在某医院中医科以八正散加减治疗月余未效。于 2012 年 4 月 13 日来中医院就诊。刻诊:患者精神欠佳,面灰暗无华,自述小便频数,但淋涩不畅,时而欲解不出,时而小便失控,夜间小便多达七八次,伴腰酸软,畏寒肢冷,身重乏力,纳呆便溏,头晕耳鸣,失眠多梦,舌质淡,苔薄白。查尿 RT（一）、B 超"前列腺增生"排除尿道感染、尿路结石、泌尿系肿瘤。中医辨证属肾阳不足、气化无力、痰阻血瘀,治宜温补肾阳,化痰活血散结,方选自拟补肾通关散。

处方:附子 10 克,肉桂 5 克,熟地 15 克,山药 30 克,山茱萸 15 克,茯苓 15 克,丹皮 6 克,泽泻 10 克,仙灵脾 15 克,白术 15 克,水蛭 10 克,益智仁 20 克,刘寄奴 10 克,甘草 5 克

上方冷水浸泡 1 小时,文火煎煮两次,每次煎煮 30 分钟,两次收取水煎液 800ml,分早晚两次温服,药进 6 剂,小便较前通畅,夜间 4-5 次,腰膝酸冷好转,但纳呆便溏如故,上方去丹皮、泽泻加焦三仙各 20 克、生姜 5 片、益智仁 30 克,连服 20 余剂,小便顺畅,诸症消失后,本方加入三棱 10 克、文术 10 克,继服 2 月余,B 超检查前列腺已复正常。

按:良性前列腺增生症属于中医"癃闭范畴"。癃闭之名,首见于《内经》。《素问·灵兰秘典论》说:"膀胱者,州都之官,津液藏焉,气化则能出矣。""三焦者,决渎之官,水道出焉。"《素问·宣明五气篇》说"膀胱不利为癃,不约为遗溺。"可见正常人小便的通畅有赖于膀胱及三焦的气化正常,但究其气化之本,则源于肾之精气,即"肾阳"之气,须知肾主液而司二便,与膀胱相表里,人体水液的分布与排泄,主要依靠肾的气化作用,故肾有水脏之称,如《素问·逆调论》云"肾者水脏,主津液。"而肾主水液的具体功能又具体体现在升清、降浊、开与合四个方面,一旦肾气亏虚,特别是肾阳虚弱,则直接影响人体水液的代

谢,而癃闭的出现正是肾之气化不利而造成降浊及开合功能失调的表现。近年来现代医学对良性前列腺增生(BPH)的病理研究多数认为与雌、雄激素水平相关,有功能的睾丸对BPH的发生与发展起着决定性作用,而雌激素则是前列腺间质细胞前有力的生长调节剂,它与其特异性受体结合发挥作用,这是前列腺增生的又一个重要原因。

补肾通关颗粒由地黄、山药、山茱萸、茯苓、牡丹皮、泽泻、附子、肉桂、淫羊藿、白术、水蛭、益智仁、刘寄奴、穿山甲、车前子等药物组成。本方由金匮肾气丸为基础加减而成。方中熟地黄滋阴补肾为君药,臣以山茱萸、山药补肝脾而益精血;加以附子、肉桂之辛热,助命门以温化阳气。配泽泻、茯苓利水渗湿泄浊,牡丹皮清泄肝火。肾阳亏虚,气化不利,痰湿内生,痰阻日久则瘀血内生,故又加淫羊藿、益智仁补肾壮阳;白术健脾;刘寄奴活血化瘀;水蛭软坚散结。现代研究证明:金匮肾气丸中的附子、肉桂、熟地黄、山茱萸等补肾药物具有激素样的作用,通过调节睾丸及其还原物DHT水平来抑制前列腺增生;方中猪蹄甲可抑制前列腺上皮细胞DNA的合成,使增生的前列腺体积缩小。

2010-2012年,以上方研制成"补肾通关颗粒"治疗前列腺增生,通过120例临床观察,治疗组总有效率达94.3%,并获枣庄市科技进步二等奖。其学术论文发表在《中国实验方剂学杂志》2012.18(10)300

(张义明 张侠)

第十四节　淋证医案

血淋　脾肾俱虚（膀胱炎）

赵某,女,67岁,滕州市级索镇人,以尿血、尿急、尿频、尿痛20余天,于2013年9月18日就诊。患者曾在当地卫生室给予抗炎、止血等药物治疗,症状好转,但仍尿中带血、尿急、尿频、尿痛,口干渴,腰酸耳鸣,纳眠差,夜间盗汗,舌红,苔白黄相间,脉沉迟弱。糖尿病病史14年,无肝炎、结核等病史。查体见小腹轻压痛,无反跳痛,余(—)。B超示:膀胱炎,子宫附件未见异常,双肾及输尿管肾盂(—),尿常规示:WBC+,BLD+,GLU3+。病属中医淋证之血淋,由脾肾俱虚,脾不统血所致。治宜滋补肝肾,清热利水通淋,以六味地黄汤合小蓟饮子加减。

处方:熟地15克,山萸肉15克,山药30克,茯苓15克,党参15克,陈皮10克,小蓟15克,白茅根30克,仙鹤草30克,金钱草30克,白花蛇舌草20克,白术15克,甘草5克

每日1剂,水煎两次,取汁300～400ml,分两次温服,服6剂。忌食辛辣、酒肉之品,忌劳累,多饮水。患者服药20余剂,复查尿常规正常,继服原方20剂,随访病愈未再复发。

按:中医淋证之血淋,与现代医学的泌尿系感染、泌尿系结石并感染相似。东汉·张机《金匮要略·五脏风寒积聚篇》曰:"热在下焦者,则尿血,亦令淋闭不通。"其病因病机为久淋不愈,湿热耗伤正气,或年老久病体弱,皆可致脾肾亏虚,或气虚失统血之权,或肾亏阴虚火旺,火热灼伤脉络,血随尿出,则发为血淋。本案尿急、尿频、尿痛,为膀胱湿热,气化失职;阴虚内热,虚火上炎,津微不布,则口干渴;夜间盗汗,舌红,苔白黄相间,脉象沉滑,均为阴虚火旺之象。治宜滋补脾肾,清热利水通淋,方用六味地黄汤合小蓟饮子加减。方中熟地甘温滋肾阴,山萸肉酸温收敛补养肝肾,山药甘平滋阴补脾阴以滋肾阴,茯苓甘平淡渗利

湿健脾;党参、白术、陈皮助健脾益气之力;小蓟、白茅根、仙鹤草清热利湿兼凉血止血,辅以金钱草、白花蛇舌草助清热解毒之功效。诸药配伍共奏滋补脾肾、清热利湿通淋之功效。

本案为血淋之证,脾主运化,主统血,脾气虚则血失统摄。肾者主水,肾阴虚水亏而火旺,易扰动精血。故治疗宜脾肾同补,佐以清利止血之品,收效甚佳。

(赵芸 徐守莉)

血淋 肾虚兼血瘀(膀胱癌)

刘某某,男,76岁,滕州市滨湖镇人,因膀胱占位性病变于2018年1月31日前来就诊。现症见:尿血,小便不畅,腰痛,不寐,舌淡,苔白滑,脉滑。西医诊断为膀胱癌,中医诊断为淋证(血淋),由肾虚兼血瘀而致,治宜滋肾健脾,活血化瘀,方用四君子汤、附子五苓散合肾著汤加减。

处方:党参30克,云苓30克,炒白术20克,附子15克,水蛭10克,泽泻15克,桂枝10克,干姜10克,金钱草30克,白花蛇舌草20克,茅根30克,黄芪30克,酸枣仁20克,合欢皮15克,大贝15克,甘草5克,益智仁20克。

上方用凉水1500ml浸泡1小时,武火煮沸后改文火煎煮30分钟,取药汁300ml;二遍加水1000ml,同样方法煎煮,取药汁300ml,睡前半小时服用第一遍,以助睡眠,次日早饭后半小时服用第二遍,每日一剂。嘱患者多喝水补充水分,不吃辛辣食物,少喝酒;适当补充维生素,多吃鸡蛋黄、胡萝卜、绿叶蔬菜、水果,适当吃一些动物肝脏等富含维生素的食品。首诊服药6剂后,患者于2月7日复诊,家属述尿血消失,效不更方,上方10剂继服。于2月21日复诊,诉近日寐差,小便带血块,上方枣仁加至30克,去桂枝,加小蓟15克,仙鹤草30克,以凉血止血,消肿祛瘀。继服中药14剂,3月7日复诊,小便仍见红,上方基础上加用三七粉6克,地黄30克,以滋阴活血止血。3月21日复诊,尿红止,感乏力,加用黄芪 40 克,以补益脾气。患者服药近半年,病情未再发展。

按: 膀胱癌是指发生在膀胱黏膜上的恶性肿瘤。发病与吸烟、职业因素、饮食因素、药物、遗传、慢性感染、结石、辐射、硒元素缺乏等密切相关。大约有 90% 以上的膀胱癌患者最初的临床表现是血尿,通常表现为无痛性、间歇性、肉眼全程血尿,有时也可为镜下血尿。

血淋系"五淋"之一,属淋证范畴。《诸病源候论·淋病诸候》:"血淋者,是热淋之甚者,则尿血,谓之血淋。"《医宗金鉴》:"血淋心热伤血分;尿血同出茎中疼,清利须用小蓟饮,茎中痛甚五淋从。"血淋病位主要在膀胱和肾,且与肝脾亦有关。其主要发病机理为湿热蕴结下焦,导致膀胱气化不利。病久则可由实转虚,而见虚实夹杂证。其发病机理主要有以下两方面:(1) 膀胱湿热:多因阴部不洁,秽浊之邪侵入膀胱,酿成湿热,热盛伤络,迫血妄行,故小便涩痛有血,而成血淋。(2) 脾肾亏虚:久淋不愈,耗伤正气,或房事不节,皆可导致脾肾两虚,肾阴不足,虚火灼络,血不循经,故尿中夹血,而致血淋。本病患者系年老体弱,精血不足,脾肾亏虚,寒湿血瘀积聚。治宜滋肾健脾,活血化瘀,方用四君子汤、附子五苓散合肾著汤加减。其中四君子汤补脾益气,附子五苓散温阳化水,肾著汤祛寒除湿,三方合用,温阳散寒,利水化浊。对于癌症的辨证治疗,须注重扶持正气,顺其脏器,治疗癥瘕,应验了中医的正气盛则邪气衰。

(张侠 刘敏)

淋证　膀胱湿热（急性尿路感染）

孙某,女,45 岁,滕州市北辛办事处人,以尿频、尿急、尿痛 1 周,加重 1 天,于 2013 年 8 月 3 日就诊。患者 1 周前无明显诱因出现尿频、尿急、尿痛,未作任何治疗。今日感到症状加重,尿频、尿急、尿痛,小腹作痛,口干,小便黄,舌有齿痕,苔黄白相间,脉滑。查体见咽部充血,双肺呼吸音清,小腹轻压痛,肝脾肋下未及。尿常规 WBC+,PRO－,B

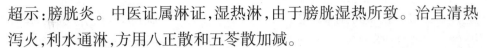

超示:膀胱炎。中医证属淋证,湿热淋,由于膀胱湿热所致。治宜清热泻火,利水通淋,方用八正散和五苓散加减。

处方:萹蓄 15 克,瞿麦 15 克,炒车前子 15 克^(包煎),灯芯草 5 克,金钱草 30 克,云苓 15 克,炒白术 15 克,泽泻 15 克 滑石 30 克^(包煎),大黄 10 克,白花蛇舌草 20 克,甘草 5 克

每日 1 剂,水煎两次,取汁 300~400ml,饭后半小时分两次早晚温服,服 6 剂。忌食辛辣之品,勿饮酒,多饮水。患者服药 6 剂后,尿路刺激症状减轻,口干渴明显,原方加沙参 15 克,麦冬 15 克,以滋阴生津、宣肺利咽,服药 10 余剂,尿路刺激症状消失,口干渴减轻,复查尿常规正常。但患者出现小便无力,舌红少苔,脉弦细,已见肾阴虚之象,治宜利湿泄热,滋阴补肾,方用猪苓汤合六味地黄汤,继服药 20 余剂,病愈未再复发。

按:中医之淋证,现代医学多称为膀胱炎和尿道炎,均为下尿道感染。其病机与肾虚和膀胱湿热有关,也称"膀胱尿道热",它是以膀胱湿热为主而导致的气化失职,尿道不利,排尿不畅的一类病症。患者以"尿频、尿急、尿痛"为主要症状,初期证属湿热证,见小便频急,淋漓不尽,尿道涩痛,小腹拘急,痛引腰腹。《景岳全书·淋浊》谓"淋之初病,则无不由热剧",说明淋证初起多属湿热蕴结膀胱。本案治宜清热泻火,利水通淋,方用八正散加减。方中瞿麦利水通淋,清热凉血;辅以萹蓄、炒车前子、滑石、泽泻、灯芯草、金钱草清热利湿,利尿通淋;以大黄清热泻火,引热下行;茯苓、白术健脾利水。诸药合用共奏清热泻火、利水通淋之功效。病至后期,肾气渐衰,邪去正虚,出现腰膝酸软,四肢无力,头晕耳鸣,小便无力等症,此已有湿热证转为肾虚,故终以猪苓汤合六味地黄汤而愈。

淋证分为五淋,即湿热淋、石淋、膏淋、血淋和劳淋。本案初期见湿热象,以八正散见功,后期肾气衰,加之凉品用之太久,出现肾虚征象,改为猪苓汤合六味地黄汤而获痊愈,体现了中医同病异治的特色。

（赵芸 刘敏）

石淋　下焦湿热（肾结石）

王某,男,43岁,滕州市官桥镇人,建筑工人。因反复突发性腰腹痛3月余,于2018年9月15号就诊。患者近三月来突发性左侧腰部疼痛3次,发作时间均在夜间或凌晨,疼痛突然之间加重,表现为剧烈尖锐的绞痛,伴有面色苍白,冷汗,小便涩痛不利,肉眼可见血尿,小便排出砂石后疼痛缓解。两月前曾在外院诊疗,泌尿系B超示肾结石、输尿管结石,并伴轻微肾积水;尿常规提示有红细胞。已行体外冲击波碎石治疗,并行抗炎治疗,大量饮水后排尿,尿中有砂石排出,后行B超检查肾结石明显减少。现患者症见偶有小便艰涩,少腹拘急,腰腹痛,尿中带血,平素喜食辛辣厚味之品,舌质红,苔薄黄腻,脉弦。查体见左侧腰部叩击痛。B超仍提示有较小肾结石。本病属中医学之"石淋"范畴,证属下焦湿热。西医诊断为肾结石。治以清热利湿,通淋排石,方选石韦散加减。

处方:金钱草30克,石韦15克,冬葵子15克,滑石15克,瞿麦15克,车前子15克,海金沙30克,鸡内金12克,白芍15克,小蓟12克,生地黄15克,藕节12克,栀子12克,黄芪15克,甘草12克

上方水煎服,每日一剂,连服6剂。每次400毫升,分早、晚饭后温服。嘱平时注意多饮水、勤活动,可稀释尿液,减少尿盐沉积,有利于排出结石,同时配合多跑、跳,做体操等,促使结石移动、排出,饮食上忌辛辣食物。9月22日二诊,患者小便较前顺畅,小腹无不适,无肉眼血尿,舌苔薄黄,上方继服6剂。10月6日三诊,偶见尿中有砂石排出,小便顺畅,稍感乏力,舌质淡红,苔薄微黄,上方去藕节、小蓟,改黄芪为30克,加白术15克,继服10余剂,后随访痊愈。

按:中医"石淋"以腰腹痛并伴见小便艰涩、尿中有砂石排出为主症,现代医学的肾结石、输尿管结石都属于中医石淋之范畴。其病因病机主要由下焦湿热引起,湿热蕴结下焦,煎熬尿液,结为砂石,随尿排出则可见砂石;不能随尿排出则小便艰涩疼痛;结石损伤络脉则可见尿中带血;结石阻滞,气血不通则腰腹绞痛;苔黄腻为湿热所致,湿

热、砂石结聚下焦,使膀胱气化不利,形成石淋。正如明代王绍隆在《医灯续焰·小便淋闭脉证》中说:"大抵者三焦气化不及,热迫膀胱,令水道涩涩之所成也。"选用石韦散清热利湿,通淋排石。方中金钱草能利水通淋,排除结石,为治疗泌尿系结石要药,以石韦、冬葵子、瞿麦、滑石、车前子、海金沙以利尿通淋清热,使湿热从小便而出,鸡内金化坚消石配金钱草增强化石排石之功,加白芍、甘草以缓急止痛,加小蓟、生地、藕节以凉血止血,栀子清热泻火,加黄芪补气以防攻伐太过。另外根据现代研究,结石患者的饮食原则宜倾向于低动物蛋白、高维生素的素食。草酸结石发病率占结石症中的绝大多数,要求限制摄入高草酸食物,少食菠菜、香菇、菜花、油菜、芦笋等,多进食水果。尿液的碱化在尿酸结石的预防和治疗中有重要意义,宜选食碱性蔬菜和水果。

(郭艳苓 郭方超)

尿浊 脾虚湿热下注(丝虫病,乳糜尿)

马某,女,77岁,滕州市大坞镇村民,以腰痛伴小便混浊20余日,于2013年9月25日就诊。患者20余天前劳累受凉后出现腰酸、腰痛,小便混浊,时见块状,每以进食豆腐、牛奶等高蛋白物则尿浊加重。在滕州市中心人民医院检查,B超示:双肾积水,尿常规示:WBC2+,BLO2+,微丝虫卵检查阳性,给予抗生素等药物治疗,效不显著。现腰痛,小便混浊,感觉异常,舌淡,苔白黄相间,脉沉弱。尿浊病史多年,西医诊为丝虫病,乳糜尿。无高血压病、糖尿病病史。查体见双肾区轻叩击痛,余(一),X线造影示肾盂肾盏变形。病属中医尿浊,多由湿浊下注、脾肾亏虚所致,治宜温肾健脾,利湿分清化浊,以草薢分清饮加减。

处方:草薢30克,石菖蒲15克,益智仁20克,乌药15克,白花蛇舌草20克,炒车前子15克,萹蓄15克,瞿麦15克,党参15克,山药30克,杜仲15克,云苓20克,炒白术20克,金钱草30克,甘草5克

每日1剂,水煎两次,取汁300~400ml,分两次温服,服6剂。忌

食辛辣豆制品之物,忌劳累,多饮水。患者服药 30 余剂,复查 B 超、尿常规正常,随访病愈未在复发。

按:中医尿浊以腰痛、小便混浊为主,与现代医学的丝虫病、乳糜尿、慢性肾盂肾炎、慢性前列腺炎等相似。其病因病机多有脾肾阳虚、湿浊下注引起,肾阳不足,膀胱气化无力,不能分清泌浊;脾虚中气不足,运化无力,不能升清降浊,精微不布,谷气下注,脂液外泄,则小便混浊;"腰为肾之府",肾阳虚则腰痛腰酸;舌淡,苔白黄相间,脉沉弱,均为脾肾亏虚之象。本案治宜温肾健脾,利湿分清泌浊,方用萆薢分清饮加减。方中萆薢为君,善于利湿,分清泌浊,是治白浊之要药;益智仁温肾阳,缩小便为臣药;乌药温肾祛寒,暖膀胱以助气化,石菖蒲芳香化浊,分利小便,共为佐药;配以萹蓄、瞿麦、炒车前子清热利湿;白花蛇舌草、金钱草助清热解毒之力;配山药、杜仲、党参、云苓、白术助健脾益肾。诸药合用共奏温肾健脾、利湿化浊之功效。

临床应将淋证、癃闭、尿浊相鉴别。淋证,不论何证型,必有淋涩、疼痛;癃闭,仅有尿不畅,而无涩痛;尿浊,仅有小便白浊或成块,无闭涩和疼痛。

(赵芸　郝静宜)

劳淋　脾肾阳虚,气虚不固（慢性膀胱炎）

李某,男,56 岁,滕州市某事业单位离岗职工,2013 年 10 月 25 日初诊。因"小便淋漓不尽 2 年,加重 1 月"来诊,患者 2 年来开始感觉小便淋漓不尽,时有轻微涩滞、疼痛感,时有烧灼感,劳累加重,未系统治疗,近 1 月来病情逐渐加重,大便溏,小便淋漓不尽,夜间多达七八次,严重影响生活和睡眠。故来医院就诊。诊见:患者面色㿠白,倦怠乏力,畏寒肢冷,腰膝酸软,小腹冷痛坠胀感,气短懒言,舌淡白,脉沉细无力。辅助检查:尿常规未见明显异常。泌尿系彩超检查:膀胱炎征象。中医诊为劳淋(脾肾阳虚,气虚不固);西医诊为慢性膀胱炎。治宜固肾缩尿,方选真武汤、六味地黄汤加减。

处方:熟附子 10 克,干姜 5 克,熟地 15 克,山茱萸 15 克,山药 30 克,丹皮 10 克,云苓 15 克,泽泻 10 克,益智仁 30 克,巴戟天 10 克,党参 15 克,白花蛇草 20 克

每日一剂,水煎两遍,每次 300ml,饭后温服。连服 6 剂。平时注意避风寒,及食用生冷食物等。二诊:2013 年 11 月 3 日复诊。患者自诉大便成形,小便较前通畅,但仍夜尿次数多,有淋漓不尽之感,无疼痛、涩滞、烧灼感,上方加炒白术 15 克,继服 12 剂。三诊:2013 年 11 月 16 日复诊。患者自诉服用上方后,小便情况逐渐好转,无明显尿不尽感,夜尿 2 次,其余诸症亦有减轻,效不更方,继服 6 剂巩固药效。1 月后电话随诊,患者诉服完 6 剂后,症状完全消失,遂停药。

按:本例患者以"小便淋漓不尽"为主诉,且遇劳即发,属祖国医学"劳淋"范畴。对于"淋证"的病机,《诸病源候论·诸淋门》记载"诸淋者,由肾虚而膀胱热故也"。"肾虚则水下数而涩,则淋沥不宣,故谓之淋"。"劳淋者,谓劳伤肾气而生热成淋也,其状尿留茎中,数起不出,引小腹痛,小便不利劳倦即发"。劳淋属于内外相感的全身性疾病,初起多由湿热毒邪蕴藉下焦,导致膀胱气化不利,若治不得法,或病重药轻,余邪不尽,停蓄下焦,膀胱湿热毒邪上犯于肾,或久病肾气耗伤,二者相互影响,日久则转化为劳淋,以至于变证丛生,病情缠绵难愈。此时脏腑气血功能失调,机体防御机能下降,故每因过劳、感冒、情志刺激等因素诱发。"劳淋"的特点为本虚标实,肾虚为本,膀胱湿热为标,虚实夹杂。

中医传统上对于淋证的治疗大多以清利湿热为主,若淋证日久成劳,正气耗伤,气血虚弱,阴津耗伤,阳气虚衰表现明显时,则必须以扶正固本为主,同时辅以清热利湿之品,标本同治,本案患者表现为肾虚不固,气化固摄无力,小便失于固涩,故小便淋漓不尽,有尿不尽感。肾阳虚损,不能温煦,故形寒肢冷,小腹冷痛,方中附子、干姜温阳,巴戟天、熟地甘温、补阳益肾精;党参、炒白术健脾固本,益智仁、山药补肾、固精缩尿;以白花蛇草清利湿热,标本同治,故获良效。

(田传鑫 秦延讯)

第十五节　汗证医案

盗汗　肝旺脾虚（植物神经功能紊乱）

刘某某,男,23岁,滕州市龙阳镇人,农民。因夜间出汗1月余,加重1周,于2019年3月6日来诊。现症见:夜间出汗,全身汗出,醒后汗止,易急躁,精神紧张后亦汗出,视物有异物感,大便稀溏,时有胃部胀满,舌淡苔白黄相间,脉弦。中医属于盗汗,症属肝旺脾虚,相当于西医的植物神经功能紊乱。治宜疏肝泄热,健脾滋补肾阴,安神止汗,方用逍遥散合五味龙牡汤加减。

处方:柴胡10克当归15克,白芍20克,云苓20克,炒白术20克,山药30克,芡实30克,生龙牡各30克,合欢皮30克,五味子10克,鳖甲15克,覆盆子15克,乌梅10克,陈皮15克,生姜5片

上方加凉水1500ml,浸泡1小时,武火煮沸后改为文火煎煮30分钟,煮取药汁300ml第一遍睡前半小时温服;二遍加水1000ml,同样的方法煎煮,取汁300ml,早饭后半小时温服,每日1剂。平时控制情绪,保持心情舒畅,减轻工作压力,多运动,不要吃辛辣刺激性的食物。每日1剂,服药6剂后于2019年3月13日复诊,夜间出汗减轻,时有胃酸、胃胀,原方去乌梅,加白豆蔻10克,后下,半夏10克,健脾和胃降逆。又服6剂于3月20日复诊,汗止,情绪较前稳定,胃部胀满、胃酸未在出现,视物较前清晰。上方继服6剂巩固,3月随访未再复发。

按:祖国医学中,寐中汗出,醒来自止者称为盗汗。元代医家朱震亨《丹溪心法·盗汗》说:"盗汗属血虚、阴虚",又云:"盗汗者,谓睡而汗出也,不睡则不能汗出,方其熟睡也,溱溱然汗出焉,觉则止而不复出矣,非若自汗而自出也。"本病病因多有外感、内伤两种致病因素,外感诸邪致汗出者,起病一般较急;内伤虚损,阴阳气血失调所致之汗出者,则起病较为缓慢。本病病位在肝脾心肾,肝气旺盛,疏泄太过,津液外

泄,为汗。汗为心液,汗出较多,心血不足亦可导致心脾两虚,故精神紧张后易汗出,肝旺汗出耗伤阴津,可以出现肾阴虚症状,视物模糊有异物感,肝旺又可导致脾虚,脾虚升降失职,故大便稀溏,胃部胀满、胃酸。舌淡苔薄白黄相间,脉弦,均为肝旺脾虚之征象。治宜疏肝泄热,健脾滋补肾阴,安神止汗。方用逍遥散合五味龙牡汤加减。方中柴胡、当归、白芍疏肝柔肝,养血健脾,血和则肝和,肝和热自泄;云苓、白术、山药、白扁豆健脾祛湿止泻;五味子、龙牡、覆盆子、芡实、合欢皮补肝肾滋阴,宁心神之乱,益阴收敛止汗;乌梅酸敛止汗止泻,补肝肾;陈皮健脾和胃,调理升降功能。诸药共用,共奏疏肝泄热,健脾补肾,安神止汗之功效。每遇此种症状病者,辨证准确,此方灵验。

(赵芸 吴海燕)

自汗 肝旺肺脾气虚证（更年期综合征）

王某某,女,52岁,滕州荆河街道办事处人,退休教师。因不自主汗出2年余,于2018年4月11日来诊。现症见:汗出畏风,动或不动均汗出,时有急躁,且汗出较多,伴有乏力,寐差,大便干,2-3日一次,舌淡,苔薄白,脉弦缓。糖尿病病史5年,绝经2年。血、尿常规检查无异常,血糖控制在7-8mmol/l,余(一)。中医属于自汗,证属肝旺肺脾气虚证,相当于西医学的更年期综合征。治宜益气固表,疏肝健脾,养血安神,方选玉屏风散合逍遥散加减。

处方:生黄芪30克,防风10克,生白术30克,茯苓15克,酸枣仁20克,合欢皮30克,煅龙牡各30克,夜交藤30克,浮小麦30克,五味子10克,麻黄根20克,当归20克,柴胡10克,党参30克,甘草5克

上方用凉水1500ml浸泡1小时,武火煮沸后改为文火煎煮30分钟,取药汁300ml,头遍睡前半小时温服;二遍加水1200ml,同样方法煎煮,取药汁300ml,早饭后半小时温服。嘱其适当运动,增强体质,提高免疫力,控制情绪,避免情致刺激,避免劳累,少食辛辣刺激性的食物。

每日1剂,服药6剂后,于2018年4月11日二诊,诉出汗较前减轻,仍

有恶风怕冷,身体较前有力,大便不干,每日一次,睡眠稍有好转,上方加桂枝 10 克,生白芍 15 克,疏散风邪,和营养血。再服 6 剂,于 2018 年 4 月 18 日复诊,诉咽痛,查见咽部充血,滤泡增生,上方去桂枝,加桔梗 15 克,清热利咽。出汗轻,睡眠大有好转,自觉身体有力。继服中药 12 剂,患者复诊,症状基本消失。3 月随访,未再出现上诉症状。效果良好。

按:自汗属于中医汗证范畴,指由于阴阳失调、腠理不固,而致汗液外泄失常的病证。相当于某些慢性代谢性、消耗性疾病,如糖尿病、结核病等疾病。其中白昼汗出,动辄尤甚者,称为自汗《明医指掌·自汗盗汗心汗证》:"夫自汗者,朝夕汗自出也。"朱丹溪对自汗病理属性做了概括,认为自汗属气虚、血虚、湿、阳虚、痰。张景岳认为一般情况下自汗属阳虚。叶天士《临证医案指南》谓:阳虚自汗,治宜补气以卫外。本病病位在肝肺脾,肝主疏泄,肝气旺盛,疏泄太过,易急躁、汗出;肺主皮毛,脾主肌肉,肺脾气虚,则皮毛不固,肌表不实,腠理疏松,气虚卫外不固,津液外泄则汗出畏风;乏力,寐差,大便干为脾气虚弱,心神失养,脾虚失运之症,舌淡,苔薄白,脉弦缓为肝旺肺脾气虚之象。方用玉屏风散合逍遥散加减。方中黄芪,益卫固表止汗;白术补脾胃,实腠理,固表止汗,茯苓健脾补中利水渗湿,二者合用助君药益气健脾固护肌表;当归养血补虚,防风少量走肌表祛风,麻黄根入肺实卫气而固腠理,敛汗固表。酸枣仁养肝血,宁心安神,收敛止汗,浮小麦益心气而收敛止汗,煅龙牡固涩止汗,五味子敛肺止汗,补益肾精;柴胡疏肝健脾,党参益气健脾,甘草调和诸药。诸药合用,共奏益气固表,疏肝健脾,养血安神之功效。此方合用效果显著,为张师之验方。

(赵芸　张蕲蕲)

自汗　肺气虚,营卫失和(复感)

邢某某,女,56 岁,因恶寒,出汗 2 周,于 2018 年 4 月 20 日初诊。患者两周前,因腹泻于当地诊所用药治疗,具体治疗方法不详,使用药物后,出汗多、恶寒、无发热,倦怠乏力,周身酸软。时有胃胀,胃脘嘈杂、泛酸,大便正常,舌质淡白,苔白滑,脉浮。中医诊断为自汗证,证属肺气虚,营卫失和,肺卫不固;西医诊断为复感。中医治宜益气固表调和营卫,温中健脾。方用玉屏风散合桂枝附子汤合香砂六君子汤加减。

处方:黄芪 30 克,防风 10 克,炒白术 15 克,桂枝 10 克,附子 15 克,白芍 15 克,砂仁 15 克^(后下),半夏 10 克,陈皮 15 克,党参 20 克,云苓 20 克,麻黄根 20 克,鱼骨 30 克,大贝 15 克,炒麦芽 30 克,炒六曲 30 克

每剂中药凉水浸泡 1 小时,武火煮开后改为文火煎煮半小时,砂仁后下,每剂煎煮两遍,每次煮取药汁 300ml,早晚饭后半小时温服。6 剂,水煎服,每日 1 剂。嘱其注意休息,避免再次受风,平时加强锻炼,增加抵抗力,饮食清淡,不要吃辛辣刺激性的食物。2018 年 4 月 27 日复诊,患者自述服药以后症状明显减轻,现仅有乏力感,余无明显不适,上方继续服用 6 剂,巩固疗效。

按:汗证是指人体阴阳失调,营卫不和,腠理不固引起汗液外泄失常的病症。根据临床表现,可以分为,自汗,盗汗,多汗,黄汗等等。汗出异常作为症状,可以单独出现,也常伴见于其他疾病过程中。汉张仲景将外感汗出,根据不同表现分汗出、自汗出,大汗出,手足戢然汗出,头汗出,额汗出,盗汗,黄汗等,指出表里寒热、虚实皆可致出汗异常,分别于桂枝汤,白虎汤,承气汤,茵陈蒿汤等治疗,西医学中复感、植物神经功能紊乱,风湿结核病,低血糖,虚脱,休克,黄疸,以及某些传染病人,以汗出为主要表现,均可表现为汗证。

汗证主要病因病机有:1、肺气不足;如素体薄弱,病后体虚,或久患咳喘,耗伤肺气,表虚不固,腠理开泄,故自汗出。2、营卫不和;风邪外袭,致营卫不和,卫外不固,营不内守致汗出。还有,心血不足,阴虚火旺,邪热郁蒸,阳气衰微,正邪交争等等。治疗上以虚者补之,脱者固之,实者泻之,热者清之,寒者热之。

本例患者因腹泻使用药物不当治疗后,出现出汗,恶寒,无发热,

倦怠乏力,周身酸楚不适,辩证属肺卫不固,营卫失和。并有胃胀,泛酸,喜暖等脾胃虚寒表现,治疗以益气固表,调和营卫并温中健脾。方选玉屏风散合桂枝附子汤合香砂六君子汤加减治疗。方中以玉屏风散中黄芪内补肺脾之气,外以固表止汗为君药,白术健脾益气,助黄芪加强益气固表之功,防风走表而散风邪,固表不留邪,去邪不伤正,由补中寓疏,散中寓补之一。并以桂枝散风寒,通经络;附子祛风除湿,温经散寒,白芍与桂枝相配伍,解表散寒,调和营卫,并配以砂仁、半夏、陈皮、党参、茯苓以温中散寒,健脾益气;鱼骨、大贝以制酸护胃,炒麦芽、炒六曲消食积;麻黄根以敛汗,本方配伍,散中有敛,补而不滞,故能奏效。

(田传鑫 郭方超)

第十六节　精室病证医案

阳痿　心肾不交（前列腺炎）

周某某,男,36岁,山东滕州市界河镇人,因"阳痿不举1年余"于2013年4月10日就诊。即诊,患者精神苦闷,阳痿早泄,烦躁失眠,多梦易惊,胸胁胀满,手足心热,口舌生疮,渐不能行房事,睾丸坠胀,阴囊潮湿,腰膝酸软,心悸乏力,咽干口渴,饮食可,小便黄,大便调,舌红苔薄黄,脉细数。彩超:前列腺壁毛糙,提示前列腺炎,膀胱扫描未见明显异常;精液常规检查:精子不液化。患者平素性情急躁,工作时坐立时间较长,出门驾车代步,运动较少,自患病以来,辗转多方医治均无效,十分困苦,方来我处就诊。据其症候,属于阳痿(心肾不交),治宜:清心火,滋肾阴,交通心肾,方选交泰丸合知柏地黄汤加减。

处方:黄连10克,肉桂3克,熟地15克,山萸肉15克,山药30克,茯苓15克,泽泻10克,丹皮10克,知母10克,黄柏10克,阳起石30克,淫羊藿30克,韭菜籽15克,丹参15克,生龙牡各30克,合欢皮15克,阿胶10克^(烊化)。

上方6剂,冷水浸泡1小时,武火煮沸后文火煎煮30分钟,阿胶烊化冲服,每剂煎煮2遍,每次煎300ml,每日晚上睡前服用第一遍,第二日早饭后服二遍,每日一剂。17日上午8时2诊,服药后胃脘部痞闷,不欲饮食,以原方去熟地、丹皮、泽泻,加白术15克,取6剂,煎煮同前;24日上午10时3诊,诉阳痿不举症状稍减,小便排出顺畅,色清淡,阴囊干爽,睡眠状况改善,腰膝酸软无力明显好转,效不更方,继服6剂,煎煮同前,5月1日下午15时4诊,诉阳事举而坚,性生活正常,夜寐佳,纳食可,二便调,继续药物维持治疗,予上方6剂,服用同前。

按:阳痿,即ED,又称为勃起功能障碍,是指在企图性交时,阴茎勃起硬度不足,或阴茎勃起硬度维持时间不足于完成满意的性生活。

《马王堆汉墓医书·天下至道谈》载有对阳痿病最早命名,其称阳痿为"不能";《素问·阴阳应象大论》和《灵枢·邪气脏腑病形》称阳痿为"阴痿",至明代张介宾在《景岳全书·杂症谟·阳痿》中使用"阳痿"这一病名后,阳痿之名使用者始众。张介宾认为命门火衰、心脾受损、恐惧伤肾、肝郁不舒、湿热下注等为本病的致病因素,其中"凡男子阳痿不起,多由命门火衰,精气虚冷"指出命名火衰为其最主要病机,然《素问·五常政大论》曰"热则筋驰纵不收阳痿不用",说明因热致阳痿者,虽少而不可忽视。中医学认为,心主火在上,肾主水在下,在正常情况下,心火下降,肾水上升,水火相济,得以维持人体水火,阴阳之平衡。如水亏于下,火炎于上,水不得上济,火不得下降,心肾无以交通,故而心烦不寐,头晕耳鸣,咽干口渴,腰膝酸软,阳痿不举,舌红,脉细数。本案病机为心火旺于上,肾水亏于下,心肾不交,阴筋失肾精之养,治宜清泻心火,滋补肾阴,交通心肾,方选交泰丸合知柏地黄汤加减。方中以黄连清心火,少佐肉桂以引火归元,以知柏地黄汤滋补肾阴且清虚热,加入阳起石、淫羊藿、韭菜籽以益精助阳,鼓动起痿之力。心肾不交必兼瘀。故加丹参活血化瘀,疗效更佳。

（郭方超　田传鑫）

血精　肾经郁热（精囊腺炎）

刘某某,男,28岁,山东滕州市北辛街道办事处人,因"反复出现血精半年余"于2013年8月5日就诊。即诊,患者青年男性,发育正常,已婚5年,育有1子3岁,半年前出现血精,伴随射精疼痛,性欲亢进,小腹、睾丸或会阴部胀痛,阴囊湿痒,小便涩疼,心烦多梦,易急躁,头晕耳鸣,腰膝酸软,稍劳即感腰痛,口干苦欲冷饮,舌红苔黄,脉弦细。精液常规:精液2.5ml,精子计数近亿,成活率60%,活动度尚可,精子液化差,精液色红,红细胞(+),彩超检查:前列腺轻度肥大增生,精囊腺炎。据其症候,本病属血精,证属肾精郁热,治宜清利湿热,凉血止血,方选知柏地黄汤合小蓟饮子加减。

处方:知母15克,黄柏10克,生熟地各15克,云苓15克,山药30克,山茱萸15克,丹皮10克,泽泻10克,小蓟15克,滑石15克包煎,炒蒲黄15克,藕节15克,茅根30克,当归15克,白芍15克

上方6剂,冷水浸泡1小时,武火煮沸后文火煎煮30分钟,每剂煎煮2遍,每次煎300ml,每日早晚各服用一遍,每日一剂,注意休息,避免劳累。12日上午10时2诊,诉精液血色变淡,夜寐不宁,腰膝酸软、手足发热等症状稍减轻,胃胀不欲饮食,二便调,舌淡苔黄,脉弦,以原方去黄柏、熟地、滑石、藕节,加白术15克、炙远志15克、合欢皮15克、生龙牡各30克,取6剂,煎煮同前,每日晚服第一遍;19日上午11时3诊,诉精液颜色淡红,小便顺畅,阴囊干爽,坠胀感消失,睡眠状况改善,腰膝酸软明显好转,饮食可,二便调,予原方继服6剂,煎煮同前,26日下午15时4诊,诉精液颜色淡黄,诸症消失,夜寐佳,纳食可,二便调,彩超:前列腺、精囊腺扫描未见明显异常;精液常规检查:精液3.2ml,精子计数过亿,成活率70%,精子液化正常,精液色淡黄,镜下未见红细胞,继服上方6剂,两日一剂,随诊未见复发。

按:血精系男性生殖系统疾病之一,其主要症状是性交时射出红色精液,多见于现代医学的精囊腺炎,临床较为少见。血精之病名,最早见于隋代巢元方《诸病源候论》,称为"精血",其在《诸病源候论·虚劳精血出候》曰:"肾藏精,精者,血之所成也,虚劳则声七伤六极,气血俱损,肾家偏虚,不能藏精,故精血俱出也",论述了血精主要是由肾气亏虚,精血俱损所致,病变的根本为虚;明代张景岳在其《景岳全书》卷三十中说:"精道之血必自精宫血海而出于命门;盖肾者主水,受五脏六腑之精而藏之,故凡劳伤五脏或五志之火,致令冲任动血者,多从精道而出……",认为血精之血主要来自下焦精宫,是由火热之邪伤及冲任之脉所致,具体指出了血精的病变部位在肾。编者认为本案之病机为肾经瘀热,伤及精室血络,迫血妄行,血随精出则发本病。故治应清热养阴,凉血止血,予知柏地黄汤合小蓟饮子加减,方中以生熟地并用,滋

肾阴,益精髓,凉精血为君,山茱萸滋肾益肝,山药补肾健脾,共成三阴并补以补肾为本,泽泻配熟地以泻肾浊,丹皮配山茱萸以泻肝火,茯苓配山药而泻脾湿,三补三泻以补为主,以防滞腻之弊;知母、黄柏加强滋阴降火之效,滑石清热通利,更以小蓟、炒蒲黄、藕节、茅根凉血止血以治其标,加入当归、白芍养血柔肝。治本兼治标,故而收效甚捷。

(郭方超　田传鑫)

精凝　阴虚火旺 (精液不液化症)

朱某,男,33 岁,滕州市某企业工人,以精液不液化并遗精半年余,于 2013 年 11 月 11 日就诊。患者半年前精液粘稠,常规检查发现液化不良,其妻一直未能受孕,且有急躁烦躁、失眠现象,为求中医治疗来我院。现患者头晕耳鸣,腰膝酸软,手足心热,口咽干燥,舌红,苔薄黄,脉弦细。既往体健,肝脾肋下未及。精液常规示:精液不液化,精子成活率 20.42%;B 超检查示:前列腺炎。病属中医精凝,由阴虚火旺所致,西医诊为精液不液化症。治宜滋阴降火,补肾益精,以知柏地黄汤合五子衍宗丸加减。

处方:熟地 15 克,山药 30 克,丹皮 10 克,泽泻 10 克,茯苓 15 克,山茱肉 15 克,黄柏 10 克,知母 15 克,桑椹子 15 克,杞子 15 克,沙苑子 15 克,牛膝 15 克,女贞子 15 克,红花 15 克

每日 1 剂,水煎两次,取汁 300～400ml,分两次温服,服 12 剂。忌劳累,适当运动。12 月 15 日复诊,查精液常规示:不完全液化,精子成活率 52.41%,患者原方继服 10 余剂,临床症状明显好转,继服原方 12 剂,精液液化及精子成活率均已正常。

按:精液液化不良是男性不育症的主要原因之一,多与现代医学中的前列腺炎、精囊腺炎、睾丸炎、神经衰弱有关。祖国医学历史资料未见类同记载,1997 年国家技术监督局发布的《中华人民共和国国家标准》中的"中医临床诊疗术语·疾病部分"正式命名为"精凝"。其病机为"因阴虚火旺,阳虚浊液不化,或湿痰瘀阻凝聚所致,以精液粘稠、

混浊、良久不化,影响生育力为主要表现的肾系疾病。"可见"精凝"的病位在肾,涉及肝脾。《素问·六节脏象篇》云"肾者主蛰,封藏之本,精之处也。"本案患者以心烦失眠,烦躁,头晕耳鸣,腰膝酸软,手足心热,舌红,苔薄黄,脉弦细为主要症状,证属阴虚火旺,热灼阴精,粘稠难化,治宜滋阴降火,补肾益精,方用知柏地黄汤合五子衍宗丸加减。方中熟地黄滋阴补肾、生精填髓、壮水之主,为君药;山茱萸、山药滋阴益精补脾,共助地黄滋补肾阴;丹皮清肝泻热;茯苓淡渗利湿;泽泻利湿泻浊,防熟地之滋腻;知母、黄柏滋阴降火;桑椹子、枸杞、沙苑子、女贞子补肾益精;牛膝引火下行;红花活血化瘀。诸药合用共奏滋阴降火、补肾益精之功能。上方加减共服30余剂,精液得以液化,且精子活力正常。

(赵芸 刘敏)

精凝 肝郁脾肾阳虚兼湿阻（精液不全液化症）

张某,男,30岁,滕州市荆河街道办事处,建筑工人。查体发现精液常规异常1天,于2018年3月14日初诊。患者欲要二胎,今日于我院门诊查精液常规示:精液不全液化,精子活力可。为寻求中医治疗就诊于我门诊,患者自诉平时容易急躁易怒,睡眠差,时有腰膝酸软感,肢体沉重乏力,自觉喉中有痰,有前列腺炎病史1月。查体见体胖,舌淡,苔白腻,脉沉滑,中医诊断为精凝。证属肝郁脾虚兼湿阻,西医诊断为精液不全液化症,治以疏肝健脾祛湿,补肾加以活血,方选逍遥散合五苓散加减。

处方:柴胡10克,当归15克,白芍15克,云苓20克,炒白术15克,猪苓15克,泽泻15克,桂枝10克,薏仁30克,刘寄奴15克,丹参20克,山药30克,山萸肉15克,菟丝子30克,枸杞15克

每剂中药凉水浸泡1小时,武火煮开后改为文火煎煮半小时,每剂煎煮两遍,每次煮取药汁300ml,早晚饭后半小时温服。嘱其多运动,忌食辛辣油腻刺激性食物,忌烟酒。服药6剂,于3月21日复诊,患者自述无不适,上方继续服用12剂。于4月4日三诊,复查精液常规:精液

液化正常,仍以上方继续服用 6 剂以巩固疗效。

按:精液不液化,是指射精后,精液在一小时内不液化,或部分液化,影响精子的运动引起不育。祖国医学认为精液不化是因为素体肾阴不足或房事不节,劳累思虑过度,损及肾阴使阴虚火旺,气不化精;或肾阳不足,阳气不运,痰浊内生,瘀血内聚,痰瘀互结,寒凝血滞等原因,总之与肝脾肾密切相关,由湿痰瘀夹杂为主要特点。此外,精液的液化过程中,前列腺分泌液中的液化因子发挥重大作用,故有前列腺炎时,多数患者精液液化异常,故调理前列腺疏通腺体,促进前列腺液分泌和排出,可在辨证的基础上增加化瘀散结,通利小便的中药。并以平和的补肾药可以提高前列腺卵磷脂分泌功能,不宜滥用滋补或温热药,以免助生湿热,也不能过分寒凉阴柔。本例患者辨证属于肝郁,脾肾阳虚,痰湿内阻,治宜疏肝健脾补肾,化痰祛湿。以逍遥散合五苓散加减治疗,方中以柴胡疏肝,白术、云苓、当归以健脾养血,并以五苓散中,猪苓、泽泻、云苓、白术以利水渗湿健脾,桂枝温阳化气通经络,并加薏苡仁以健脾利湿,佐以刘寄奴、丹参活血通经络,以山药、山萸肉、菟丝子、枸杞补肾益精,本方以疏肝健脾补肾,并化瘀利水通经络,标本兼治,故能奏效。

(田传鑫 徐守莉)

早泄 肾气不固,厥阴寒凝 (性功能障碍)

陈某某,男,36 岁,滕州市北辛街道办事处,干部,因阳痿早泄,阴囊潮湿,小腹冷痛六年余,加重 1 月,于 2018 年 8 月 6 日初诊。患者 6 年前无明显诱因出现阳痿早泄、阴囊潮湿,小腹发凉,未重视及治疗。近期患者自觉小腹冷痛加重,今日就诊于我院。症见:小腹冷痛发凉、阴囊潮湿、阳痿早泄,时有腰膝酸软、冷痛,大便溏泻。尿频、夜尿多。每夜 2~3 次。饮食一般,睡眠可。舌红苔薄白,脉沉弦。前列腺彩超:未见明显异常。据其舌脉症,中医诊断为早泄,证属肾气不固,厥阴寒凝;西医诊断为性功能障碍。治宜疏肝散寒,温肾壮阳固精。方用天台乌药散合逍遥散加减。

内服处方:乌药15克,肉桂10克,附子10克,金樱子15克,芡实30克,阳起石30克,韭菜子15克,香附15克,柴胡10克,当归15克,白芍15克,云苓20克,炒白术15克,小茴香5克,生龙牡各30克

每剂中药凉水浸泡1小时,武火煮开后改为文火煎煮半小时,每剂煎煮两遍,每次煮取药汁300ml,早晚饭后半小时温服。嘱其多运动,忌食辛辣油腻刺激性食物,勿要饮酒,注意阴部清洁卫生,保证睡眠质量,不要熬夜。服药6剂,水煎服,每日一剂。

外洗方:炒苍白术各20克,黄柏20克,滑石30克,猪云苓各20克,泽泻20克,桂枝20克,薏米30克。3剂颗粒,每次1包,开水2000ml冲泡,先熏后洗,每晚一次,每次20分钟。

8月12日复诊,患者自述小腹冷痛减轻,阴囊潮湿较前减轻,但仍有大便稀。上方加砂仁10克后下,山药30克,党参30克,以温中健脾,继续服用6剂,服用方法如前。外洗方如前继续使用3剂。8月18日复诊,患者自述症状基本控制,内服方继服6剂巩固疗效。

按:早泄见于《辨证录 种嗣门》。常与遗精、阳痿等相并而作。其病情复杂,病因繁多,当分脏腑辨证论治。中医认为早泄发生于心肝肾等脏腑功能有密切关系。朱丹溪"主闭藏者肾也,思疏泄者肝也。"他指出精液封藏和疏泄与肝肾的关系,肾主藏精,肝主疏泄,一藏一泄,精液藏泄有度。若藏泄失度,则出现早泄。常见的致病因素有:情志失调,肝气郁结,心火亢盛,暗伤心血,禀性暴烈,肝火亢盛,膏粱厚味,湿浊内扰,恣情纵欲,房事无度,年老体衰,多病多疾,先天不足,禀赋素亏等等。诸病源侯论有"肾气虚弱,故精溢"。肾阳虚肾精失固则早泄遗精,或伴阳痿,腰膝酸软,夜尿多,治以补肾固精。足厥阴肝经络于阴器上抵少腹,若寒邪侵袭,厥阴肝经,可出现小腹冷痛,治以疏肝散寒,故以天台乌药散合逍遥散加减。天台乌药散为金元时期医家李东垣创制名方,具有行气疏肝散寒止痛的作用,主治小肠,疝气等等,对于少腹疼痛发凉,畏寒喜暖等症状,辨证为厥阴寒凝的,都有良好的效果。本方

以天台乌药为君药,行气疏肝止痛散寒,以小茴香以散寒止痛,以肉桂、附子,辛甘热补元阳,除积冷通血脉,治疗命门火衰,腰膝冷痛;金樱子,芡实,阳起石,韭菜子,以温肾壮阳固精。再以逍遥散疏肝解郁,以生龙牡安神定志,共奏其功。并外洗方以苍白术黄柏、猪茯苓,薏苡仁,滑石,泽泻清热利湿燥湿;以桂枝温通经络,本方外洗直达病所,配合内服方要取得满意疗效。

(郭艳苓　张蕲蕲)

早泄　肾气不固（性功能障碍）

刘某,男,35岁,山东省滕州市官桥镇人,因"早泄一年余"于2018年7月8号就诊。患者近一年来渐感性生活时间缩短,时有性交之始甚至性交前即泄精的现象。平素性欲减退,时有遗精,偶有阳痿,腰膝酸软,小便频数而清,夜尿频多,尿后余沥,头晕耳鸣,神疲乏力,精神萎靡,食欲不振,舌淡胖,苔薄白,脉沉弱。彩超示:双肾、输尿管、膀胱、前列腺均未见明显异常。精液常规检查:精子成活率偏低。本症病属中医"早泄"之范畴,由肾气不固所致,在西医学中诊断为性功能障碍,治疗上宜温补肾气,固肾涩精,方选金锁固精丸合金匮肾气丸加减。

处方:沙苑蒺藜15克,芡实20克,莲子15克,龙骨15克,牡蛎15克,金樱子15克,桑螵蛸15克,菟丝子15克,肉桂5克,山药15克,熟地10克,白芍15克,杜仲15克,枸杞10克,甘草10克

上方凉水浸泡1小时,武火煮开后改为小火煎煮半小时,同样的方法煎煮两遍,每次300毫升,分早、晚饭后温服,每日一剂,连服12剂。嘱生活要有规律,加强体育锻炼,增强体质。饮食上多吃一些鸡肉、鱼肉、虾等富含优质蛋白质的食物。另外要注意精神调摄,保持一个良好的情绪状态。7月25日复诊,诉服药平妥,头晕之症减轻,夜尿次数稍减少,仍乏力,原方加党参20克,茯苓20克,继服20剂,上症均明显好转,已无阳痿情况出现。其后上方祛熟地、龙骨、牡蛎,加巴戟天10

克,仙茅 10 克,间断服药 1 月余,后随访知早泄基本痊愈。

按:早泄是临床常见病症,属于西医学的性功能障碍。现代医学认为本病与心理因素、疾病的影响、长期的手淫、性生活的频率过高、先天体质弱等方面有关。《沈氏尊生书》将本病的表现描述为"未交即泄,或乍交即泄"《医宗必读》:"按古今方论,皆以早泄为肾气衰弱之病,若与他脏不相干涉。不知内经言五脏六腑各有精,肾则受而藏之。若乎五脏各得其职,则精藏而治。苟一脏不得其正,甚则必害心肾之主精者焉。治之之法,独因肾病而泄者,治其肾。由他脏而致者,则他脏与肾两治之。"《石室秘录》认为"过早射精、阴茎软缩,是由于肾之开合功能失常引起,所谓见色倒戈者,关门不守,肾无开合之权矣"。其基本病机是肾气亏虚不能固摄,精关失约,精液封藏失职而成。该型的病变部位主要在肾,以正虚为主。

本方中沙苑蒺藜甘温,补肾固精,《本草纲目》谓其"补肾,治腰痛泄精,虚损劳气",《本经逢原》谓其"为泄精虚劳要药,最能固精",故为君药。芡实、莲子甘涩而平,俱能益肾固精,且补脾气,莲子并能交通心肾,共为臣药。佐以龙骨甘涩平,牡蛎咸平微寒,俱能固涩止遗,莲须甘平,尤为收敛固精之妙品,酌加金樱子、桑螵蛸,菟丝子等以益肾涩精。诸药合用,既能补肾,又能固精,标本兼顾,故而效验。

(郭艳苓 张薪薪)

第十七节　其他内科医案

颤证　肾虚血瘀 （帕金森综合征）

徐某,男,52 岁,滕州市某企业工人,因"头伴四肢不自主抖动 5 年"于 2012 年 10 月 20 日就诊。既往体健。服用"美多芭"4 年,症状控制可,生活能自理,现上述症状较前加重,为求中西医治疗,特来中医院就诊。症见:头摇肢颤,步行前倾,头晕目眩,耳鸣,善忘,溲便不利,言语断续。查体:血压 135/80mmHg,神志清,面具脸,四肢肌张力呈铅管样增高,舌有瘀点,苔薄白,脉沉细弦。颅脑 CT:未见明显异常。中医诊断:颤证,证属肾虚血瘀证。以滋补肝肾,平肝熄风,活血化瘀为治则,方选大补阴丸合六味地黄汤加减。

处方:生熟地各 15 克,何首乌 15 克,杜仲 15 克,牛膝 15 克,钩藤 15 克,生龙牡各 30 克,川芎 15 克,当归 20 克,龟板 20 克,天麻 20 克,丹参 20 克,水蛭 10 克

上方诸药入凉水浸泡 1 小时,文火煮两次,每次 300ml,分 3 次温服,连服 15 剂诸症均改善,继服月余剂,震颤症状较前明显改善,巩固治疗 1 月余,震颤基本消失。

方中熟地滋补肝肾精血,生地养阴生津,何首乌补肝养血,填精益肾,杜仲、牛膝滋补肝肾,牛膝且能引血下行,以治本;生龙牡、龟板育阴潜阳,天麻、钩藤平肝熄风止痉,当归活血养血,濡养筋脉,丹参、水蛭活血化瘀通络。诸药相伍,共奏滋补肝肾,平肝熄风,活血化瘀目的。

按:帕金森综合征又称震颤麻痹,是发生于中年以上成人黑质和黑质纹状体通路变性疾病。患者由于多巴胺合成减少,中医当属于颤证范畴。古代亦称"颤振"或"振掉"。本病老年人发病较多,男性多于女性,多呈进行性加重。随着我国进入老龄化社会,颤证病人也在增多,西医治疗早期无药可用,中晚期治疗药物逐渐呈现副作用及并发症,直

至药物失灵,而中医治疗本病取得了一定效果。《内经》称本病为"掉"、"振掉",《素问·至真要大论》"诸风掉眩,皆属于肝",指出病变在肝,《素问·脉要精微论》"骨者髓之府,不能久立,行则振掉,骨将惫矣",明确了病变与"髓"有关。至明代,《证治准绳·杂病·颤振》指出本病的病机为"筋脉约束不住",病与肝木风火有关。《赤水玄珠·颤振》认为颤证的病因病机是"木火上盛,肾阴不充,下虚上实,实为痰火,虚则肾亏",属本虚标实,虚实夹杂之病,治疗应"清上补下"。清代,《医宗己任编·颤振》强调气血亏虚是本病的重要原因,并创造大补气血法治疗颤震。笔者分析本病为脑髓及肝、脾、肾等脏腑受损,而引起筋脉肌肉失养和/或失控而发生的病证,这是本病的主要病位和根本病机所在。病理因素为虚、风、痰、火、瘀。虚,以阴精亏虚为主。首先,久病则虚,肾虚为本,病程迁延日久,久病则机体受损,脏腑气血虚弱,其中以肾虚为其根本。肾为先天之本,人体生命活动及生理运动之原动力,肾虚则五脏六腑皆虚,五脏六腑虚弱又可致肾之更虚。其次,即病则瘀,瘀生怪病,久病脏腑气血虚弱,气血运行无力,则气血运行不畅,故瘀滞产生,则可发生怪病疑难病。基于此,肾虚血瘀为颤证的发病基础。笔者采用补肾活血法治疗颤证取得良好效果。

（杨国梁　何召叶）

蛔厥 寒热错杂（胆道蛔虫病）

刘某,女,12岁,山东泗水泉林村人,小学五年级学生,1983年5月3日夜间11时,急诊住入外科病房,诊为胆道蛔虫,次日清晨请中医会诊。刻诊:患儿右上肢剧痛,向肩背及腰部放射,呈阵发,手捧上腹,弯背屈膝,转辗不安,面色苍白,四肢厥冷,大汗淋漓,口渴欲饮,呻吟不止,呕吐物含有胆汁,夜间曾吐出蛔虫一条,中上腹及剑下轻度压痛,无反跳痛,腹壁软,无发热黄疸,纳呆便干,舌质淡,苔白腻,脉弦紧,中医辨证诊为蛔厥之寒热综杂症,治宜温脏安蛔,寒热并用,方选乌梅丸加减。

处方:乌梅12克,细辛3克,干姜6克,黄连6克,半夏9克,花椒

6克，党参10克，槟榔6克，苦楝根皮10克，木香8克，大黄12克，甘草3克

上方文火煮两次，每次300ml，分3次温服，一剂后至下午5时腹痛止，二剂后泻下蛔虫4条，继以香砂六君子汤三剂调理出院。

按：蛔虫由肠道上窜钻入胆道引起胆道蛔虫病，是蛔虫病的严重并发症之一，为我国农村常见疾病，好发于儿童及青少年。胆道蛔虫病中医称之为"蛔厥"，早在两千多年前，《内经》中已有类似胆道蛔虫病的记述，如"心腹痛侬作痛，肿聚，往来上下，痛有休止，是也。"。汉朝张仲景在《伤寒论》、《金匮要略》中对蛔厥的病因及症状作了详细描述，并拟定乌梅丸、甘草粉蜂蜜汤为治疗本病方剂。《伤寒论》"蛔厥者，其人当吐蛔。今病者静而复时烦者，此为藏寒。蛔上入其膈，故烦，须臾即止。得食而呕。又烦着。蛔闻食臭出，其人常自吐蛔。蛔厥者乌梅丸主之。"后世医家对蛔厥的认识在发病原因和治疗方面不断有所发展，积累了丰富的治疗经验。如《三因方》载有："因脏腑虚弱，或多食甘肥，致蛔虫动作心腹绞痛，发则肿聚晚来上下，痛有休止，腹中烦热，口吐涎沫，是咬"《医学心语》说："虫痛贯心，伤人甚速，宜急治之，但胃寒吐，宜用理中安虫散，与治别虫之法不同，医者誌之。"《医学入门》称："其人素有食蛔，或因病过饥，虫逆上咽膈而出……。又或下利脏寒，则蛔亦上入于膈。"说明了在"素有食蛔，因病过饥，下利脏寒"的情况下容易发生本病。可见其病因病机，由于饮食不洁吗素有食蛔，若饥饱失常、发热、下利、胃热、脏寒，致使胃肠运化失司，肠内虫体，乘机扰动，蛔虫性喜钻窜，上窜钻入胆道而发病。肝胆相为表里，肝主疏泄，胆喜通降，蛔虫堵塞胆道，不通则痛。本方以乌梅味酸为安蛔止痛之主药。细辛、平姜、桂枝、花椒辛温散寒，蛔得温而安，黄连清热，人参益气，方中酸苦辛热并用，为安蛔止痛之安法，更加槟榔、苦楝根皮杀虫，枳实、大黄泻下导滞故蛔虫安伏，虫体泻出，胆气得通，升降正常，腹痛立止。此方治疗胆道蛔虫症和肠道蛔虫梗阻，疗效甚佳。

近年来通过大量临床试验研究，从药理分析，乌梅丸（汤）具有安

蛔、利胆、解痉、镇痛、控制感染等作用。据有关实验报道：1.本方具有明显的麻醉蛔虫的作用，使其失去固有的附着肠壁的能力。2.具有促进胆囊收缩，使胆汁排泄量增加，促进蛔虫退回十二指肠。3.本方能改变消化道的 pH 值，驰缓胆总管括约肌的功效。

（张义明 张侠）

黄疸 肝郁脾虚兼湿热（慢性乙型肝炎）

孟某，男，18 岁，山东滕州人，就读于石家庄某高中，2008 年 3 月，因目黄、身黄、小便黄，伴全身乏力，纳差腹胀 10 天余，就诊于河北石家庄市传染病医院，诊为急性乙型肝炎。口服保肝、抗病毒西药治疗一年余，肝功稍好转，黄疸症状稍减轻，但乙肝大三阳未见转阴。为寻求中医治疗于 2009 年 6 月 10 日在我院中医科就诊。见患者面色萎黄，身体消瘦，上腹胀满、两胁时痛，纳呆便溏，四肢乏力，巩膜黄染。查肝胆胰脾彩超未见明显异常，乙肝五项提示大三阳，肝功示：ALT 80u/L，AST 75u/L，总胆红素 40umol/L，舌红苔白黄相兼，脉弦缓。西医诊为慢性乙型肝炎，中医诊为黄疸，由肝郁脾虚兼湿热所致，治宜健脾疏肝，利湿退黄，方选自制健脾复肝散。

处方：柴胡 100 克，黄芪 100 克，党参 100 克，山药 80 克，茯苓 80 克，白术 80 克，板蓝根 200 克，五味子 100 克，枸杞子 80 克，女贞子 80 克，丹参 100 克，赤芍 80 克，茵陈蒿 100 克，焦三仙各 100 克，按上方比例，100℃烘干 2 小时，过 80 目筛为细粉备用，每次口服 30-50 克，稍加蔗糖，开水冲至呈浆糊状内服，1-2 次/日，3 个月为一个疗程。患者服用两个疗程后复查乙肝五项由大三阳转为小三阳，肝功基本正常，总胆红素为 30 umol/L，黄疸明显消退。继服 2 个疗程后，查乙肝五项，各项指标均转阴，肝功完全正常，周身不适感明显减轻，身黄消退，乙肝表面抗体呈阳性，至今未犯。

按：祖国医学认为慢性乙肝属于黄疸、胁痛的范畴，其病因病机是由湿热疫毒、六淫七情、饮食劳倦所伤，且与正气亏损密切相关，病位在肝。湿热毒邪长期羁留，损肝传脾，脾气受损，运化无权而致脾虚肝郁，湿邪内阻所致。《素问·平人气象论》"溺黄赤安卧者，黄疸。目黄者，曰黄疸。"又《灵枢·论疾诊篇》"身痛而色微黄，齿垢黄，爪甲上黄，黄疸也。"治宜疏肝解郁健脾利湿。肝郁脾虚型黄疸一般属慢性迁延性肝炎，健脾疏肝散是张义明老师治疗本型肝炎的经验方及常用方，临床疗效显著，约有 1/3 的病人乙肝检查转阴、1/3 的病人肝功好转、再有 1/3 的病人临床症状好转。根据中医脏象学说理论，慢性乙肝的病位应在肝脾肾，病性应属虚实寒热错杂，既有肝郁气滞、湿热郁阻、痰瘀气滞，又有脾虚或肝肾不足，故治疗须疏肝与补脾肾并举，健脾复肝散的药物组成，正是为慢性乙肝病机所设。方中以柴胡辛微苦，入肝经，与赤芍相伍，既疏肝解郁，又条达人之气机；现代药理研究，柴胡有改善肝功能，抗肝纤维化，提高免疫力的作用；黄芪、党参、白术、茯苓均可健脾补气。现代药理研究证明诸药有明显的增强免疫的作用，而慢性乙肝又是一种多基因遗传和免疫功能低下性疾病，故补正气至关重要。五味子、枸杞子、山药均有补肾之功，肝肾乙癸同源，慢性乙肝病期迁延，往往伴有肾虚，特别是肾阴虚，肾为先天之本，补肾具有较强的改善肝功、增加免疫力的作用；以板蓝根、茵陈清热退黄，现代药理研究二者具有抗乙肝病毒的作用。因慢性乙肝多兼有血瘀，故方中以丹参配赤芍，从而起到活血化瘀的作用。健脾复肝散，组方合理，配伍精当，疗效显著。

（徐守莉　张侠）

消渴　脾胃气虚　（Ⅰ型糖尿病）

刘某，女，20岁，滕州市某超市职员，患Ⅰ型糖尿病3年，伴下肢浮肿1月余，于2014年3月26日就诊。患者3年前查体发现血糖高，空腹血糖 12.6mmol/L，在省立医院诊断为Ⅰ型糖尿病，给予胰岛素治疗，血糖水平控制在 7.8～9.6mmol/L 之间。近日口渴乏力加重，面色㿠白，纳呆腹胀，月经量少，色暗有块，腰酸，小便频，大便溏或干结交替出现，双下肢浮肿,肢体麻木,舌淡胖,苔白滑,脉缓弱。查体心肺听诊正常,腹软,肝脾肋下未及,双下肢轻度凹陷性水肿。免疫系统检查谷氨酸脱羧酶抗体阳性,胰岛细胞抗体阳性,胰岛素自身抗体阳性,C肽水平低（2014年2月10日复查于省立医院）;血常规正常,尿常规见尿蛋白（+）,尿糖（+）,空腹静脉血糖12.1mmol/L。中医病属消渴,由脾胃气虚所致,西医诊为I型糖尿病。治宜益气健脾,温阳利水,方用四君子汤合五苓散加减,同时应用胰岛素治疗。

处方:党参30克,苍白术各20克,猪云苓各20克,桂枝10克,泽泻15克,玄参15克,陈皮10克,葛根20克,丹参20克,红花15克,山药30克,益智仁20克,黄芪60克

每日1剂,水煎两次,取汁300~400ml,早晚温服,服6付。忌劳累,忌食肥甘厚腻辛辣之品,保持心情舒畅。2014年4月2日复诊,诸症减轻,上方继服6剂。2014年4月9日复诊,昨日月经至,量少,原方加阿胶10克烊化,继服30剂。2014年5月20日复诊,无口渴尿频,双下肢浮肿已消,麻木减轻,去阿胶。复查血糖控制在8.0 mmol/L,尿蛋白芨尿糖消失,胰岛素抗体阳性,C肽水平较前升高。患者临床症状改善,治疗效果显著。

按:青年患者以口渴、四肢乏力,纳呆为主症,结合检验结果,西医确诊为I型糖尿病,中医诊为消渴。消渴之名,首见于《素问·奇病论》,根据病机及症状不同,《内经》还有消瘅、膈消、肺消、消中等名称的记载《古今录验》说:"渴而饮水多,小便数……甜者,皆是消渴病也。"消渴病的病机,主要在于阴津亏损,燥热偏盛,病位在肺、胃、肾。本案以渴欲饮、消瘦、尿频、四肢乏力、不欲饮食、下肢浮肿、苔白滑、脉缓弱为主要症状特点,显然非燥热所致。脾为后天之本,主运化,为胃行其津液。赵献可在其论中曰:"盖不能食,脾之病,脾胃气虚,不能输布津液,故渴,若概以寒凉泻火之药,如白虎承气之类,则内热未除,中寒内生,能不传鼓胀耶?"可见本案患者的病机应属脾胃气虚。本案治宜益气健脾,温阳利水,方用四君子汤合五苓散加减。方中四君子补脾益

气;猪云苓、苍白术健脾利湿;泽泻清热利湿;桂枝温阳利水;玄参养阴生津,与苍白术相伍,降糖效果明显;葛根升清有鼓舞脾气之功;山药、益智仁滋补脾肾;黄芪助参白术补气;丹参、红花活血化瘀。现代医学证明糖尿病的所有并发症,其基本病理都离不开瘀,故对于糖尿病的治疗,不论病程长短,均应加入活血化瘀药,以预防和改善并发症。诸药合用共奏益气健脾、温阳利水之功效。患者服药 50 余剂,诸症改善。

(赵芸　刘敏)

紫血　血瘀血热 （真性红细胞增多症）

金某,男,61 岁,滕州市某企业退休职工,以面部及手足红紫 7 年余,于 2014 年 2 月 28 日就诊。患者 7 年前因面部及手足肤色红紫,血常规检查发现"全血细胞增多",遂到山东省立医院就诊,骨髓穿刺检查诊断为"真红细胞增多症",先后在滕州市中心人民医院诊治,予"羟基脲"等药物口服,症状改善不明显。为求中医治疗,今日就诊我院,见面红目赤,皮肤红紫,以四肢远端和头面、颈为重,头痛头晕,目干耳鸣,腰膝酸软,四肢麻木,手足心热,口干咽燥,寐差,易急躁,小便黄,大便干,舌红紫暗,苔薄黄,脉弦细。无肝炎、结核病、高血压病、糖尿病病史,无药物及食物过敏史。查体见双肺呼吸音正常,心率正常律整,肝肋下未及,脾肋下可触及。血生化:肝功能正常,尿酸 453.4 umol/L ↑ 乳酸脱氢酶 275U/L ↑甘油三酯 1.97mol/L ↑　血 RT :WBC 16.62 × 10^9/L ↑ RBC7.73 × 10^{12}/L　PLT 544 × 10^9/L ↑　HB 170g/L ↑　红细胞容量 135ml/mg,血液粘稠度 1.079,红细胞压积增高 65%;肝胆胰脾双肾彩超示:肝实质回声密强,脾大。病属中医紫血,由血瘀血热所致,与西医真红细胞增多症相似。治宜疏肝清热凉血,以清经汤合四逆散加减。

处方:柴胡 10 克,当归 15 克,丹皮 15 克,生地 15 克,赤白芍各 20 克,紫草 15 克,枳壳 15 克,沙参 15 克,鳖甲 15 克,生龙牡各 30 克,酸枣仁 30 克,合欢皮 15 克,甘草 5 克每日1剂,水煎两次,取汁300～400ml,晚上睡前半小时温服第一遍,以助睡眠,次日早饭后半小时温服第二遍。2013年4月20日复查血RT:WBC11.44×10^9/L↑,RBC5.42×10^{12}/L,PLT407×10^9/L↑HB162g/L↑。原方去生龙牡、枣仁加白术15克,丹参15克,以健脾活血化瘀。继服中药20余剂,症状明显改善,前后治疗3月余,后改为2日1剂巩固治疗,病情稳定。

按:真性红细胞增多症是以红细胞异常增殖为主的一种慢性骨髓增生病。临床特征以皮肤红紫,血红细胞量及全血总容量绝对增高,血液粘稠度高,并伴有脾肿大,血管及神经性症状。中医对此类疾病在《温疫论补注·蓄血》中已有记载"邪热久羁,无由以泄,血为热博,留于经络,败为紫血。"祖国医学认为本病病位在奇恒之腑——髓,涉及肝、脾、肾三脏,基本病理改变为瘀血内停。本病病因不外内因和外因两个方面,外因与外感邪毒、烦劳过度、饮食不节有关;内因与情志郁结、体质阳盛、肝实阳亢、阴水亏弱有关,内外合因,终致骨髓增生亢进,血气过盛,血瘀气滞而发为本病。本案以面部及手足红紫为主要症状,伴手足心出汗,口干咽燥,寐差,病位在肝,涉及脾肾,病机为肝经郁热,郁久化热而成瘀,故方选清经汤合四逆散,治宜疏肝清热凉血活血。方用四逆散中柴胡疏肝解郁升清阳以使郁热外透;芍药养血敛阴,与柴胡相配,一升一敛,使郁热透郁而不伤阴;枳壳行气散结,疏畅气机;丹皮、生地、赤芍、紫草、沙参清热凉血;鳖甲清热滋阴,当归养血和血;生龙牡、枣仁、合欢皮平肝解郁,养心安神。诸药合用共奏疏肝清热、凉血活血之功效。

(赵芸 郝静宜)

紫血 肝旺肾虚 (真性红细胞增多症)

陈某某,女,54岁,山东省滕州市东沙河镇人,农民。今因"头面部烘热,皮肤发红"于2018年3月17日前来就诊,患者面色发红,醉酒面容,自觉头面部烘热,急躁易怒,寐差失眠,头痛、头胀、眩晕耳鸣、神疲乏力、腰膝酸软、肢体麻木,口干口渴,纳食差,大便偏干,血常规:白细胞数目 11.4×10^9/L,血小板数目 460×10^9/L,红细胞计数 7.8×10^{12}/L,血红蛋白浓度 180g/L,肝胆胰脾、双肾 B 超:轻度脂肪肝、脾肿大,舌红,苔薄黄,脉沉弦。西医诊断为真性红细胞增多症,给予羟基脲口服并静脉放血治疗,有效但持续时间短,今日就诊,据其证候,中医属于紫血,证属肝旺肾虚,治宜平肝益肾,清热化瘀,方选丹栀逍遥散合六味地黄汤加减。

处方:牡丹皮 15 克,栀子 10 克,柴胡 10 克,当归 15 克,炒白芍 15 克,茯苓 15 克,白术 15 克,酸枣仁 30 克,生龙牡各 30 克,合欢皮 30 克,熟地 15 克,山药 30 克,山萸肉 15 克,盐泽泻 15 克,鳖甲 15 克,浮小麦 30 克,知母 15 克

取药 6 剂,每日 1 剂,上方加凉水 1500ml,浸泡 1 小时,大火煮开后改为小火再煮 30 分钟,同样的方法水煎两次,每次取汁 300ml 晚上睡前半小时服用第一遍,以加强睡眠质量,二遍早饭后半小时服用。忌食辛辣刺激食物,多运动。24 日上午复诊,诉头面部烘热减轻,寐差,急躁,头晕耳鸣稍轻,大便调,胃脘部胀满,纳食差,舌红苔薄黄,脉沉弦,以原方去山萸肉,加陈皮 15 克取 6 剂,煎煮同前;4 月 1 日复诊,诉头面烘热感减轻,皮肤红色渐淡,头不痛,眩晕耳鸣明显减轻,乏力减轻,腰膝不酸,胃不胀,二便调,口干苦,嘱上方加黄连 5 克,继服 6 剂,煎煮同前,4 月 10 日复诊,诉头面部烘热明显减轻,面色接近正常,乏力感明显减轻,睡眠好转,予上方出入继服半月余,复查血常规:白细胞数目 6.9×10^9/L,血小板数目 257×10^9/L,血红蛋白浓度 130 g/L,红细胞计数 4.2×10^{12}/L,随访半年未见复发。

按:真性红细胞增多症是以红细胞系统细胞异常增殖为主的一种慢性骨髓增殖性疾病,简称"真红",临床特点是发病缓慢,病程较长,红细胞明显增多,全血容量增多,常伴以白细胞及血小板数增多,皮肤及黏膜红紫色,脾肿大。祖国医学中无真红的病名,根据其临床症状,可将其归为"紫血"范畴。西医对本病病因尚不清楚,认为红细胞增多

是红细胞生成增多的结果,而并非红细胞寿命延长所致。中医认为本病病位在髓,与肝、脾、肾三脏有密切关系。本案患者急躁烦躁,肝气旺盛,腰膝酸软神疲乏力又系肾气不充,故而与肝肾功能失调有关。肝主疏泄而藏血,因精血同源,肝血充足,故肾亦有所藏,精有所资,精充则血足,肾藏精,精生髓,中医不仅认为骨髓是造血器官,肾对血液的生成有调节作用,而且也认为肾精是通过肝脏的作用而生成血液的。本案患者肝旺肾虚,精血同源,血液生成失调,血液运行不畅,形成紫血,故治疗应以平肝益肾,清热化瘀,方予丹栀逍遥散合六味地黄汤加减,方中丹栀逍遥散疏肝理气,平肝养肝,六味地黄汤滋阴养肾,服药不足两月,水木和谐,化生有道。

(郭方超 郝静宜)

紫血 肝郁血瘀 (血小板增多症)

赵某某,女,71 岁,山东省滕州市荆河街道人,因"皮肤反复发作皮下黏膜瘀斑"半年余,在滕州市某医院西医诊断为血小板增多症,口服阿司匹林、羟基脲等药物,效果不佳,于 2018 年 3 月 21 日前来就诊,即诊,患者神疲乏力,时头晕,皮下粘膜散在性瘀斑,压之不退色,时有鼻腔及牙龈出血,平素易急躁烦躁,善思虑,胸胁胀痛,胃脘部痞满,纳食差,大便干结,寐差失眠,多梦,舌质紫黯,苔薄白,脉弦涩。血常规:白细胞数目 12.6×10^9/L,血小板数目 1362×10^9/L,血液涂片可见血小板聚集成堆,偶见巨大、畸形或小型的血小板,肝胆胰脾 B 超见脾肿大。据其证候,中医属于紫血,证属肝郁血瘀,治宜疏肝理气,活血化瘀,方选逍遥散合酸枣仁汤加减活血化瘀药物。

处方:柴胡 10 克,当归 15 克,赤芍 15 克,茯苓 20 克,白术 20 克,丹皮 15 克,党参 30 克,酸枣仁 30 克,合欢皮 15 克,首乌藤 30 克,丹参 20 克,红花 10 克,益母草 30 克,陈皮 15 克,焦三仙各 30 克,山药 30 克

上方 6 剂,每日一剂,冷水浸泡 1 小时,武火煮沸后转文火煎煮 30 分钟,每剂煎煮 2 次,每次煎 500ml,分早、晚 2 次服用,每晚睡前半小

时服用第一遍,忌食辛辣刺激食物,忌生气。3月28日复诊,诉乏力头晕稍减轻,皮肤下粘膜瘀斑同前,减轻不显,急躁烦躁,寐差失眠,大便不甚干,以原方取12剂,煎煮同前,晚上服第一遍;4月15日复诊,诉乏力头晕基本消失,皮肤下粘膜瘀斑范围减小,未再新发,情绪好转,急躁减少,睡眠状态好转,大便不干,嘱上方继服12剂,煎煮同前;6月1日再诊,诉皮下粘膜瘀斑范围较小,皮色淡红,时有急躁,寐尚可,纳尚可,二便调,予原方出入继服1月,1月后复诊,皮下黏膜瘀斑消失,余症皆消,复查血常规:白细胞数目4.6×10^9/L,血小板数目483×10^9/L,嘱原方继服1月,两日一剂。现在随访病情稳定。

按:血小板计数升高可能由细胞因子驱动(反应性)机制引起,或者有不依赖生长因子(自发性)的克隆性/肿瘤性巨核细胞过度生成引起血小板增多,原发性血小板增多症是以巨核细胞增生为主的造血干细胞克隆性疾病,原发性血小板增多症患者起病隐匿,有疲乏、乏力等非特异性症状,偶因血常规检查或发现脾肿大而确诊。西医认为血小板增多症是一种骨髓增生性疾病,中医理论从其病因病性及症状,将其归属于"紫血"范畴。关于紫血可见"邪热久羁,无由以泄,血为热搏,留于经络,败为紫血"等记载。本病根本在于血瘀,血瘀不行或溢于脉外,存于皮下,形成瘀斑。本案患者平素急躁易怒,情志不舒,肝气旺盛,郁而化火,火邪伤阴耗气,津液损伤,以致经络瘀阻,血液凝滞而成。因肝郁诱发血瘀,治疗应疏肝理气,活血化瘀,方予逍遥散合酸枣仁汤加减活血化瘀药物,方中逍遥散疏肝理气,以助气行,气能行血,血可载气,再以丹皮、丹参、红花、益母草以活血化瘀,酸枣仁汤养心安神,气血得行,其瘀自化。

(郭方超 郝静宜)

髓痨 精血亏虚 (再生障碍性贫血)

郭某某,男,38岁,山东省滕州市龙阳镇人,因诊断为"再生障碍性贫血"1年余,辗转于济南、滕州两地各大医院治疗,临床症状无明显好转,遂于 2012 年 6 月 16 日来我院就诊。既诊,患者面色㿠白,巩膜黄染,神疲乏力,头晕耳鸣,动则心悸气短,易感外邪,唇甲色淡,指甲枯脆,肌肤不泽,肌肤可见少量点状红紫色瘀斑,时有鼻衄齿衄,低热盗汗,手足心热,心烦口渴,牙龈红肿,两目干涩,便干尿黄,乙肝"小三阳"病史,辅助检查:红细胞数目 $3.2 \times 10^9/L$,血红蛋白浓度 92g/L,血小板数目 $45 \times 10^9/L$,白细胞数目 $3.62 \times 10^9/L$,乙肝小三阳,总胆红素 32.7umol/L,直接胆红素 18.7umol/L,间接胆红素 14umol/L,肝胆胰脾 B超:肝、脾轻度肿大,舌红少苔,脉细数。据其症候,属于髓痨(肝肾亏虚),治宜:滋补肝肾,益精养血,方选知柏地黄汤合二至丸加减。

处方:知母 15 克,黄柏 10 克,生熟地各 15 克,山茱萸 15 克,山药 30 克,泽泻 10 克,牡丹皮炭 10 克,茯苓 15 克,女贞子 15 克,旱莲草 15 克,茵陈 15 克,仙鹤草 30 克,白茅根 30 克,阿胶 10 克^(烊化)。

上方 6 剂,冷水浸泡 1 小时,武火煮沸后文火煎煮 30 分钟,每剂煎煮 2 次,每次煎 300ml,分早晚 2 次服用,每日一剂,忌食辛辣刺激食物,避免劳累。23 日上午 11 时二诊,诉疲倦乏力、心悸气短稍减,里热感,肌肤之瘀斑消失,牙龈出血好转,舌红苔黄,脉细弱,以原方去白茅根,加枸杞子 15 克、黄芪 30 克,以健脾补肾,煎煮同前,饭后服用;30 日上午 10 时三诊,诉疲倦乏力症状好转,面色渐红润,近日夜尿频多,每夜 4-5 次,嘱原方去茅根,加益智仁 30 克,服 20 剂,煎煮同前,7 月 28 日 4 诊,近日患者感冒咳嗽,咽部作痛,T37.8℃,双肺呼吸音粗,原方去知母、女贞子、旱莲草,加香薷 10 克、桔梗 15 克、黄芩 10 克、杏仁 10 克,服 6 剂,8 月 6 日 5 诊,患者热咳止,仍以原方出入服用半年,生化检查见血红蛋白浓度 112g/L,血小板数目 $85 \times 10^9/L$,白细胞数目 $6.34 \times 10^9/L$,继续服药维持,随访两年病情平稳,未见恶化加重。

按:再生障碍性贫血也叫再生不良性贫血,是指骨髓未能生产足够或新的细胞来补充血液细胞的情况,临床表现主要为贫血,出血,感染等。再生障碍性贫血在祖国医学无明确记载,《金匮要略》曾记载:"男子面色薄,主渴及亡血,脉浮者,里虚也"。又说:"面色白,时瞑兼衄,少腹满,此为劳使之然"。"男子脉大为劳,极虚亦为劳"。这些描述均与再障相似,故认为再障属于祖国医学的"虚劳"范畴,对其病因《黄帝内经》记载:"精气内夺则积虚成损,积损成劳"《类证治裁》曰:"虚损起于脾肾,劳几瘵多起于肾经",也说明这种虚损病因由于精气内夺引起,并与脾肾有关。精气、气血是人体正气的重要组成部分,精气内夺,气血两虚,容易招致感染,如《内经》记载:"邪之所凑,其气必虚""正气存内,邪不可干",正气虚弱不能摄血,阴虚内热,以及感染发热,热伤血络及迫血妄行,皆可引起出血。这是再障血虚、发热,出血三方面症状的发病机理。现代医学认为是骨髓造血功能障碍,而中医认为肾主骨生髓,肝主藏血,肾气不足,生髓之功不利,气血生化失源,故而精血亏虚,血液亏虚肝不得藏,故肝肾亏虚,虚火内生,气虚不摄而发此病。治宜滋补肝肾,益精养血,方选知柏地黄汤合二至丸加减。方中以生熟地、山茱萸、山药,滋肾阴,益精髓,凉精血,补肾健脾,泽泻、丹皮、茯苓以泻肝火、脾湿、肾浊,三补三泻,知母、黄柏加强滋阴降火之效,女贞子、旱莲草以补肾阴,更以仙鹤草、茅根凉血止血,以阿胶养血补气。此方有补有泻,补而不腻,清而不泻,肝肾得养,精血得充,故病情能至今保持稳定。

(郭方超　田传鑫)

虚劳　心脾两虚 （急性淋巴细胞白血病）

陈某,女,12岁,滕州市官桥镇前掌大人。2019年4月17日就诊,家人代诉,乏力、贫血1月余,1月前因高热不退在外院就医,经相关检查确诊为急性淋巴细胞白血病,白细胞 $84×10^9$/L,血红蛋白 50g/L,已行西医综合治疗一个月,目前病情控制较稳定,今为求中西医结合治疗,特来我院。现患者神疲乏力,面色苍白,少气懒言,纳差,咳嗽,时有鼻出血,牙龈出血等。舌质淡白,苔薄白,脉象细弱。本病据其症状当属中医学的虚劳病,证属心脾两虚,治疗上宜益气养心,健脾养血,方选人参归脾汤加减。

处方:红参 15 克,炒白术 20 克,茯苓 15 克,黄芪 40 克,当归 15 克,龙眼肉 15 克,木香 10 克,陈皮 15 克,焦三仙各 30 克,杏仁 10 克,桔梗 15 克,鱼腥草 30 克,款冬花 15 克,小蓟 15 克,仙鹤草 30 克,炙白前 15 克,阿胶 10 克^(烊化),酸枣仁 15 克

上方凉水浸泡一小时,红参先煎一小时,后纳入诸药共煎,文火煮半小时,每剂煎两次,分早晚两次饭后温服。每日一剂,连服 6 剂。嘱其注意休息,避免受凉,不要去人群密集的场所,多食些新鲜的蔬菜水果。2019 年 4 月 26 日复诊,服药效可,乏力稍好转,进食量增加,仍时有鼻及牙龈出血、咳嗽等,上方加鸡内金 20 克,继服 6 剂。2019 年 5 月 6 日三诊,咳止,鼻出血明显减少,仍面色㿠白,纳可,二便调。上方去鱼腥草、款冬花,加山药 20 克,继服 10 余剂。

按:虚劳又称虚损,是以脏腑功能衰退,气血阴阳不足为主要病机的多种慢性虚弱症候的总称。而本案患者确诊为西医学的急性淋巴细胞白血病,它是一种起源于淋巴细胞的 B 系或 T 系细胞在骨髓内异常增生的恶性肿瘤性疾病。异常增生的淋巴细胞抑制正常造血功能,同时也侵及脑膜、淋巴结、肝、性腺等器官,从而导致全身各器官病变。根据其症状、体征、舌苔脉象等辩证论治,当属中医学的"虚劳"范畴,历代医籍对虚劳的论述甚多。《素问·通评虚实论》所说的"精气夺则虚"可视为虚证病机之总纲。清代何梦瑶《医碥·虚损痨瘵》亦云:"虚者,血气不足也,久则肌肤脏腑亦渐消损,故曰虚损。劳者,久为病苦,不得安息,如劳苦不息者然",从中可见,虚劳是以五脏气血阴阳的亏损虚耗为基本病机。《难经·十难》:"损肺者,益其气;损其心者,调其营卫;损其脾者,调其饮食,此治损之大法也。"本案患者先天禀赋不足,后天失养,由于脾为后天之本,气血生化之源,又气血互生,故心血虚可伴有不同程度的气虚,故辨为心脾两虚之证。

方中红参、黄芪大补元气,助心气以运血,臣以白术、甘草甘温补脾益气,当归、龙眼肉补血,茯神、枣仁养心安神,配木香理气醒脾,以防补益药滋腻滞气,桔梗利咽,冬花、白前止咳,小蓟、仙鹤草止血,全

方为补脾与养心并进,益气与养血相融之剂,为治脾血虚及心血虚的良方,心脾同治,气血兼顾,使心有所养,血统于脾,诸症可愈。

（郭艳苓　田传鑫）

积聚　脾虚痰湿瘀阻（腘窝囊肿）

任某某,女,36岁,滕州市人,因左侧腘窝肿块1月余,于2018年8月18日就诊。患者于1月前扣及左侧腘窝部肿块,伴疼痛,行左下肢彩超示:左侧腘窝囊肿,大小为2.9×1.2×2.3cm。现症见:左侧腘窝部肿块,伴胀痛不适,体胖乏力,舌淡胖苔白厚,脉滑。查体:左侧腘窝部可触及有弹性的软组织肿块,左膝关节屈伸活动尚可,右侧腘窝及膝关节无异常。西医诊断为腘窝囊肿,中医诊断为积聚,由脾虚痰湿,瘀阻经脉所致,治宜健脾化痰,活血化瘀,方用五苓散加味。

处方:云苓30克,炒白术20克,桂枝10克,猪苓15克,泽泻20克,陈皮15克,半夏10克,苡米30克,三棱10克,莪术10克,白芥子10克,大贝15克,牛膝15克,枳壳15克

上方用凉水1500ml浸泡1小时,武火煮沸后改文火煎煮30分钟,取药汁300ml;二遍加水1000ml,同样方法煎煮,取药汁300ml,早晚饭后半小时温服,每日一剂。嘱其避风寒,忌食肥甘厚腻之品,保持心情舒畅,适当运动。首诊服药6剂后,于8月24日复诊,自诉疼痛稍有减轻,在上方基础上加用夏枯草30克,桔梗15克,苏叶15克以增强化痰散结的功效。再服6剂,8月31日复诊,自觉肿块稍有缩小,坚持效不更方,再服7剂,于9月7日复诊,诸症皆除,查体囊肿已消失,续服7剂以巩固疗效。

按:腘窝囊肿是指腘窝深部滑囊肿大或膝关节滑膜囊向后膨出的统称,腘窝部不适或行走后发胀感,腘窝有囊性肿物。根据局部检查及B超检查诊断,磁共振成像可以确诊。本病不及时治疗,会引起囊肿破裂、下肢和小腿疼痛及肿胀等。

患者以"左侧腘窝肿块,伴疼痛"为主要症状,证属祖国医学"积

聚"范畴。正气亏虚则是积聚发病的内在因素,积聚的形成及演变,均与正气的强弱密切相关。正如《医宗必读·积聚》说:"积之成也,正气不足,而后邪气踞。"《景岳全书·积聚》亦说:"凡脾肾不足及虚弱失调之人,多有积聚之病。"即是说,积聚是正虚感邪、正邪斗争而正不胜邪的情况下,邪气踞之,逐渐发展而成。本病以腘窝囊肿、或胀或痛为主症,根据病史长短、邪正盛衰以及伴随症状,辨其虚实之主次。积聚初起,正气未虚,以邪实为主;中期,积块较硬,正气渐伤,邪实正虚;后期日久,瘀结不去,则以正虚为主。积证初期邪实,宜予消散;中期邪实正虚,宜予消补兼施;后期以正虚为主,宜予养正除积。聚证多实,治疗以行气散结为主,可配合针灸疗法,严重者需手术治疗。本案患者系青壮年女性,平素嗜食肥甘厚味,导致脾胃运化失常,气血运行不畅,气滞痰阻,郁结内生。体胖乏力,舌淡胖苔白厚,脉滑皆为脾虚痰湿瘀阻之象。治以健脾化痰,活血化瘀,方用五苓散加味。方中云苓、猪苓、泽泻、苡米化湿利水消肿,白术、陈皮健脾益气化痰,半夏、三棱、莪术、枳壳、大贝清热解毒,理气散结,桂枝、牛膝活血逐瘀通络,诸药合用共奏健脾益气、行气活血、散结消肿之功。复诊时为加强散结消肿之效添加夏枯草、桔梗、苏叶,配伍严谨,疗效颇佳。

(田传鑫 朱源昊)

皮痹 寒凝气滞血瘀（硬皮病）

秦某某,女,49岁,因四肢及背部皮肤多处皮损3余年,在北京某大医院诊断为硬皮病。间断服用西药治疗,症状逐年加重,为求中医治疗,于2018年8月27日就诊。症见:手背、胸背部皮肤多处皮损,呈斑片状,皮肤发硬,颜色为黄褐色,纳眠可,二便调。感受风寒后上述症状加重,时有头痛。舌质淡红,脉沉细。属于祖国医学皮痹范畴,症属寒凝气滞血瘀,治宜温阳散寒,行气活血,化瘀通络,方选阳和汤合桃红四物汤加减。

处方:熟地15克,生麻黄10克,白芥子10克,细辛5克,桂枝10

克,赤白芍各 30 克,川芎 20 克,当归 15 克,丹参 30 克,红花 15 克,地龙 10 克,川牛膝 15 克,三棱 10 克,莪术 10 克,生甘草 5 克

上方加凉水 1500ml,浸泡 1 小时,武火煮沸后改为文火煎煮 30 分钟,煮取药汁 300ml;二遍加水 1000ml,同样的方法煎煮,取汁 300ml,两遍混合后分两次早晚饭后半小时温服。避免受风寒,加强营养,多运动,提高自身免疫力。每日 1 剂,服药 6 剂于 2018 年 9 月 2 日复诊,近日天气变凉,感觉皮肤变硬,手足冷,以上方加附子 10 克,防风 10 克,温经通络,祛风止痛。于 2018 年 9 月 9 日再次复诊,病人诉头痛减轻,手足冷亦减轻,皮肤发硬较前好转。于 9 月 16 日又复诊,诉大便溏,上方去三棱、莪术,加砂仁 10 克,后下。病人服药 40 剂后复诊,诉各症状均较服药前减轻,三月后中药改为两天 1 剂,半年后随访,症状未再加重,逐渐好转。

按:皮痹病,中医病名。是指以皮肤浮肿,继之皮肤变硬、萎缩为主要症状的一种病证,是五体痹之一。相当于现代医学的硬皮病,是一种以皮肤及各系统硬化的结缔组织疾病。祖国医学文献《内经·痹论篇》中有皮痹的记载,类似本病。如"以秋遇此者为皮痹"。隋巢元方《诸病源候论·风湿·痹候》说:"风湿痹病之状,或皮肤顽厚,或肌肉酸痛。"感受风寒湿邪是本病的主要病因,外邪留滞皮肤,使气血津液运行障碍,进而形成痰浊瘀血,痰浊瘀血阻滞于皮肤是皮痹的继发因素。外邪侵袭、痰浊瘀血以及气血阴阳的不足,皮肤之经络瘀阻,导致皮肤失养是皮痹的基本病机。本病病位在皮肤,涉及肺脾肾三脏。中医治宜温阳散寒,行气活血,化瘀通络,方选阳和汤合桃红四物汤加减。阳和汤温阳补血,散寒通滞,方中熟地滋补阴血,填精益髓,生麻黄开腠理,通阳散寒,白芥子去皮里膜外之痰,桃红四物汤养血活血,方中当归补血和血,白芍养血和营,与当归相合,补益营血,桂枝温经散寒通脉,细辛助桂枝温经散寒,川芎行气活血。丹参、地龙、川牛膝活血化瘀通络,三棱、莪术破血化瘀,生甘草有化毒之力,调和诸药。诸药合用,共奏温阳散寒,行气活血,化瘀通络之功效,疗效颇佳。

(赵芸　吴海燕)

皮痹 气阴两虚证（硬皮病）

张某某,女,48岁,滕州市荆河办事处人,因背部肌肉斑状萎缩30余年,在山东省立医院确诊为硬皮病。其父患有皮肌炎。患者一直服用糖皮质激素以及阿司匹林肠溶片,并间断服用中药治疗,病情时有反复。现欲求中医治疗,于2015年1月9日来就诊。患者近日感四肢肌肉乏力,疼痛,时有心悸易汗出,咽干,时有胃胀,已绝经,纳可,寐可,皮肤干枯无光泽,背部肌肉斑状萎缩,舌红少苔,脉沉细。查见:咽部充血,滤泡增生,听诊心肺未见异常。血常规检查:血红蛋白96g/L,余(一)。当属祖国医学皮痹范畴,证属气阴两虚证,相当于现代医学的硬皮病。中医治宜益气养阴,活血通络,方选黄芪桂枝五物汤合补中益气汤加减。

处方:黄芪100克,桂枝10克,白芍15克,当归15克,党参30克,炒白术15克,陈皮15克,麦冬15克,玄参15克,桔梗15克,鸡血藤30克,生姜5克,大枣5枚,炙甘草10克

上方用凉水1500ml浸泡1小时,武火煮沸后改为文火煎煮30分钟,取药汁300ml,二遍加水1200ml,同样方法煎煮,取药汁300ml,两遍混合,早晚饭后温服。嘱其适当运动,增强体质,提高免疫力,避免劳累,饮食营养全面,少食辛辣刺激性的食物。每日1剂,服药6剂后,于2015年1月16日二诊,诉四肢乏力较前减轻,舌体两侧疼痛,上方去升麻,加沙参15克养阴清热,益胃生津。于2015年1月23日三诊,自觉症状较前减轻,背部肌肉疼痛,上方加防风15克,祛风止痛。继续服用中药两月,患者疼痛缓解,硬皮未再发展,3月后随访,一直坚持服用中药调理,病情稳定。

按:皮痹病是指以皮肤浮肿,继之皮肤变硬、萎缩为主要症状的一种病证,是五体痹之一。相当于现代医学的硬皮病,是一种以皮肤及各系统硬化的结缔组织疾病。祖国医学文献《内经·痹论篇》中有皮痹的记载,类似本病。如"以秋遇此者为皮痹"。隋《诸病源候论·风湿·痹候》说:"风湿痹病之状,或皮肤顽厚,或肌肉酸痛。"感受风寒湿邪是本

病的主要病因,外邪留滞皮肤,使气血津液运行障碍,进而形成痰浊瘀血,痰浊瘀血阻滞于皮肤是皮痹的继发因素。外邪侵袭、痰浊瘀血以及气血阴阳的不足,皮肤之经络瘀阻,导致皮肤失养是皮痹的基本病机。本病病位在皮肤,涉及脾肺肾三脏。痹病久治不愈,迁延日久,易致气阴两虚之证。气阴两虚,肌肤失于濡养,则皮肤干枯无泽,气阴亏损益甚,邪气稽留亦深,可见肌肉萎缩,心悸、自汗、乏力均是气虚的表现。舌红少苔,脉沉细,均为气阴不足之象。本病治宜益气养阴,活血通络,方选黄芪桂枝五物汤合补中益气汤加减。方中黄芪补在表之卫气,固表升阳,桂枝散风寒而温经通脉,芍药养血和营而通血痹。党参、炒白术、炙甘草健脾益气,陈皮理气和中,补气而不滞气,当归补气养血,鸡血藤补血活血,麦冬、玄参养阴生津,桔梗清热利咽,生姜辛温,疏散风邪,大枣甘温、养血益气。诸药合用,共奏益气养阴,活血通络之功效。病人的预后,与受邪的轻重、患者体质的强弱以及治疗、病后颐养等密切相关。

(赵芸 张崭崭)

第二章 外科医案

第一节 腑实证医案

肠结 腑气不通（肠梗阻）

李某,女,7岁,滕州市某小学一年级学生,2013年11月10日就诊,家长代述,患者平素身体廋弱,不好活动,进食不香,反复感冒,咽喉胀痛,发低热,脐中作痛,大便干燥,3日前清晨突患腹部剧痛,干呕欲吐,急呼120住入人民医院外科病房,诊为"单纯性功能性肠梗阻",西医保守治疗两天,腹痛不减,病家不同意进行手术治疗,特约中医前往会诊。刻诊:患儿面色苍白,身体消廋,痛吟不断,干呕欲吐,大便4日未行,脐中及小腹稍有膨隆,半见肠形蠕动波,压痛明显,轻度反跳痛,听诊肠鸣音不亢进,未闻及移动浊音,X线检查可见少量数液平面,测体温37.8℃,BP95/55mmHg,血常规9×10^9/L,中性82%,心率92次/分,律整,咽部充血扁桃体肿大,双肺呼吸音粗,舌质淡,苔白黄相兼,脉细弱而数。西医以保持电解质平衡,营养支持,胃肠减压及应用抗生素等治疗,中医辨证诊为肠结,患儿先天禀赋不足,加之后天饮食不佳,脾气虚弱,运化无力,致使腑气不通,不通则痛。治宜健脾益气、通腑导滞、攻补兼施,方选枳实消痞丸合小承气汤化裁。

处方:枳实12克,太子参10克,白术10克,茯苓10克,川朴10克,大黄10克,半夏6克,炒卜子6克,川连6克,干姜6克,甘草3克

上方水煎煮两次,每次煎取液200ml,分两次温服,每日一剂。上方服1剂后,大便即通,腹痛大减,继服2剂,腹部无痛感,体温正常,X线液平面消失,已进稀食,继以人参健脾丸加减,调理5天出院,后又以

枳实消痞丸两日 1 剂,服月余,纳增体健,未见再复发。

按:肠梗阻在祖国医学文献中有颇多类似的记载。我国最早的医学著作《内经》一书中就有类似肠梗阻症状的描写:"饮食不下,膈塞不通,邪在胃脘"。后世医书对这方面的论述更多,它可以包括在"关格"、"肠结"和"腹胀"等门类之中。明代《医贯》中称:"关者不得出也,格者不得入也"。"关格者,忽然而来,乃暴病也,渴饮水浆,少顷即吐,又饮又吐,唇燥,眼珠微红……"。又如《医学入门》云:"关格死在旦夕,但治下焦可愈,大承气汤下之"。

中医学对肠的生理功能认识是,小肠的功能是分别清浊,小肠上接于胃,接受胃所下移的已熟腐的水谷,作进一步的消化,并把它分成清、浊两个部分。清者为水谷精微,浊者为糟粕。清者经吸收后,通过脾转输到身体各部分而被利用,糟粕中的水液归于膀胱,滓秽归于大肠,以完成其分清泌浊化物使命。肠腔内容物不能顺利通过肠道,即称为肠梗阻。其临床特征为腹痛、腹胀、呕吐、停止排便、排气。本病是一种常见的急腹症,具有病因复杂,病情多变,发展迅速等特点。其病因病机,由于饮食不节、劳累过度、寒邪凝滞、热邪郁闭、湿邪中阻、淤血留滞、燥尿内结或蛔虫聚团等因素,使肠管气血痞结,通降功能失常,滞塞上逆而发病。

本案因先天不足,脾气失运升降失和,腑气不通,故成肠结,为虚中夹实,治宜攻补兼施,方选枳实消痞丸,重在健脾助运,以调脾胃升降,加入小承气通腑导滞,以治其标,腑气得通,则肠结消,腹痛则止,继以健脾助运以善其效。

（张义明　张侠）

肠结　脾虚气滞（黏连性肠梗阻）

王某,男,69 岁,滕州市柴胡店镇刘村人,农民,2018 年 3 月 9 日就诊;因"中腹胀痛,无大便伴呕吐 12 小时"住本院普外科病房,此前有腹部手术史。住院行腹透检查示:腹部多个液平,提示肠梗阻;B超检查示:肠管蠕动缓慢,肠道内大量粪块阻塞;前列腺肥大。入院诊断为:"黏连性肠梗阻"。入院后经胃肠减压、解痉、灌肠等治疗,症状无明显缓解,遂邀张老师会诊。现证见:腹胀且痛,时轻时重,痛甚则腹部可见包块,痛缓则包块消失,失气不畅,大便秘结,尿频尿急,溺后余沥不尽,懒言乏力,纳呆欲吐。舌质淡红,苔白厚,脉沉细弦。中医诊为:肠结,证属脾虚气滞。西医诊断为黏连性肠梗阻。拟治宜健脾行气散结之法;方选参苓白术散合天台乌药散加减。

处方:党参20克,茯苓15克,大腹皮10克,香附10克,台乌药15克,赤芍15克,泽泻10克,鸡内金10克,官桂10克,车前草20克,元胡10克

每日1剂,水煎两次,每次取汁200 ~ 300ml,分两次温服,服6剂。3月16日二诊,腹痛腹胀减半,尿频尿急已除,大便已下,但粪形细,溺后余沥不尽尚在。舌质淡红,苔薄白,脉沉细。病有转机,原方继用6剂,腹痛腹胀悉除,大便每日1次,为黄色成形便,小便无苦,纳增神爽,舌淡,苔薄白,脉沉细。带药6剂出院,以资巩固疗效。并嘱患者保持清淡饮食,多吃新鲜蔬菜及水产品,宜少食多餐,禁食肥甘油腻及辛辣刺激之品;应注意腹部锻炼和适当运动,保持大便通畅,保持心情愉快。3月后电话回访,病愈未再复发。

按:肠结之病名,首见于张锡纯《医学衷中参西录》,多因腹部手术损伤,或者实邪内结,使肠体活动异常而搏结不通,气机阻塞所致,多见于西医的急性肠梗阻,临床多以痛、吐、胀、闭为主要症状,临床多采用通里攻下之承气汤类治疗。本案患者虽有实证,然舌淡,脉不实,且年近七旬,术后肠粘连梗阻,几经周折,元气已伤,峻猛攻下,伤气耗阴,显然不宜。因正气已亏,故当用扶正、调气、温平、中和之药,使"结者散之"。方中党参、茯苓益气健脾;香附、大腹皮、台乌药、元胡行气止痛,理气消胀;赤芍祛瘀活血,鸡内金健脾化积,车前草、泽泻利水通淋;官桂一味温经止痛,温中补阳助气血运行。方虽平淡,药剂不重,但疗效

显著,使多日之苦迎刃而解。

(田传鑫 郭方超)

肠痈 湿热蕴结 (阑尾周围脓肿)

陈某,男,33岁,山东泗水张庄村人,1987年5月7号,以转移性右下腹痛,伴发热,以急性阑尾炎住入泗水第二人民医院外科病房,住院号:557781,患者拒绝手术,西医应用抗生素治疗5天,发热腹痛虽减,但右下腹阑尾处包块增大。特约中医会诊,刻诊,患者痛苦貌,体温38.7℃,右下腹阑尾处压痛,可扪及12×10×7cm大小包块,质软,皮色不变,西医诊为阑尾周围脓肿,剑下及腹部无压痛,腹大肌刺激征和腹大肌实验阳性,伴头痛头晕,干呕纳呆,大便干燥,小便色黄,血常规检查,白细胞计数$1.5×10^9$/L,中性87%,舌质红、苔黄厚,脉滑数,中医诊为肠痈,热蕴成脓,治宜清热解毒排脓,方选大黄丹皮汤合薏苡附子败酱散。

处方:丹皮15克,川军30克,桃仁10克,冬瓜仁15克,薏苡仁30克,败酱草30克,当归10克,赤芍20克,浙贝15克,白芷15克,皂刺10克,红藤30克,枳壳15克

水煎煮两次,每次取汁400ml,每日1剂半,分三次服。同时阑尾脓肿处敷蒜硝糊剂:大蒜40克,去皮捣成泥状,芒硝30克,川军30克,桃仁20克,薏苡仁30克,丹皮30克。上药研细粉,加白酒共调为糊状,敷于脓肿处,外用纱布胶布固定,每日一换。同时应用抗生素。2日后,大便泻下五六次,初硬后溏,并伴有脓样便,腹痛大减,肿块为8×7×5cm,体温38.1℃,病人见病有转机,精神好转,上方继服3剂,内服外敷同前,大便每日2-3次,肿块缩小,体温渐降,腹痛减轻,三诊,原方川军改为10克,加焦三仙各30克,每日1剂,连服5剂,并继用外敷,共治疗15日,肿块消失,后以枳实消痞丸调理5日痊愈出院。

按:在祖国医学文献中虽然没有急性阑尾炎之病名,但从阑尾炎的发病部位,与临床症状来分析,本病可归属于中医所称肠痈范畴。远在

春秋战国时期，《难经·第四十四难》中有："大肠、小肠会阑门的记载，会者合也，大肠、小肠会合之处。分阑水谷精血各有所归故曰阑门"。阑有拦坝的意思，阑门位于大肠、小肠分界之处起到一个拦坝的作用。因此，阑尾炎的病名可能是继承了古代医著在认识阑门的基础上而命名的。《内经》上已有记载，如"天枢穴隐隐痛者大肠疽，其上肉微起者大肠痈"。

汉朝张仲景著《金匮要略》中总结了汉代以前治疗肠痈的经验，制定了辨证论治的基本法则，如"肠痈之为病，其身甲错腹皮急，按之濡，如肿状，腹无积聚，身无热，脉数，此为肠内有痈脓，薏苡附子败酱散主之。"又说"肠痈者，少腹肿痞，按之即痛如淋，小便自调，时时发热自汗出，复恶寒，其脉迟紧者，脓未成，可下之，当有血；脉洪数者，脓已成，不可下也，大黄牡丹汤主之。"这是肠痈的症状、诊断及治疗的方法。为后世对肠痈的辨证论治奠定了基础。至于仲景"成脓者，不可下也"之说，笔者体会判定下与不下的关键应把握有无阳明腑实，只要证见大便干燥，腑气不通，不论是脓已成或脓未成，均可下之。本案脓成而大便干结，用大黄丹皮汤薏苡附子败酱散合仙方活命饮，泻下通腑，清热解毒，收效甚佳。

（张义明 郭方超）

腹痛 脾虚肝旺，肝脾不和（慢性肠功能紊乱）

赵某某，男，38 岁，滕州市东沙河镇人，建筑工人，以"阵发性腹痛肠鸣腹泻 4 年余，加重 1 月"于 2018 年 7 月 20 日就诊。患者近 4 年多来经常出现阵发性腹痛肠鸣腹泻，大便时干时稀，泻必腹痛，泻后痛减，经常服用黄连素、吡哌酸、泻痢停等药物治疗，效差，时常服药后泻止但仍腹痛，有时热敷亦能症状减轻，近一月来，症状加重，腹痛频繁，大便每天 3—4 次，服用西药效果不明显，遂来诊。现症见：腹痛隐隐，阵发性加重，肠鸣，脾气急躁，纳差，大便每日 3—4 次，时干时稀，小便正常，眠可，舌质淡、苔薄白，脉两关不调，左弦而右缓。既往有慢性胃炎病史 3 年,喜食辛辣,脾气急躁。查体见:身体偏瘦,心肺听诊正常,腹软、脐周压痛,无反跳痛,肠鸣音亢进,每分钟 15 次左右,余(一)。中医诊为:腹痛,证属脾虚肝旺,肝胃不和;西医诊断为慢性肠功能紊乱。由于饮食不节,脾气急躁,脾胃虚弱,肝旺克脾土所致。治宜补脾柔肝,祛湿止痛,调和肝脾;方用痛泻要方合逍遥丸加减。

处方:柴胡 10 克,陈皮 15 克,防风 10 克,白芍 30 克,炒白术 20 克,当归 15 克,云苓 15 克,党参 20 克,川连 10 克,半夏 10 克,炒枳壳 15 克,干姜 10 克,砂仁 10 克后下,合欢皮 30 克,白扁豆 30 克

每日 1 剂,水煎两次,每次取汁 200 ~ 300ml,早晚饭后半小时分两次温服,服 6 剂。忌食生冷、辛辣之物、宜清淡易消化饮食,避风寒、畅情志。1 周后 7 月 27 日复诊,诉腹痛减轻,但仍觉肠鸣漉漉,喜暖,纳食有改善,上方加白蔻仁 10 克,以化湿调和肠胃,继服 6 剂,诸症消除。后嘱患者注意调畅情志,合理膳食,随访半年未再复发。

按:本案患者虽病位肠胃,而实为脾之运化失司,并与肝关系密切,盖肝主疏泄,脾主运化,胃主受纳。患者平时脾气急躁,若有所烦恼,情志有所不遂,凡此不达,皆可影响肝之疏泄,又喜食辛辣,损伤脾胃,肝木克脾土,肝气横逆犯脾,致中焦气机不利,升降失调,不通则痛。治疗以补脾柔肝,祛湿止泻,调和肝脾为主《医方考》说:"泻责之脾,痛责之肝;肝则之实,脾则之虚,脾虚肝实,故令痛泻"。其特点是泻必腹痛,泻后痛减。方中白术苦温,补脾燥湿,为君药;白芍酸寒,柔肝缓急止痛,与白术配伍,为臣药;陈皮辛苦而温,理气燥湿,醒脾和胃,为佐药;防风燥湿以助止泻,为脾经引经药,为佐使药《医方集解·和解之剂》云:"此足太阴、厥阴药也。白术苦燥湿,甘补脾,温和中;芍药寒泻肝火,酸敛逆气,缓中止痛;防风辛能散肝,香能舒脾,风能胜湿,为理脾引经要药。陈皮辛能利气,炒香尤能燥湿醒脾,使气行则痛止。数者皆以泻木而益土也。"在此基础上,配以柴胡、合欢皮疏肝理气解郁,当归养血柔肝,党参、茯苓、白扁豆、白蔻仁益气健脾祛湿,黄连、半夏、干姜、枳壳辛开苦降,调理气机,砂仁温脾开胃、理气止泻、行气化湿,进一步

加强了健脾理气的功效,气机调畅则疼痛自止。

(田传鑫 郭方超)

腹痛 肝胆湿热,胃失和降（胆道感染）

刘某,女性,52岁,滕州市人,干部,以"胆囊切除术后中上腹疼痛阵发性加剧3年"于2017年9月30日就诊。患者于2014年秋天因胆囊结石伴胆囊炎行胆囊切除手术,术后一直感中上腹部疼痛,饮食稍有不慎则呈发作性剧痛,伴恶心、呕吐,不能进食。曾有三次剧痛难忍而急诊,经输液抗炎治疗得以控制,某医院诊断为术后胆道感染。1周前又觉得上腹部疼痛加剧而来就诊。现症见:中年女性,形体偏瘦,中脘疼痛,按之痛剧,向后背放射,口干口苦,恶心欲吐,嗳气频频,不思饮食,大便偏溏。舌淡红,苔薄白,脉弦。中医诊断:腹痛,证属肝胆湿热,胃失和降,气机郁滞。西医诊断为胆道感染。治宜清利肝胆湿热,和胃止呕开郁。方选小柴胡汤加减。

处方:柴胡10克,黄芩15克,党参15克,清半夏10克,石菖蒲10克,郁金10克,全瓜蒌20克,薤白10克,元胡10克,炙甘草6克,生姜3片,大枣5枚

每日1剂,水煎两次,每次取汁300~400ml,分两次温服,服12剂。忌食生冷、辛辣油腻之物、宜清淡易消化饮食,避风寒、畅情志。2周后10月14日复诊,诉中上腹疼痛减轻,大便成形,进食增加,但仍有口干溺黄,守方加茵陈15克,鸡内金15克,再服12剂。2017年10月28日三诊时自诉近一周来已无腹痛发作,以上方再取5剂,巩固疗效。2018年2月16日患者再次来诊,诉上次治愈后一直未发作腹痛,饮食也明显改善,近半月来,因为过年,多食了一些油腻并少量饮酒,所以再次腹痛发作,急诊给予抗菌解痉治疗后缓解。刻下症见:上腹隐痛,串及后背,口苦恶心,近两天未进饮食。舌淡暗,脉细弦。辨证立法同前,仍以小柴胡汤加减。

按:据文献报道,胆囊手术切除后约有20%的病例可再发上腹痛,

称之为"胆囊切除术后综合征"。西医多采用阿托品、颠茄片等解痉或庆大霉素、氨苄青霉素等抗炎的对症疗法,一般不易根治。张老师认为,肝胆互为表里,胆为中清之腑,主胆汁输藏,以疏泄为顺。本案胆囊手术后易留瘀为患,复加饮食不节,导致气机郁滞,湿热内蕴,不通则痛。湿热上蒸则口干口苦;横逆犯胃则恶心呕吐;脾失健运则便溏泄泻。治疗以小柴胡汤清泄少阳,疏肝利胆,加瓜蒌、薤白宽胸开郁;茵陈、金钱草、菖蒲、郁金、鸡内金利胆消炎止痛;白术、陈皮燥湿健脾;元胡行气活血止痛。经治半年,喜得根除。

（田传鑫　张侠）

腹痛 腑气不通 （铅中毒腹绞痛）

郭某,男,41 岁,山东泗水泉林镇人,1978 年 5 月 23 日初诊。患者因腹部绞痛剧烈入院,住院号 786001。即诊:巩膜黄染,干呕欲吐,口苦咽干,大便五、六日未行,查肝功谷丙转氨酶 60U/L,谷草转氨酶 108U/L,黄疸指数 55,乙肝两对半正常,肝胆脾胰 B 超未见异常,中上消化道钡餐（－）,腹部 X 光透视（－）。查体腹痛剧烈拒按,以上腹及脐部为主,未扪及包块,肝脾未及,舌质红,苔黄厚,脉滑数,齿有明显铅线。查尿铅为 0.28mg/L,西医诊为铅中毒腹绞痛,经西医治疗两日,并不缓解,中医辨证为湿热蕴结胃肠,腑气不通,治宜通腑泄热,拟大承气汤加味。

处方:大黄 30 克^(后下),芒硝 15 克冲服,枳实 10 克,厚朴 10 克,木香 10 克,白芍 20 克,半夏 10 克,茵陈 15 克,黄芩 10 克,车前子 10 克

上方 2 剂,水煎煮两次,每次 400ml,分两次温服,每日一剂,次日大便通,腹痛立止,继改服茵陈五苓散加减 10 余剂,黄疸消退,纳食正常,复查肝功已正常,痊愈出院。

按:腹痛一症首见于《内经》,如《灵枢·卫气》指出"头痛、眩仆,腹痛、中满……",《素问·气交变大论》,谓"岁土太过,……民病腹痛",《伤寒论》称"脐腹痛",《备急千金方》称"气腹痛"。可见腹痛的部位

较广,相当于现代医学的消化系统以及泌尿外科急腹症、部分妇科疾病等。故临床应详辨部位,必要时还应结合现代医学的检查方法,以明确诊断,其病因病机中医多从"三因"之邪气客于肠胃立论。如《素问·举痛论》"寒气客于肠胃之间,膜原之下,血不得散,小络急引故痛",金元李东垣在《医学发明·泄可去闭葶苈大黄之属》篇明确提出"痛则不通的病理学说",对后世影响很大,当然临床因虚寒致痛的也不少见,称"不荣则痛"。

祖国医学虽无铅绞痛之病名,但从其发病特点看,可属腹痛、积症、黄疸等范围,铅绞痛的发生虽与铅在人体内的代谢情况有关,但诸如情志失调,饮食不节及外邪入侵等也是不可忽视的诱因,笔者用泻下通腑法治疗铅绞痛的主要依据:一是因为由消化道进入体内的铅,大部分不被吸收,而经肠道排出体外,泻下通腑可使消化道中的铅尽快的排出体外,减轻和消除对肠壁的毒性作用,缓解肠壁的痛挛。二是根据祖国医学六腑以通为顺,不通则痛的生理特点,泻下通腑可泻其积滞,排出污浊,使六腑的通降功能恢复正常,以达到通则不痛之目的。本文曾以"铅中毒致腑绞痛 35 例报告"发表于《山东中医杂志》1984 6(4)222,其病案部分又被《诊籍续焰》山东省中医验案选收编,青岛出版社1992 年 8 月。

（张义明　田传鑫）

第二节　瘿瘤痈癣医案

脂瘤　痰阻血瘀（多发性脂肪瘤）

杨某,男,50岁,企业退休人员。2012年5月18日初诊。因"全身多发皮下结节5年"来诊。患者5年前出现腹部散在数个皮下结节,质软,无压痛,活动度好,未重视,后数量逐渐增多,变大,部分出现压痛,就诊于本院普外科,行手术切除并送病理示:脂肪瘤。半年后又发现全身多处,包括腹部、臀部、下肢多发皮下结节,逐渐增多,变大,西医告知无特效办法,后为寻求中医治疗就诊于门诊,查体见:患者体型偏胖,饭后易腹胀、有身体沉重感,全身多发皮下结节,数目大于50个,分布于前胸、腹部、后背、臀部及双下肢,大小不等,大者如蚕豆,无明显压痛,质软,边界清,活动度良好。舌质暗,苔黄偏厚,脉滑。平素嗜好烟酒,既往高脂血症、脂肪肝病史。西医诊为脂肪瘤;中医诊为脂瘤,证属脾虚湿阻,痰瘀互结。法当健脾利湿,化痰散瘀。方选五苓散合二妙散加减。

处方:茯苓15克,炒白术15克,桂枝6克,猪苓15克,泽泻15克,黄柏10克,薏苡仁20克,炒苍术12克,川牛膝12克,丹参20克,红花10克,浙贝10克

文火煎煮两次,每次300ml,每日一剂,分早晚温服,连服6剂。同时嘱患者忌烟酒,忌食肥甘厚腻之品,加强体育锻炼。5月26日二诊。患者自诉服药后感身体轻松,纳食好,无腹胀。守方继服10剂。6月7日三诊。患者自诉服药无不适,查体发现部分小结节消退。原方加夏枯草20克,继服6剂。6月14日四诊。大部分结节已消退,大者亦逐渐变小。患者无不适,嘱继服15剂。1月后随访,患者电话诉结节已全部消退。

按:脂肪瘤是一种良性肿瘤,多发生于皮下。位于皮下脂肪组织内,由成熟的脂肪细胞堆积而成。多在躯干、上肢发病,单个或多发,大

小不等,个别大如拳头,扁圆形或圆形,呈分叶状,有完整薄包膜。表面皮色不变,质地柔软,触之并不疼痛,而有假性波动感,切面淡黄色,肿块生长比较缓慢。

脂肪瘤在中医属于"肉瘤"范畴,《医学入门》论及脂肪瘤成因,谓"原因七情劳役,复被外邪生痰聚瘀,随气留住,故又曰瘤,总皆血凝滞结成",《外科正宗》说:"脾主肌肉,郁结伤脾,肌肉消薄,上气不行,逆于肉里而为肿。"中医认为本病多为脾虚运化失司,痰湿内生致气血凝滞,痰瘀互结,积久成形,发为肉瘤。因此治疗上多从脾论治。本案患者平素既有脾虚表现,如饭后腹胀、沉重乏力之感,治疗上以健脾利湿,化痰散瘀为主。方选五苓散及二妙散加减,更加丹参、红花以加强活血化瘀之功。全方在于健脾化痰,软坚散结,理气化痰,通络解凝,活血化瘀,由于辨证准确,故获显效。

（杨国梁 张侠）

肉瘿 气痰互结（自主性功能亢进性甲状腺结节）

董某,女,41岁,山东滕州市人,患者以颈部结喉两侧肿大2月余就诊,自述病初因家务事致心情不快,常急躁易怒,头晕耳鸣,失眠多梦,经期先后不定,质多血块,色暗红。胸肋乳房及小腹痛,近期发现颈部喉结两侧肿大,曾在某医院B超检查"结节性甲状腺肿大"。甲状腺功能:T_3 8.89pmol/L,T_4 33.67pmol/L,刻诊:病人面红消瘦,语言亢盛,自汗出,易急躁,手足心热,口苦口干,上肢平展时双手颤动,饥而欲食,二便正常,颈部喉结右侧可扪及两个、左侧可扪及1个如花生米大小结节,质硬,边缘清楚,无痛感,皮色不变,测血压（正常）,血生化未见异常,肝胆及乳腺B超（一）,舌质红,苔薄黄,脉滑有力,西医诊为甲亢（自主性功能亢进性甲状腺结节）,中医诊为肉瘿,由气痰互结所致,治宜疏肝解郁,化痰散结,以丹栀逍遥散合海藻玉壶汤加减。

处方:丹皮15克,焦山栀10克,柴胡10克,当归10克,白芍10克,昆布10克,海藻10克,夏枯草30克,浙贝10克,生龙牡各30克,

酸枣仁 30 克,合欢皮 15 克

水煎煮两次,每次 400ml,头煎于睡前 30 分钟,次煎于早饭后 30 分钟,每日一剂,不服任何西药,嘱其舒畅情志,适当运动,清淡易消化饮食,勿食辛辣刺激性的食物。本案共服药两月余,甲状腺结节消失,甲功 T_3 为 5.65pmol/L,T_4 为 12.73pmol/L,正常,临床诸症皆愈。

按:肉瘿是发生于喉结两侧的半球形肿块,能随吞咽动作上下移动的良性肿块,西医多为甲状腺机能亢进所导致的弥慢性甲状腺肿大,自主性功能亢进性甲状腺结节性肿大等范围,应与单纯甲状腺肿(气瘿)有别,《外科正宗》为皮肉不变为肉瘿,其病机由于忧思郁怒,痰气互结而成,因情志抑郁,肝失调达,致使肝郁气滞,木旺克土,脾失健运,痰湿瘀阻,气痰互结,留注于任督二脉所辖之喉结部位,积久而成形,乃成肉瘿,肝郁气滞,木失调达,易性情急燥;肝木犯胃,痰浊中阻,易致胃脘及胸胁胀闷;肝郁气滞,病久化火,易肝阴不足;阴虚无以敛阳,则易汗出;阴虚心神失养,易见心悸失眠;阴血虚筋脉失养,易见手足颤动。《丹溪心法》云"气有余便是火"胃火旺则消谷善饥,且面枯形体消瘦,四肢无力等。本案以丹栀逍遥散合海藻玉壶汤加减治之。方中以柴胡、白芍、当归疏肝柔肝,丹皮、山栀清肝经之热,以除烦燥,茯苓、白术健脾利湿,昆布、海藻、夏枯草、浙贝化痰散结,加酸枣仁、合欢皮、生龙牡养心平肝解郁而安神,药症相符,故两月诸症痊愈。

(张义明　徐守莉)

肉瘿　痰热互结　(亚急性甲状腺炎)

孙某,女,25 岁,滕州市姜屯镇人,以咽部及颈部肿痛,急躁烦躁 2 月余,加重 3 天,于 2013 年 7 月 6 日就诊。患者 2 月前首见头身痛、微恶寒,咽部作痛,口服感冒药上证缓解,但咽部作痛不减,出现心情急躁,未做治疗。近日上述症状加重,颈前结喉右侧见一肿物,咽痛,纳眠可,大便正常,舌红苔黄,脉弦。查体见双侧扁桃体 I 度肿大,咽部充血,滤泡增生,心肺听诊正常,颈前结喉右侧扪及一肿物,如鸡蛋黄大

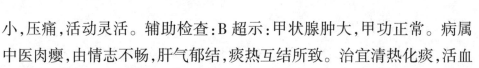

小,压痛,活动灵活。辅助检查:B超示:甲状腺肿大,甲功正常。病属中医肉瘿,由情志不畅,肝气郁结,痰热互结所致。治宜清热化痰,活血散结,以桑菊饮合海藻玉壶汤加减。

处方:桑叶15克,菊花15克,桔梗15克,连翘15克,黄芩10克,射干15克,大贝15克,夏枯草30克,海藻15克,昆布15克,半夏15克,陈皮15克,蝉蜕15克,僵蚕15克,威灵仙10克

每日1剂,水煎两次,取汁300~400ml,饭后半小时分两次早晚温服,服6剂。忌食辛辣、油腻之品,清淡饮食,畅情志。7月15日复诊,患者咽部肿痛,原方加山豆根15克、板蓝根15克,以清热解毒散结,患者服药30余剂,感症状减轻,右侧甲状腺及扁桃体肿大,但质软,无扪痛。8月22日复诊,B超示右侧甲状腺稍大,原方加地龙10克、鳖甲15克,以活血化瘀,再服20余剂,病愈获良效。

按:患者以"咽部及颈部肿痛,急躁"为主要临床症状,B超示甲状腺肿大,属中医"瘿瘤"范畴,证属痰热气结。历代医家将瘿症分为五类:即气瘿、肉瘿、石瘿、血瘿及筋瘿。气瘿主要指缺碘引起的单纯甲状腺肿大,又称地方性甲状腺肿;石瘿多属甲状腺肿瘤。本案由外感内伤引起痰热气结,西医称为亚急性甲状腺炎之甲状腺肿,应属肉瘿之属《外科正宗》:"夫人生瘿瘤之症,非阴阳正气结肿,乃五脏淤血、浊气、痰滞而成。"瘿瘤多因肝郁气滞痰凝所致。中医认为本病是外感风热,疫毒之邪,内伤七情所致。由于风热、疫毒之邪侵入肺卫,至卫表不和而见咽干而痛,周身酸楚,倦怠乏力等,风热挟痰郁结,用之于颈前,则见瘿肿而痛,结聚日久易致气血阻滞不畅,导致痰瘀互结,气郁化火,肝火上炎,扰乱心神,可见心烦急躁。肝失疏泄,冲任失调,故女子可见月经不调,经量稀少等。本案因外感暑温之邪(西医病毒性感冒)治宜清宣暑热化痰散结消瘿,方用桑菊饮合海藻玉壶汤加减。方中桑叶、菊花、连翘、桔梗清热解毒;黄芩清上焦肺热;夏枯草、海藻、昆布、威灵仙软坚散结;赤芍活血化瘀;射干、蝉蜕、僵蚕清热利咽。诸药合用共奏清热解毒、软坚散结之功效。

瘿病的诊断除把握病因病机，认真检查瘿的颜色、大小、质地及病程外，还应借助现代医学的检查方法，如甲功和 B 超等，方能诊断正确。

（赵芸　张崭崭）

乳痈　肝胃郁热（急性乳腺炎）

刘某，女，30 岁，滕州市个体经营户，以左侧乳房红肿热痛 10 余天，于 2013 年 8 月 3 日就诊。患者 10 天前因给孩子喂奶受挤后，出现左侧乳房胀痛，继而出现乳房肿块，全身发热，在家给予物理疗法，效果不好，遂到当地卫生院给予抗生素治疗，疗效不显著，为求中医治疗，今日来诊。症见左乳肿块，发红，发热，触痛明显，并伴有乳房结块，伴周身作痛，食欲不振，大便干结，舌红，苔黄厚，脉滑。T37.8℃，心肺听诊正常。左乳外侧可触及肿块，质硬，无波动感，皮肤发红，发热，余（－）。乳腺超声：左乳液性暗区，乳房组织增厚，内部回声低；血常规WBC12.64×10^9/L，N 0.78，L0.186。病属中医乳痈，乳痈肿初起，西医诊为急性乳腺炎。治宜清热解毒，消肿溃坚，方用仙方活命饮加减。

处方：金银花 20 克，公英 30 克，赤白芍各 20 克，陈皮 15 克，乳香 10 克，没药 10 克，白芷 15 克，败酱草 30 克，皂刺 15 克，花粉 15 克，大贝 15 克，当归 15 克，连翘 15 克，柴胡 10 克

每日 1 剂，水煎两次，取汁 300～400ml，分两次温服，忌辛辣刺激之物，定时将乳汁吸尽排空，服 6 剂。8 月 10 日复诊，无发热，左乳快胀痛明显减轻，大便偏干，原方去柴胡，加大黄 10 克，以通便泄热，继服 6 剂。8 月 17 日复诊，左乳肿块变软，无疼痛，原方继服 6 剂，随访病愈。

按：乳痈是乳房发生的急性感染病，古代文献称"乳吹"、"妒乳"、"吹乳"、"乳发"、"乳毒"等。多发于初产哺乳期妇女，以局部红肿热痛，乳汁不通，发热恶寒为特征，其病机与《内经》痈疽论述"热盛则肉腐，肉腐则为脓"一致。患者以左乳肿块为主症，伴全身发热，属中医外吹之乳痈，西医诊为急性乳腺炎。《诸病源候·论女乳候》云："此有新产

后,儿未能饮之,饮不进,或断儿乳,捻其乳汁不尽,皆令乳汁蓄积,与气血相博,即壮热大渴引饮,牢强掣痛,手不得近也……"乳头属足厥阴肝经,肝主疏泄,能调节乳汁的分泌,乳汁淤滞,日久败乳蓄积,化热而成痈肿。"不通则痛",此患者出现乳胀痛,发热,舌红,苔黄厚,脉滑均为邪热内盛,正邪相争之象。治宜清热解毒,消肿溃坚,活血止痛,方用仙方活命饮加减。方中金银花味甘寒为君,善清热解毒;配当归、赤芍、乳香、没药、陈皮行气活血通络,消肿止痛,共为臣药;大贝、花粉清热化痰散结,使脓未成即消;皂刺通行经络,透脓溃坚;白芷达肤表止痛;败酱草、连翘加强清热解毒之效;柴胡疏肝通络。诸药合用共奏清热解毒、消肿溃坚、活血止痛之功效。患者服药 20 余剂治愈。

(赵芸 吴海燕)

乳痈 热毒炽盛证（急性乳腺炎）

方某,女,24 岁,北辛街道办事处人,右乳肿块肿痛 3 天,伴高热 1 天,于 2019 年 6 月 5 日就诊。患者产后 2 月,右乳外侧扪及鸡蛋大小肿块 3 天,伴红肿热痛,行推拿治疗,效果欠佳,现症见:局部肿块逐渐增大约拳头大小,皮肤掀红灼热,肿块变软,伴高热、烦躁不安,口渴,小便黄,大便干。舌质红,苔黄腻,脉洪数。查体:T38.8℃,双乳饱满,略下垂,右乳外侧近乳晕皮色红,皮温略高,皮下腺体内可扪及 5×5×4cm 大小肿块,边缘不清楚,质韧,压痛明显,与皮肤无粘连,肿块中央区波动感明显,周边腺体组织增厚,右乳头略有破损,泌乳不畅,左乳未及异常,泌乳可。双腋下淋巴结未触及。中医诊断为乳痈,证属热毒炽盛,西医诊断为急性乳腺炎(脓肿期)。治宜清热解毒,托里排脓。方用瓜蒌牛蒡汤合透脓散加减。

处方:全瓜蒌 15 克,当归 9 克,赤芍 30 克,穿山甲(先煎)3 克,皂角刺 9 克,牛蒡子 9 克,连翘 15 克,蒲公英 30 克,金银花 20 克,丝瓜络 12 克,柴胡 15 克,浙贝母 10 克,莪术 9 克,天花粉 12 克,生石膏 30 克,生甘草 6 克。

上方用凉水 1500ml 浸泡 1 小时,每剂中加入生姜 5 片,武火煮沸后改为文火煎煮 20 分钟,取药汁 300ml;二遍加水 1200ml,同样方法煎煮,取药汁 300ml,早晚饭后半小时温服。嘱其右乳肿块局部冷敷,排净残奶,人工喂养婴儿,避免碰撞患侧乳房。于 2019 年 6 月 12 日二诊,首诊服用 6 剂后右乳肿块肿痛明显减轻,乳头肿痛,伴低热,肿块变软,复查血常规未见异常,大便仍干,上方加大黄 9 克(后下)、龙胆草 9 克,继服 6 剂。一周后再次复诊,右乳肿块局限约蛋黄大小,皮温不高,无发热,纳眠可,小便调,大便略干,上方柴胡改 9 克,加青皮 9 克,继用 6 付。随访病愈,并嘱患者合理饮食,调畅情绪。

按:急性乳腺炎是乳腺局部常见的外科急性化脓性感染疾病。中医称"乳痈",根据发病时期不同而有多种病名,在哺乳期间发生的称为"外吹乳痈"《诸病源候论》说"因乳汁蓄结,与血相搏,蕴结生热,结聚成痈",乳痈的发生是由于乳汁淤积、肝胃郁热。以致经络阻塞,气血凝滞,邪热蕴结,热盛肉腐成脓。西医认为,急性乳腺炎的发生多由金黄色葡萄球菌或链球菌感染引起,少数由大肠杆菌引起。产后机体免疫力下降,给病原菌的侵入、生长、繁殖创造了有利条件。患者为初产妇女,产后 2 月,哺乳经验不足,使乳头在哺乳中受到损伤,故排乳不畅,是为窍闭;乳头龟裂疼痛,惧怕授乳,故乳汁不能排空,久积乳房,是为淤滞。女子乳头属肝,泌乳不畅当为肝气郁滞;乳房属胃,患者产后多食滋腻厚味,乳房红肿热痛结块当为胃腑积热,由于治疗不及时进一步导致局部肿块扩大,且肿块中央区扪及波动感,脓已成。综合病机,属肝郁胃热,热盛肉腐成脓。故《丹溪心法》说"乳房阳明所属,乳头厥阴所属,乳子之母,不知调养,怒忿所逆,郁闷所遏,厚味所酿,以致厥阴之气不行,故窍不通而汁不得出,阳明之血沸腾,故热盛则化脓。"治宜清热解毒,托里排脓。方用瓜蒌牛蒡汤合透脓散加减。本方中赤芍清热凉血,祛瘀消肿,蒲公英、金银花、生甘草清热解毒消肿,穿山甲、当归以和营散结,丝瓜络通乳络散积乳,柴胡、生石膏清热,天花粉养阴生津,浙贝母、莪术以化痰祛瘀,软坚散结。全方共奏以清热解毒,托里排脓之效。

(徐守莉 刘敏)

乳头风 肝经郁热 (乳头皲裂)

张某某,女,40岁,纺织工人,左乳头疼痛伴瘙痒不适半月,于2019年5月22日来诊。患者二胎哺乳期七月余,半月前患儿吸吮时咬破乳头,出现乳头破裂,现症见:局部可见白色破溃点,触碰疼痛,局部乳房片块肿块,乳晕四周干燥破裂,痒痛明显,伴烦躁易怒、口渴咽干,胸胁胀闷不适、低热,纳一般,眠可,二便调。舌红苔黄,脉弦数。查体:双乳饱满,左乳头可见一粟粒样白色溃疡,触痛甚,挤压出少量鲜血,排乳欠通畅,左乳内侧扪及3×3×2cm片块肿块,皮色不红,皮温不高。右乳未见异常,排乳可。中医诊断为乳头风,证属肝经郁热证;西医诊断为左乳乳头皲裂。治宜清肝解郁利湿通乳,方用丹栀逍遥散加减。

处方:柴胡15克,丹皮9克,当归9克,白芍30克,茯苓20克,生地12克,郁金12克,香附12克,公英20克,王不留行10克,丝瓜络9克,龙胆草9克,苦参12克,甘草6克

上方用凉水1500ml浸泡1小时,武火煮沸后改为文火煎煮20分钟,取药汁300ml;二遍加水1200ml,同样方法煎煮,取药汁300ml,早晚饭后半小时温服。2019年5月29日二诊,首次服用6剂,并用煮熟鸡蛋,取蛋黄碾碎后,小火炒至变黑后即出油,乘凉后涂抹局部,热退,局部疼痛减轻,肿块变小,仍瘙痒,上方加白鲜皮15克,路路通12克,以利湿通乳。再次复诊基本痊愈,继续涂抹鸡子黄油,并嘱患者调理情绪。

按:本病中医文献中称之为"奶头风"、"乳头风",即西医之乳头皲裂。本病多见于产妇,病机一则因产妇暴怒或抑郁伤肝,肝气失于疏泄,气滞郁而化火,致肝经火热蕴蒸,或喜食辛辣,湿热内生,火热与湿

相结而成。二则因产妇乳头损伤,故治以清利、疏泄为主。正如《疡医大全.心法》"乳头属厥阴肝经,如暴怒或抑郁,肝经怒火不能施泄,是以乳头破裂,痛如刀割,或挟之出血,或结黄脂"《疡医大全.乳头破裂门主论》"如暴怒或抑郁,肝经怒火不能施泄……治当以逍遥散加味主之。"方中柴胡、郁金、香附、白芍共揍疏肝柔肝解郁,龙胆草泄肝胆之湿热,生地、丹皮清热凉血滋阴,公英清热解毒,王不留行、丝瓜络通乳,茯苓健脾利湿,苦参渗湿止痒,甘草调和药性。诸药合用,共奏清肝解郁,利湿通乳之功效。本病治疗,重在预防。

（徐守莉　刘敏）

乳癖　气痰互结（乳腺小叶增生）

王某,女,42岁,滕州市某个体经商户,因"双侧乳房胀痛2年余"于2013年5月12日就诊。患者近2年来出现双侧乳房胀痛,胸胁胀痛时放射至腋下,生气及经前加重明显,并发现乳房多个肿块,平素急躁易怒,失眠多梦,面部色斑。月经史:14岁5—6/24—35天(2013-4-20)经行后期,色暗红,伴少量血块,经行淋涩不畅。查体:双侧乳房触痛,可触及多个大小不等结节性肿块,大者如红枣,小者如黄豆,质韧,移动度良好,皮色如常,B超检查:双侧乳腺小叶增生,舌红苔薄黄,脉弦。中医诊为乳癖(气痰互结);西医诊为乳腺小叶增生。治宜疏肝解郁,活血散结,方选柴胡舒肝散加减。

处方:柴胡10克,赤白芍各12克,枳壳15克,川芎12克,香附12克,陈皮10克,红花10克,当归12克,橘核10克,王不留12克,丝瓜络15克,夏枯草20克,生龙牡各30克,合欢皮15克

水煎服,每日一剂,每日2次,每次300ml,分早晚饭后温服。连服6剂。服上方6剂后双侧乳房胀痛明显减轻,守方继服12剂,乳腺肿块变软,入寐正常,乳房胀痛基本消失,上方去生龙牡、合欢皮,加三棱10克、文术10克,以行气破瘀,继服中药30剂,诸症均消。B超显示双侧

乳腺无异常。

按:乳癖是发生于乳房部的慢性非化脓性肿块,不同年龄女性均可发生。现代医学病因学认为,多由雌激素、孕激素平衡失调,黄体期孕激素分泌过少,雌激素量相对增多,致使雌激素长期刺激乳腺组织,而缺乏孕激素的节制与保护,从而导致乳腺导管和小叶过度增生而复旧不全。中医对于乳癖的认识,首见汉代华佗《中脏经》。明代《医宗必读》,"癖者,僻也,内结于隐僻,外不可见也。"《疡医大全》指出:"乳癖乃乳中结核,形如丸卵,或坠重作痛,或不痛,皮色不变,其核随喜怒增长。"

本病多由情志不遂,郁怒伤肝,肝气郁滞,气血凝结所致。正如陈实功所谓本病"多由思虑伤脾,怒恼伤肝,郁结而成。"治疗以柴胡疏肝散加减,方中以柴胡疏肝行气解郁,加用橘核、夏枯草以行气软坚散结,王不留、丝瓜络宣通经络,红花、当归、川芎活血散结,生龙牡、合欢皮平肝解郁安神诸药合用,共奏理气通络,活血软坚散结之功,使壅者得通,郁者条达,结者消散,坚者得软,故服药1月余,获得满意疗效。

(刘敏 郝静宜)

乳疬 脾肾两虚,痰浊停聚 (男性乳腺发育症)

陈某某,男,60岁,滕州市个体工作者,左乳乳晕部肿块1年,伴疼痛不适半年。于2019年5月20日来诊。患者约1年前无意扪及左乳乳晕部扁圆形肿块,约枣样大小,质地较硬,近半年阵发性胀痛,触痛明显,生长较迅速约蛋黄大小,伴腰膝酸软,神疲乏力,畏寒肢冷,小便清长。未予治疗。于滕州市中心人民医院行彩超示:左乳晕下可见中等回声结节,后壁回声稍增强。建议行手术治疗。现患者为求中医治疗,今日来诊,现症见左乳乳晕部肿块约蛋黄大小,触痛甚,时乏力、腰酸不适,畏寒肢冷,小便清长,舌淡,苔白,脉沉细。患者自诉既往乙型肝炎病史7年,自行服药控制。查体:双侧乳房不对称,左乳稍大,皮色皮温可,左乳晕下触及约 4×4×3cm 扁圆形包块,质韧硬,边界尚清,形状不规则,表面欠光滑,活动可,与皮肤无粘连,压痛(＋),双腋下未触及肿大淋巴结。睾丸形态大小正常。肝功:内分泌水平测定:血雌二醇(E2)300pmol／L,血清睾酮(T)9.45nmol／L(正常值:E2: 18.4－256.4pmol/L,T:12.46–31.49nmol/L)。病属中医乳病,证属脾肾两虚,痰浊停聚,西医诊断为男性乳腺发育,治以温肾健脾,化痰散结,方用二仙汤合参苓白术散加减。

处方:仙茅 9 克,仙灵脾 9 克,肉苁蓉 15 克,当归 9 克,赤芍 30 克,郁金 12 克,浙贝母 15 克,人参 9 克,白术 10 克,山药 15 克,扁豆 9 克,陈皮 9 克,莲子 15 克,薏苡仁 30 克,桔梗 9 克,泽兰 9 克,三棱 9 克,莪术 9 克,生甘草 6 克

上方用凉水 1500ml 浸泡 1 小时,每剂中加入生姜 5 片,武火煮沸后改为文火煎煮 20 分钟,取药汁 300ml;二遍加水 1200ml,同样方法煎煮,取药汁 300ml,早晚饭后半小时温服。于 2019 年 5 月 27 日二诊,首诊服用 6 剂后左乳胀痛感明显减轻。查肝功示:ALT:82u/L,AST:68u/L(正常值:ALT 10－50u/L,AST 10–50u/L)。患者近期易急躁上火,依上方加柴胡 10 克、香附 9 克,复诊 3 次共服药 20 余剂,肿块明显缩小,余症状明显减轻,3 月后随访未见复发。

按:本病属于中医学“乳病”病。相当于西医学中的男性乳房发育症。中医认为,男子乳头属肝,乳房属肾,若情志不畅;或老年体虚,久病及肾,肝肾亏虚,可致经络失养,气血运行不畅,从而出现血瘀、痰凝阻滞经脉而成。正如《医学入门》所言:“盖由怒火房欲过度,以致肝虚血燥,肾虚精怯,不得上行,痰瘀凝滞亦能成结核”。现代医学研究表明当乳腺上皮组织受到过多的雌激素强而持久的刺激,同时雄激素的水平下降,雄激素受体的缺陷或局部乳腺组织中雌激素受体含量增高,可以导致男性乳房发育症。本病病因一般分为原发性和继发性,原发者以男女儿童和中老年男性多见,病因尚不十分明确。继发者常继发于肝脏疾病,以及睾丸疾病,肾上腺疾病,下丘脑－垂体疾病甲状腺疾病

等。另外,长期服用雌性激素类药物也可出现本病。此患者素有乙型肝炎病史,肝脏功能损伤,影响性激素的正常代谢,导致雌激素水平升高,雄激素水平相应下降,刺激乳腺组织,导致其不正常发育。本病病位在乳房,涉及肝脾肾。治宜温肾健脾,化痰散结,方用二仙汤合参苓白术散加减。方中仙茅、仙灵脾调补肝肾,合用参苓白术散健脾利湿化痰,两方共奏温肾健脾,化痰散结之用。

（徐守莉　朱源昊）

第三节 粉刺医案

粉刺 肺经郁热（痤疮）

李某,女,16岁,2012年5月12日初诊。因"颜面及背部散在脓疱、丘疹,疼痛半年"来诊。患者半年前无明显诱因出现颜面部丘疹,色红,部分上有脓头,大小不等,逐渐增多,伴有疼痛,时有瘙痒感,未重视,未治疗,数量逐渐增多,后出现背部、前胸亦出现脓疱、丘疹,曾于滕州市中心人民医院口服抗生素、丹参酮胶囊及外用异维A酸红霉素凝胶,效果一般,仍反复出现面部丘疹,为寻求中医药治疗就诊于门诊。平素纳眠正常,二便正常。查体:颜面潮红,颜面部、前胸、后背散在多发丘疹、脓疱,大者如黄豆,小者如米粒,色红。有遗留色素沉着。舌红苔薄黄,脉细数。中医诊为粉刺,证属肺经郁热;西医诊断:痤疮。法当清肺经热、凉血散结,方选银翘散加减。

处方:双花15克,连翘15克,黄芩10克,枇杷叶15克,夏枯草20克,公英30克,丹参15克,丹皮12克,小胡麻15克,生甘草5克,薏苡仁30克,生山楂30克,白花蛇草15克

文火煎煮两次,每次300-400ml,每日一剂,分早晚温服。连服6剂。同时饮食调理:用温水及硫磺皂洁面,禁止用手挤压皮疹。忌食辛辣、鱼腥、肥甘食物,保持大便通畅。5月19日,二诊。药后症减,有少量新起丘疹,脓疱消失,部分丘疹变小,大便稍稀。加用皂刺10克,嘱加生姜为引,继服6剂。5月26日,三诊。仍有少量新起丘疹,时有瘙痒感,无脓疱,原有丘疹大部分消失、变小。大便正常。加蝉衣10克,以祛风止痒。继服6剂。6月2日,四诊。无新起丘疹,无瘙痒感,原有丘疹大部分消失,留有色素沉着。原方去蝉衣、皂刺,继服6剂。月余随访,患者诉未再新起。

按:面生丘疹如刺,可挤出白色碎米样粉汁,故名粉刺《诸病源候

论·面疮候》说:"面疮者,谓面上有风热气生疮,生如米大,亦如谷大,白色者是。"描述了本病的症状,《外科正宗·肺风粉刺酒渣鼻》之处病因和治法,如"肺风、粉刺、酒渣鼻三名同种,粉刺属肺,渣鼻属脾,总皆血热郁滞不散所致,内服枇杷叶丸,黄芩清肺饮。"《医宗金鉴·肺风粉刺》说"此证由肺经血热而成。每发于面鼻,起碎疙瘩,形如黍屑,色赤肿痛,破出白粉汁。日久皆成白屑,形如黍米白屑。宜内服枇杷清肺饮,外敷颠倒散,缓缓自收工也。"相当于现代医学的粉刺、痤疮。好发于青春期发育的男女,成年后的男子,也可发病。基本损害为毛囊性丘疹,顶部可有小脓疱,破溃痊愈,遗留暂时色素沉着或有轻度凹陷的疤痕。

本案表现典型,表现为颜面潮红,粉刺掀热、疼痛,或有脓疱,舌红苔薄,脉象细数等。面鼻属肺,丘疹色红,乃肺热熏蒸,血热蕴阻肌肤所致。银翘散清疏风热,加用夏枯草、公英以清热散结,以丹参、丹皮、小胡麻凉血活血,后加用皂刺以加强散结作用,用蝉衣清热止痒,药证相符,故能收效。

(杨国梁　张侠)

粉刺　木火刑金（痤疮）

王某,女,32岁,2013年4月12日初诊。因"经前颜面部散在丘疹、脓疱2年"来诊。患者2年前无明显诱因出现颜面部丘疹,色红,部分上有脓头,大小不等,逐渐增多,伴有疼痛,时有瘙痒感,月经前1周加重,经后减轻,伴有色素沉着。未重视,未治疗,反复发作。为寻求中医药治疗就诊于门诊。平素急躁易怒,经前1周常有双乳房胀痛,月经量尚正常,色鲜红,时夹有血块,睡眠差,二便正常。末次月经2013年3月19日。现为月经前1周。查体:颜面潮红,颜面部散在多发丘疹、脓疱,如米粒大小,色红。有遗留色素沉着。舌红苔薄黄,脉细数。中医诊为粉刺,证属肝郁化火,木火刑金;西医诊断:痤疮。治宜清肝肺热,凉血散结,方选丹栀逍遥散合银翘散加减。

处方：丹皮 12 克,炒栀子 10 克,当归 10 克,白芍 12 克,柴胡 10 克,双花 15 克,连翘 15 克,黄芩 10 克,白花蛇草 20 克,大贝 15 克,小胡麻 15 克,薏苡仁 30 克,皂刺 10 克,生甘草 5 克

文火煎煮两次,每次 300~400ml,每日一剂,分早晚温服。连服 5 剂。服用至月经来潮。同时用温水及硫磺皂洁面,禁止用手挤压皮疹。忌食辛辣、鱼腥、肥甘食物,多食蔬菜、水果,保持大便通畅。4 月 18 日二诊,药后症减,有少量新起丘疹,脓疱消失,乳房胀痛不明显,5 剂后正值月经来潮,量多,有血块。嘱停汤药,改服丹栀逍遥丸及当归丸,服至下次月经期一周来门诊再服汤药。5 月 12 日三诊,仍有少量新起丘疹,伴有双侧乳房轻胀疼,睡眠差,无脓疱,大便正常。上方加生龙牡各 15 克、合欢皮 10 克,以助睡眠,继服 5 剂。5 月 18 日四诊,服药后无新起丘疹,原有丘疹大部分消失,眠好,乳房胀痛消失,月经来潮,量正常,少量血块,嘱患者继续服用丹栀逍遥丸加味,每日 1 剂,至下次经前 1 周复诊。6 月 12 日五诊,患者面部未再起丘疹、脓疱,乳房无胀痛,无急躁易怒,睡觉佳。嘱停药观察。1 月后随访,患者诉未再有新起丘疹。

按: 面生丘疹如刺,可挤出白色碎米样粉汁,故名粉刺。《诸病源候论·面疮候》说:"面疮者,谓面上有风热气生疮,生如米大,亦如谷大,白色者是。"描述了本病的症状,《外科正宗·肺风粉刺酒渣鼻》之处病因和治法,如"肺风、粉刺、酒渣鼻三名同种,粉刺属肺,渣鼻属脾,总皆血热郁滞不散所致,……内服枇杷叶丸,黄芩清肺饮。"《医宗金鉴·肺风粉刺》说"此证由肺经血热而成。每发于面鼻,起碎疙瘩,形如黍屑,色赤肿痛,破出白粉汁。日久皆成白屑,形如黍米白屑。宜内服枇杷清肺饮,外敷颠倒散,缓缓自收工也。"相当于现代医学的痤疮、粉刺。好发于青春期发育的男女,成年后的男子,也可发病。基本损害为毛囊性丘疹,顶部可有小脓疱,破溃痊愈,遗留暂时色素沉着或有轻度凹陷的疤痕。

本案表现除有颜面潮红,粉刺掀热、疼痛,或有脓疱,舌红苔薄,脉

象细数等,还伴有明显的肝郁化火的征象,如急躁易怒,乳房胀痛,面部丘疹与月经周期相关,经前加重,经后减轻。患者平素肝气郁结,气郁化火,木火刑金,故致肺经郁热,熏蒸于面,故面部丘疹、脓疱。治疗上除了清肺热外,尚需清肝泻火,以丹栀逍遥散加减。两个月经周期后患者病情即愈。

(郝静宜 刘敏)

第四节　黧黑斑医案

黧黑斑　气滞血瘀（黄褐斑）

王某,女,34 岁,2013 年 5 月 12 日初诊。因"面部褐色斑半年"来诊。患者半年前无明显诱因出现面部散在片状褐色斑,未重视,范围逐渐扩大,不痛不痒,患者苦于颜面,就诊于门诊,查体见:面部颧骨部片状褐色斑,上无鳞屑。平素患者急躁易怒,经前伴有乳房胀痛,经行腹痛,月经量少,色暗有血块,带下正常,眠差,二便正常。B 超检查示:乳腺小叶增生、多发性子宫肌瘤,大者 3.2×3.2cm。中医诊为黧黑斑,证属肝气郁结,气滞血瘀;西医诊为黄褐斑。法当行气解郁,活血化瘀。方选逍遥散加减。

处方:当归 12 克,赤白芍各 12 克,柴胡 10 克,云苓 15 克,炒白术 10 克,丹参 15 克,丝瓜络 15 克,枳壳 10 克,红花 10 克,玫瑰花 12 克,三棱 10 克,莪术 10 克,生龙牡各 30 克,合欢皮 10 克

上方文火煎煮两次,每次 300~400ml,每日一剂,分早晚温服。连服 6 剂。同时每晚外用增白祛斑粉敷脸,药粉、蜂蜜、纯牛奶以 1∶1∶1 比例调为稀糊状,睡前敷脸,次日以清水清洗干净,连续使用 2 个月。日常护理注意防晒。2013 年 5 月 19 日二诊,患者面部色斑未见明显变化,但自诉情绪稳定,睡眠较前明显改善,带下量减少,守方继服 6 剂。2013 年 5 月 26 日三诊。患者面部色斑颜色较前变淡,自诉服药过程中未再乳房胀痛,值月经来潮,月经量增多,轻微腹痛,伴有大量血块,睡眠佳。原方去生龙牡,加珍珠粉 6 克,继服 6 剂。2013 年 6 月 3 日四诊。患者面部色斑明显消退,留有点片状褐色斑。无急躁易怒,无乳房胀痛,月经正常。上方加女贞子 10 克、旱莲草 10 克,继服 10 剂。2013 年 6 月 15 日五诊。患者面部色斑消失,自诉无不适感,纳眠均正常。嘱服逍遥丸半月后停药。2 月后电话随诊,患者未再起色斑,无不适。

按:《灵枢·经脉第十》有"肝足厥阴之脉……是动则病……面尘脱色。"清·张璐《张氏医通》有"面尘脱色,为肝木失荣,人参养荣汤。"《医宗金鉴·卷六十三。黧黑皯》云"黧黑斑……由忧思抑郁,血弱不华,火燥结滞而生于面上,妇女多有之。"以上从病因病机均论述了肝气郁结与黄褐斑的内在关联。本案有肝气郁结表现,如情绪急躁易怒,乳房胀痛,月经不调等,肝气郁结,血行瘀滞,久郁化火化热,灼伤阴血,导致面部气血失和,失却气血滋养而出现黄褐斑。故治疗以疏肝解郁,活血化瘀为主,方选逍遥散,加用红花、玫瑰花、丹参以活血化瘀,丝瓜络、枳壳行气通络,三棱、莪术化瘀散结,并加用重镇安神药物改善睡眠。增白祛斑粉为多种白色中药物质,外敷可以直达病所,以协助内服药达到事半功倍效果。

(郭艳苓 田传鑫)

黧黑斑 肝肾阴虚 (黄褐斑)

单某,女,45 岁,2013 年 5 月 12 日初诊。因"面部褐色斑 2 年"来诊。患者 2 年前无明显诱因出现面部散在片状褐色斑,未重视,范围逐渐扩大,不痛不痒,平于皮肤,逐渐加重遍布面颊、眼周,口唇部,就诊于门诊,查体见:面色萎黄晦暗,面部两颊、眶周、唇周大面积片状褐色斑,融合一起,上无鳞屑,平于皮肤表面。平素患者急躁易怒,时有腰膝酸软,五心烦热、潮热盗汗、月经量少,末次月经 2013 年 5 月 9 日,眠差,二便正常。西医诊为黄褐斑;中医诊为黧黑斑,证属肝肾阴虚;法当滋补肝肾,方选左归饮加减。

处方:生熟地各 10 克,山萸肉 12 克,知母 10 克,黄柏 10 克,云苓 10 克,红花 10 克,玫瑰花 12 克,炒栀子 10 克,合欢皮 10 克,丹皮 10 克,丹参 15 克

上方文火煎煮两次,每次 300-400ml,每日一剂,分早晚温服。连服 6 剂。同时每晚外用增白祛斑粉敷脸,药粉、蜂蜜、纯牛奶以 1:1:1 比

例调为稀糊状,睡前敷脸待一夜,次日清晨以清水清洗干净,连续使用3个月。日常护理注意防晒。2013年5月19日二诊,患者面部色斑未见明显变化,自诉经期月经量增加,排出大量血块,情绪稳定,潮热盗汗较前减轻,睡眠较前明显改善,原方加当归15克、鸡血藤30克、阿胶10克烊化,活血养血,继服12剂。嘱下次经前一周复诊。2013年6月2日三诊。患者面部色斑颜色较前变淡,分散为数个片状,自诉服药过程中无不适感,无盗汗、烦躁等,睡眠佳。患者正值经前1周左右,嘱按第一次原方服用10剂。2013年6月12日四诊。患者面部色斑明显消退,留有点片状褐色斑。月经量较前明显增多,有少量血块,情绪平稳,无腰酸腰痛,无潮热盗汗及五心烦热等,睡眠佳。按第二次方继服10剂。2013年6月22日五诊。患者面部色斑大部分变淡、消退,患者自诉无不适感,纳眠均正常。嘱服原方10剂。2月后电话随诊,患者诉服用上方10剂后色斑明显消退,后停药仅外用增白祛斑粉外敷,现面部色斑已基本消退,无不适。

按:黄褐斑多分布于面,因于肝病而起者,亦称"肝斑"。清《外科证治全书·面部正治》有"面尘,面色如尘垢,日久煤黑,形枯不泽。或起大小黑斑与面肤相平。由忧思抑郁,血弱不华,外用玉容散,每早晚蘸以洗面。内宜疏胆兼清肺,加味归脾汤送六味地黄丸主之。"本病多发于青中年女性,或中年以后男子。黄褐斑片深浅不定,大小不等,形态各异,孤立散在,或融合成片,一般呈蝶状,分布于面部两侧,境界明显,过程缓慢,无自觉症状。肾主水,《素问·逆调论》说:"肾者水脏,主津液。"肾水不足,不能制火,虚热内蕴,郁结不散,则面部失于荣养,面色黄暗,引动肝火则性情急躁,津亏冲任失养则月经紊乱,量少。故选用左归饮以滋肾阴,同时加用丹参、红花、玫瑰花以活血化瘀。如此,方能治病求本,达到补肝益肾、养血祛斑之功效。增白祛斑粉为多种白色中药物质,外敷可以直达病所,以协助内服药达到事半功倍效果。

（郭艳苓　赵芸）

第五节　白疕医案

白疕　血燥失养（寻常型银屑病）

王某,男,42岁,2013年3月4日初诊。患者3年前饮酒后突然出现皮肤瘙痒,发现有针头大小样红色丘疹,于当地诊所以"过敏性皮炎"诊疗,予地塞米松、扑尔敏、葡萄糖酸钙等抗过敏治疗10余天,未见明显好转,皮疹由针尖大小增至钱币大小,色红浸润性斑块样,上覆有白色鳞屑,遂至山东省皮肤病医院诊疗,诊为"银屑病",予银屑灵膏、消银颗粒等治疗,未见明显好转。近3年来多方医治病情仍时轻时重。半月前饮酒后又出现症状加重,头皮、后背、四肢满布铜钱大小丘疹、部分融合成片,上覆有厚鳞屑,刮后有出血点,同时伴有全身瘙痒,纳差,大便干。舌红,散在瘀斑,苔薄,脉缓。中医诊为白疕,证属血燥生风,肌肤失养;西医诊为寻常型银屑病。治宜养血祛风,方选自拟养血祛风汤。

处方:双花15克,连翘15克,生地15克,丹皮10克,苦参15克,黄柏10克,白鲜皮15克,槐米10克,小胡麻15克,土茯苓15克,丹参20克,赤芍10克,蝉衣10克,当归15克

上方文火煎煮两次,每次300ml,每日一剂,分早晚饭后半小时温服,连服10剂。饮食清淡,忌食辛辣、腥膻食物,如牛羊肉等,避免搔抓及湿热刺激,保持大便通畅。3月15日二诊。经服药10剂后,患者症状即见好转,瘙痒减轻,皮疹颜色变暗,病变部位开始干燥,银屑开始脱落。患者自诉服上药后仍有大便干燥,感口渴,原方加玄参10克,继服10剂。3月26日三诊。患者继服10剂后皮疹上覆银屑全部脱落,基底部颜色变为暗红,部分皮疹开始消退、变小,皮疹已经不痒。守方继服10剂。4月7日四诊。患者诉服药后后背、四肢大部分皮疹消退,仍留有头皮红斑、丘疹,无明显鳞屑,无瘙痒感。纳眠均正常。原方继服20

剂后,皮疹全部消退,留有色素沉着。随诊半年未复发。

按:银屑病,俗称"牛皮癣",是一种慢性炎症性皮肤病,病程长,常反复发作。临床表现以红斑、鳞屑为主,全身均可发生,以头皮、四肢伸侧为主,常冬重夏轻,有家族聚集性,临床分为寻常型、脓疱型、关节型、红皮病型四种。目前治疗尚无特效办法。

中医银屑病属于"白疕"范畴,是由于外感风、寒、湿、热蕴阻于肌肤,或七情内伤、精神紧张、季节变换等原因,郁久生风化火,毒热蕴伏营血,或因饮食失节,脾胃失和,复感风热毒邪以致经脉阻滞,气血凝结,肌肤失养而发病。若病久或反复发作则阴血耗劫,气血失和,化燥生风,自拟养血祛风汤,以生地、当归、丹皮、赤芍、槐米、丹参以清热凉血、养血活血,以苦参、白鲜皮、蝉衣、土茯苓以祛风、燥湿、止痒,坚持服药 50 余天,终见功效。

(杨国梁 郭方超)

白疕 阴虚血热（寻常型银屑病）

王某,男,32 岁,2013 年 5 月 5 日初诊,因"全身散在多发红斑、鳞屑 6 年"来诊。患者 6 年前无明显诱因出现前胸、后背散在数个红斑丘疹,有瘙痒感,后红斑数量增多,曾于多地治疗,均诊断为"寻常型银屑病",予银屑灵膏、消银胶囊,并曾予地塞米松、抗过敏治疗等等,效果不佳,病情时轻时重,查体见:前胸、后背、四肢散在棕红色斑块,边界清楚,周围有炎性红晕,基底浸润明显,表面覆盖多层干燥的灰白色或银白色鳞屑。薄膜现象(＋),点状出血现象(＋)。皮肤干燥,小腿前侧肥厚,部分苔藓样变,伴头晕目眩,手足发热,心烦寐差,口干舌燥,大便干,小便黄,舌红苔薄黄,脉细。中医诊为白疕,证属阴虚血热;西医诊为寻常型银屑病。治宜清热凉血,养阴润燥,方选犀角地黄汤加减治疗。

处方:水牛角 10 克,生熟地各 20 克,赤白芍各 15 克,丹皮 15 克,当归 15 克,丹参 15 克,红花 15 克,双花 15 克,连翘 15 克,小胡麻 15 克,槐米 10 克,僵蚕 10 克,白藓皮 15 克

　　每日一剂,水煎两遍,每次 300ml,饭后温服。连服 20 剂。平时护理注意:预防受潮着凉。保持情绪平稳。预防感染,避免劳累。忌食辛辣、鱼虾、牛羊肉等。二诊:2013 年 5 月 28 日复诊。患者自诉服用上方后部分红斑颜色变浅,瘙痒减轻,但仍有少量新起红斑,唯纳食渐减,上方加陈皮 10 克、焦三仙各 30 克,,以健脾养胃,继服 20 剂。三诊:2013 年 6 月 20 日。药进 40 剂后,症状明显好转,病变部位干燥,颜色变暗,银屑开始脱落,唯大便略稀,加用炒白术 15 克,以健脾止泻。患者坚持服药 3 月余,症状基本消失,遗留有色素沉着,半年后转为正常肤色。

　　按:中医"白疕",西医当属寻常型银屑病《诸病源候论》提出"风湿邪气,客于腠理,复值寒湿与气血相搏所生。"《医宗金鉴·外科心法》记载"白疕之形如疹疥,色白而痒多不快,固由风邪客肌肤,亦由血燥难荣外。"《外科大成·卷四·白疕》提出作为独立病名,认为其发病为风邪客于皮肤,血燥不能荣养肌肤所致。中医认为阴虚血热是发病根源,血热的形成与多种因素有关,或因外感风热之邪,或风热之邪加燥热之邪客于皮肤,内由嗜食肥甘厚腻、辛辣之品致脾胃失和,气机不畅,郁久化热,热伏于营血,血热炽盛,蒸灼皮肤,气血两番,毒热积聚,病久阴血内耗,夺津灼液,则血不能养肌肤,故见皮肤干燥、鳞屑。治疗以清热凉血润燥为主,方以犀角地黄汤加减,方中生熟地、水牛角、白赤芍、丹皮清热凉血消斑,双花、小胡麻、槐米、僵蚕清热祛风,据现代科学研究证明此类药物均含有黄酮类化合物,药理实验提示此类黄酮类物质具有较强的软化血管组织,促进血液循环,抗过敏、消炎和对组织细胞修复作用。白鲜皮止痒,白疕发病多兼瘀,固加入丹参、红花活血化瘀,坚持服用上方治疗 3 月余,皮损消失,顽疾或愈,取得满意疗效。

　　　　　　　　　　　　　　　　　　　　　　　　(杨国梁　郭方超)

第六节 疣癣医案

癣 肝郁脾虚兼郁热 （口腔扁平苔藓）

马某,男,58 岁,滕州市木石镇人,患者以口干口苦,口腔不适感多年,于 2013 年 5 月 1 日就诊。患者多年前无明显诱因,出现口腔不适,两侧各见 2cm×1cm 大小白斑,高出粘膜,表面不平,兼见米粟状红点,伴口干口苦。近年来上述症状加重,伴消瘦,胃脘部及两肋胀满,泛酸,胃脘发凉,善思虑,寐差,大便稀,次数正常,舌红,苔黄白相间偏厚,脉弦滑。既往"慢性胃肠炎"病史 10 余年。查体见口腔黏膜发白,呈片状,粒状突起,咽部充血,双侧扁桃体(—),心肺(—),剑突下轻压痛,肝脾肋下未及。山东省立医院病理示:扁平苔藓,血生化及肝功检查正常。病属中医"癣",由肝郁脾虚,日久化热所致,西医诊为扁平苔藓。治宜疏肝解郁,养血健脾兼清郁热,方用丹栀逍遥散合半夏泻心汤合乌贝散加减。

处方:丹皮 10 克,当归 15 克,白芍 20 克,柴胡 10 克,云苓 20 克,白术 20 克,半夏 15 克,黄芩 10 克,黄连 10 克,干姜 10 克,党参 15 克,大贝 15 克,鱼骨 30 克,白扁豆 30 克,合欢皮 15 克,甘草 5 克

每日一剂,水煎两次,取汁 200～300ml,睡前半小时温服第一遍,早饭后半小时温服第二遍,服药 6 剂。忌食辛辣、烟酒,控制情绪。患者在上方基础上随症加减,服药 20 余剂。6 月 8 日复诊,查见两侧粘膜白斑消失,寐差,舌红苔白黄相间,脉沉弦。原方加炙远志 15 克,以安神解郁,继服 12 剂。7 月 6 日复诊,诉大便稀,每日 1–2 次,自觉消瘦,予四君子合半夏泻心汤合乌贝散加减。整方如下:党参 15 克,云苓 15 克,白术 15 克,川连 10 克,黄芩 10 克,干姜 10 克,半夏 15 克,陈皮 15 克,鱼骨 30 克,大贝 15 克,白扁豆 30 克,砂仁 10 克[后下],连翘 15 克,焦三仙各 30 克,甘草 5 克,6 剂,服法同前。患者服药 2 月余,痊愈。

按：以口腔黏膜异样感，见口腔黏膜充血，糜烂或白斑，中医称为"癣"。现代医学称为"扁平苔藓"。其病机为肝郁脾虚兼郁热。肝性喜条达，恶抑郁，若情志不畅，肝木不能条达，则肝体失于柔和，以致肝郁血虚《黄帝内经·灵枢》："足厥阴经布胁肋，循喉咙之后，上入颃颡，连目系，上出额，与督脉会与巅"。肝郁化火，故口燥咽干，胆汁不循常道，则口苦口干。肝郁脾失健运，则胃脘胀满，泛酸，脾胃虚弱，故神疲食少，久则体见消瘦，口腔黏膜生于濡润，而致癣。故治疗以疏肝解郁健脾为主兼清郁热。方用丹栀逍遥散合半夏泻心汤合乌贝散加减。本方以柴胡疏肝解郁，使肝气得以条达，归芍与柴胡同用，补肝体而助肝用，使血和则肝和；木郁则土衰，肝病易于传脾，故以白术、茯苓、扁豆、党参、甘草，健脾益气；丹皮、半夏、芩连、干姜辛开苦降，以调升降之职，兼清郁热；配伍鱼骨、大贝收敛制酸镇痛；合欢皮解郁安神。诸药合用共奏疏肝解郁、养血健脾兼清郁热之功效。

口腔扁平苔藓与口腔黏膜白斑病临床表现极为相似，现代医学多以病理检查为依据。中医临床鉴别，应抓住白斑表面平坦，而苔藓则高出黏膜，并兼见红棕色的点状突起可以区别。但二者病机基本相同，多以湿热、郁热、阴虚为多见。本案为脾虚兼郁热，故以丹栀逍遥散合泻心汤加减而获良效。

（赵芸　郭艳苓）

扁瘊　风热毒蕴（扁平疣）

邵某，女，23岁，滕州市某乡镇农民，因患者面部多发褐色扁平丘疹3月于2013年5月4日初诊。3月前无明显诱因出现面部少量丘疹，呈褐色，无瘙痒、疼痛等感觉，近日，症状愈加严重，丘疹数量增多，达数十个，满布面部，影响美观，就诊于门诊以寻求中医药治疗。查体见：面部多发粟米大小丘疹，表面光滑，略高于皮肤，呈褐色，边界清，舌红、苔薄黄，脉滑。中医诊为扁瘊，证属风热毒蕴；西医诊为扁平疣。治宜疏风清热，解毒散结，方选银翘散加减。

处方:双花 15 克,连翘 15 克,桑叶 10 克,蒲公英 30 克,桔梗 15 克,薏苡仁 30 克,草决明 15 克,黄芩 10 克,夏枯草 30 克,防风 10 克

每日一剂,水煎两遍,每次 300ml,饭后温服。连服 6 剂。同时忌搔抓,宜减少刺激。忌辛辣及油腻食品,宜心情舒畅、生活规律。二诊:2013 年 5 月 12 日复诊。患者自诉服过上方六剂后即未再有新起皮损,原有皮损亦有变小,部分开始消退,见效继服 10 剂。三诊:2013 年 5 月 23 日三诊。自诉服用上方后皮损未新起,且原有皮损已全部消退,皮色恢复正常,皮肤光洁如初,遂停药。

按:扁平疣为针尖至绿豆大的圆形或不规则形扁平丘疹,褐色或肤色,境界明显,好发于颜面、手背。大都骤然发生,散在或密集,或由于搔抓而呈串珠状。无自觉症状或微痒,多见于青少年。中医称之谓"扁疣"、"扁瘊"。历代文献中记载"扁猴"、"面疮"等病名。早在《五十二病方》中已有"疣"的记载,疣的病名,首见于《灵枢·经脉篇》中有"虚则生疣"的说法。本案患者以新起皮损,病程短,发于颜面,无瘙痒,且不断有新皮疹出现为辨证要点,证属风热毒蕴。因风为百病之长,风邪致病常侵犯人体上部,使人肌肤腠理疏松,卫外不足,导致风热邪毒侵入体内,风热毒蕴,外侵肌表,则发为本病。风邪致病多发病突然,且发展迅速。治疗上应疏风清热,解毒散结。方选银翘散加减治疗。方中双花、连翘、桑叶、防风清热祛风,加用黄芩清热泻火解毒,可解扁平疣之毒,草决明、桔梗、夏枯草、公英均清热散结,薏苡仁性寒清热利湿,诸药合用,使热邪得散,郁结得解而收效。

（田传鑫　朱源昊）

扁瘊　肝旺，木火刑金（扁平疣）

郭某,女性,44 岁,因颈部扁平疣 2 年余。于 2018 年 6 月 21 日就诊。患者一直未作治疗,现在感觉影响美观,惧怕激光、冷冻等外治方法,欲服用中医药调理治疗。平时性情急躁易怒,寐差,面部色斑,不规则疣体散在颈部,大便偏干,舌红苔薄黄,脉弦。中医诊为扁瘊,证属木

火刑金,西医诊断为扁平疣,中医治宜疏肝泻热,清热解毒,方用丹栀逍遥散加减。

处方:柴胡 10 克,当归 15 克,赤白芍各 20 克,云苓 15 克,生白术 15 克,酸枣仁 15 克,合欢皮 15 克,生龙牡各 30 克,丹皮 15 克,板蓝根 15 克,薏苡仁 30 克,连翘 15 克,桔梗 15 克,浙贝 15 克,决明子 15 克,玫瑰花 15 克

上方加 1500ml 凉水浸泡 1 小时,大火煮开后,改为小火煮 20-30 分钟,煎煮 2 遍,分 2 次服用,每次 200-300ml,睡前半小时服用头遍,早饭后半小时服用第二遍。每日 1 剂,服用 6 剂。配合外治方苦丁 30 克、花椒叶 30 克,煮水擦洗,每日两次。每剂药擦洗 2 天。嘱其避免搔抓,以防自身传染扩散,忌食辛辣刺激之物,保持心情舒畅。于 6 月 28 日复诊,扁瘊大部分消失,睡眠较前期好转。原方继续服用 6 剂,外治方 3 剂,于 7 月 5 日复诊,扁瘊基本已经消除。达到比较好的治疗效果。

按:中医称扁平疣为"扁瘊"、"千日疮",中医文献早在春秋时代《五十二病方》即有"疣"的记载。相当于现代医学的扁平疣,就是老百姓俗称的"瘊子",是皮肤科非常常见的一种疾病,扁平疣是由病毒引起的,因此具有传染性。由于扁平疣基本不威胁生命,以往容易被人们忽视。而在追求较高生活质量的今天,扁平疣的防治就受到越来越多的重视。西医学认为扁平疣系感染人乳头瘤病毒 (hpV) 引起,这类病毒有很多型,不同型的病毒引起的扁平疣也各不相同。从中医辨证来看,扁瘊属于疣的一种,早在《灵枢·经脉》就有虚则生疣的记载。明·薛己《外科枢要》指出:"疣属肝胆少阳经,风热血燥,或怒动肝火或肝客淫气所致。"扁平疣的发病在四肢或面部皮肤,此乃六淫中的风、湿、热为患,由于人体感受湿热毒邪、内动肝火所致。因风为百病之长,风邪致病常侵犯人体上部,使人肌肤腠理疏松,卫外不足,导致风热邪毒侵入体内,或体内肝虚血燥,筋气不荣,热毒外发郁积皮肤而发病。本案扁瘊发于颈部,属于肝经循行部位,又性情急躁,面部色斑,大便干燥,舌

红苔薄黄,脉弦。属于肝旺木火刑金,治宜疏肝泻热,清热解毒。方用丹栀逍遥散加减。运用丹栀逍遥散疏肝解郁,清热调经,加酸枣仁、合欢皮、龙骨牡蛎平肝养心安神,加薏苡仁、决明子清利湿热,加板蓝根、连翘、浙贝清热解毒,软坚散结。配合苦丁、花椒叶清热解毒杀虫。诸药合用,共奏疏肝泻热,清热解毒之功效。

(赵芸　秦延讯)

风癣　风热血燥　(玫瑰糠疹)

邵某某,男,44 岁,滕州北辛街道办事处人,工人。因四肢皮肤出现红色圆形或者椭圆形斑块,伴有瘙痒 2 年余,在枣庄市皮肤病医院诊断为玫瑰糠疹,间断给于外用药物治疗,具体用药不详,效果不显著,于 2019 年 6 月 5 日欲求中医治疗来诊,证见:四肢散在点片状及椭圆形斑疹,瘙痒较剧,有的伴有白圈,纳食可,大便干,睡眠差,舌质偏红,苔白黄相间,脉弦。中医属于风癣,证属风热血燥,相当于西医的玫瑰糠疹。治宜散风清热,凉血润燥,方选消风散加减。

处方:荆芥 10 克,防风 15 克,牛蒡子 10 克,赤芍 15 克,蝉蜕 15 克,生地 15 克,当归 15 克,小胡麻 15 克,苦参 15 克,炒苍术 15 克,生石膏 15 克,知母 10 克,白癣皮 30 克,土茯苓 30 克,炒枣仁 15 克,合欢皮 30 克,甘草 10 克

上方用凉水 1500ml 浸泡 1 小时,武火煮沸后改为文火煎煮 30 分钟,取药汁 300ml,头遍睡前半小时温服;二遍加水 1200ml,同样方法煎煮,取药汁 300ml,早饭后半小时温服。嘱其注意皮肤卫生,避免潮湿。忌食辛辣刺激性的食物,不可用肥皂热水洗澡,不要用手抓挠刺激,避免外用刺激性药物刺激。服药 6 剂后,于 2019 年 6 月 12 日复诊,诉红斑较前消退,诉口渴欲饮,考虑祛风药物发散伤津,原方去板蓝根,加黄连 10 克,花粉 20 克,以清热生津止渴,继服 6 剂。6 月 19 日复诊,红色斑块大部分消退,瘙痒减轻,睡眠较前好转,大便不干,继续服药 6 剂。

于 6 月 26 日按照上方取药 12 剂以巩固疗效。3 月随访,未再出现上诉症状,病愈。

按:中医风癣又称风热疮,是一种斑疹,色红如玫瑰,脱屑如糠秕的急性自限性皮肤病。中医文献中又称之血疳疮、风癣、母子疮等。相当于西医的玫瑰糠疹。《外科正宗》云:"风癣如云朵,皮肤娇嫩,抓之则起白屑。……初起消风散加浮萍一两,葱豉作引,取汁发散。久者服首乌丸,外搽大黄膏,用槿皮散癣而用之,亦可渐效。"《医宗金鉴·外科心法要决》则称之为"血疳",并说:"此证由风热闭塞腠理而成,形如紫疥,痛痒时作,血燥多热。"用消风散治之。病因与过食辛辣炙博,或情志抑郁化火,导致血分蕴热,热伤阴液而化燥生风,复感风热外邪,内外合邪,风热凝滞,郁闭肌肤,闭塞腠理而发病。本病病位在皮肤,与肺有关。据患者四肢散在点片状及椭圆形斑疹,瘙痒较剧,有的伴有白圈,大便干,睡眠差,舌质偏红,苔白黄相间,脉弦。辩证为风热血燥,治宜散风清热,凉血润燥,方选消风散加减。方中荆芥、防风、牛蒡子、蝉蜕为君药,疏风止痒,透邪外达,以祛除在表之风邪;苦参、苍术为臣,苦参性寒,清热燥湿止痒,苍术祛风燥湿,辟秽、发汗、健脾,两者相配,燥性尤强,即燥湿止痒,又散风除热,白癣皮、土茯苓燥湿止痒。风热在于肌肤,郁而生热,故以石膏、知母清热泻火;风邪浸入血脉,易耗伤阴血,故以当归、生地、胡麻仁、赤芍养血活血凉血,有治风先治血,血行风自灭的意思,此共为佐药;甘草清热解毒,又能调和诸药,为佐使药。炒枣仁、合欢皮养心安神,助睡眠。诸药合用,以祛风为主,配伍祛湿、清热、养血之药品,使祛邪之中,兼顾扶正。使风邪得散,湿热除,血脉调和,则痒疹自消。

(赵芸 郭方超)

第七节　疮疡医案

口疮　肝郁脾虚，升降失职（复发性口腔溃疡）

王某某，男，43岁，滕州市西岗镇柴里矿生活区人，因口腔溃疡反复发作2年，于2019年4月15日就诊。病人平时情绪忧郁，善思虑，少言，胃脘部胀满，口气臭秽，时呃气，大便时干时稀，每日1-2次，睡眠差，长期服用维生素类、谷维素、地西泮等药物，治疗效果差，欲求中医药治疗，来诊。现口腔黏膜溃疡，口腔疼痛，胃部胀满，大便溏，日1次，舌淡苔白滑，脉弦缓。查体见口腔内黏膜多处溃疡，发红，部分有白头，咽部充血，滤泡增生，扁桃体充血，双肺呼吸音清。中医属于口疮，证属肝郁脾虚，升降失职，相当于西医的复发性口腔溃疡，治宜疏肝健脾，消痞散结，清热养阴，方选半夏泻心汤合逍遥散加减。

处方：清半夏10克，黄连10克，黄芩10克，干姜10克，党参20克，柴胡10克，当归15克，白芍15克，茯苓15克，炒白术20克，炙远志15克，合欢皮30克，黄精15克，石斛15克，竹叶10克，石膏30克，沙参15克

上方用凉水1500ml浸泡1小时，武火煮沸后改为文火煎煮20分钟，取药汁300ml，头遍睡前半小时温服；二遍加水1200ml，同样方法煎煮，取药汁300ml，早饭后半小时温服。嘱其适当运动，增强体质，提高免疫力，避免劳累，忌食辛辣刺激性的食物，保持心情舒畅。服药6剂后，于2019年4月22日二诊，诉口腔黏膜疼痛减轻，溃疡面部分愈合，胃胀减轻，大便偏稀，原方去沙参，加砂仁10克后下，继续服药6剂。4月29日三诊，诉口腔溃疡消失，时有胃胀，睡眠好转，上方去竹叶，继服12剂，再次就诊，精神状态良好，主动与人交谈。3月后电话随访，未再出现上诉症状。

按：中医口疮，是指凡外感湿热，或内伤热郁，积于胃脘，损于口舌，

症见口腔、舌面、口颊生疮,溃疡疼痛,称为口疮,又名疳疮、蝶毒、口破、口疡、口疳、口疽。相当于西医的复发性口腔溃疡。陈实功《外科正宗》曰:"口破者,有虚火实火之分……实火者,舌红而满口烂斑,甚者腮舌俱肿,脉实口干,此因膏粱厚味。醇酒炙博,心火妄动发之"。朱丹溪指的"中焦土虚,具不能食,相火冲上无制",说明阴阳俱损,或不调,也是引起口疮之因。本病由于长期忧虑,肝气不舒导致肝郁脾虚,脾胃升降功能失职,可见胃脘胀满,大便时干时稀;脾虚心神失养,则失眠;脾虚运化不利,则舌淡苔白滑,脉弦缓;脾虚津液不布,不能上乘口腔,则出现口腔溃疡。经舌脉辨证,方用半夏泻心汤合逍遥散加减。方中半夏散结消痞;干姜温中散邪;黄芩、黄连苦寒泄热消痞;党参、白术、茯苓健脾补气;柴胡、白芍、炙远志、合欢皮疏肝平肝,养心安神;当归养血和血安神,黄精、石斛、竹叶、石膏、沙参清热养阴生津。诸药合用,共奏疏肝健脾,消痞散结,清热养阴之功效。结合现代医学,睡眠障碍、精神障碍、营养障碍是导致溃疡发生的主要原因,在中医辨证治疗时要充分考虑上述因素。

(赵芸 吴海燕)

口糜 脾胃积热,阴虚火旺 (复发性口腔溃疡)

张某,男,34 岁,2013 年 9 月 10 日初诊。患者既往复发性口腔溃疡反复发作 1 年,近一月又出现口腔粘膜溃烂、肿痛,张口、吞咽时疼痛难忍,说话时口如含物,言语不清,口气臭秽,口干喜饮,易饥欲食因疼痛而不敢食,小便短赤,大便 3 日未行。平素嗜食辛辣食物。查体:患者口腔、舌粘膜上散在多个白色溃疡点,周围色鲜红,易出血,大小不等,大者如黄豆,舌质红,苔薄黄,脉细数。中医诊为口糜,证属脾胃积热,燥热伤阴;西医诊为复发性口腔溃疡。治宜清热泻火,滋阴润燥。方选清胃散合导赤散加减治疗。

处方:生地 15 克,石膏 30 克,知母 10 克,黄连 10 克,黄芩 10 克,

沙参 10 克,通草 5 克,竹叶 5 克,石斛 15 克,麦冬 15 克,黄精 15 克,生甘草 5 克

文火煎煮两次,每次 300ml,每日一剂,分早晚温服,连服 6 剂。饮食清淡,忌食辛辣、腥膻食物,忌烟酒,改善不良生活习惯,规律作息,避免熬夜。保持良好的口腔卫生。9 月 17 日二诊。患者自诉服上药 6 剂后溃疡部分消退,无新起溃疡,疼痛明显减轻,口臭消失,二便转为正常。原方去通草、竹叶,生地减至 10 克,继服 6 剂。9 月 24 日三诊。服药毕后患者溃疡消失,未新起溃疡,无疼痛,口渴消失,二便正常。继用上方 6 剂以巩固疗效。1 月后随诊,患者溃疡痊愈且未再新起。半年后随诊,未再发作。

按:中医口糜,相当于西医复发性口腔溃疡范畴,是以口腔粘膜糜烂成片,口气臭秽等为主要表现的疮疡类疾病,是口腔粘膜疾病中发生率最高的一种,普通感冒、消化不良、精神紧张等情况均可诱发本病,在粘膜的任何部位均可发病,有周期性、复发性、自限性的特点。常因反复发作给患者带来很大苦恼。西医治疗主要以局部用药为主以达到消炎、镇痛、促进溃疡愈合,如若确诊为免疫系统疾病,则需使用免疫抑制剂,如强的松等。

中医病名首见于《内经》,《内经·气厥论》有:"膀胱移热于小肠,鬲肠不便,上为口糜。"《医方考·卷之五》说:"膀胱者,水道之所出;小肠者,清浊泌别之区也。膀胱移热于小肠,则清浊不能泌别,湿热不去,势必上蒸,故令口中糜烂而疮。"《杂病源流犀烛·卷二十三》:"心脾有热,亦口糜。""阴亏火泛,亦口糜。"由此可以看出口糜病机:膀胱湿热、上泛龈口;心脾积热,上炎龈口;阴虚火旺,上炎龈口。本案患者表现为心脾有热,治疗上以导赤散清泻心火,导热下行;清胃散以清脾胃积热,以石斛、麦冬、沙参、黄精以清热滋阴润燥,最后收到满意的疗效。

（吴海燕　秦延讯）

蛇串疮　风热上犯，肝经郁热 （带状疱疹）

李某，男，60岁，滕州市龙阳镇农民，以左侧头面部疱疹5天，于2013年5月10日就诊。患者5天前因感冒后出现左侧头面部疱疹，色红，灼热刺痛，在当地卫生院给予抗病毒治疗，效果不显著。现症见左侧头痛，头面部疱疹，色红，灼热感，有破溃，纳眠一般，大便干，舌红，苔黄厚，脉滑。既往高血压病、脑梗塞病史2年，无药物及食物过敏史。体温正常，BP 135/85mmHg，心肺听诊无异常，咽部充血，双肺呼吸音稍粗，右侧肢体活动不灵，四肢肌力正常。病属中医蛇串疮，由风热上犯、肝经郁热所致，西医诊为带状疱疹。治宜疏散风热，活络止痛，以菊花茶调散合龙胆泻肝汤加减。

处方：川芎25克，菊花15克，白芷15克，赤白芍各15克，丹皮10克，炒栀子10克，龙胆草10克，桔梗15克，柴胡10克，黄芩10克，僵虫15克，当归15克，元胡15克，生地15克，甘草5克

每日1剂，文火煎煮，水煎两次，取汁300~400ml，早晚温服，服药6剂，忌食辛辣、忌饮酒。外用阿昔洛韦软膏涂抹患处，3次/日。5月16日复诊，疱疹已结痂，头痛已缓解，头面部灼热刺痛感减轻，但见头目眩晕，干呕纳呆，舌红，苔黄腻，改用川芎茶调散合小柴胡汤，处方如下：川芎25克，防风10克，白芷15克，柴胡10克，半夏15克，党参15克，黄芩15克，僵虫15克，桔梗15克，炒白术15克，枳壳10克，焦三仙各30克，甘草5克，服药6剂，服法同前。5月22日复诊，头已不疼，头皮瘙痒，左侧头面部结痂已脱落，上方加小胡麻15克、生姜5片，继服6剂。后随访病愈。

按：患者以"左侧头面部疱疹、色红、灼热刺痛"为主要症状，当属祖国医学"蛇串疮"范畴，西医诊为带状疱疹。清《外科大成·缠腰火丹》称此症"俗名蛇串疮，初生于腰，紫赤如疹，或起水疱，痛如火燎。"皮疹好发于腰肋、胸部、头面、颈部，也可见于四肢、阴部及眼、鼻、口等处。本病多为情志内伤，肝郁气滞，久而化火，肝经火毒，外溢肌肤而发，也可由脾虚湿热，感染毒邪而致。本患者年老体虚，因外感风温之

邪,风邪挟毒犯肺,肺主皮毛,肺热攻其头面,则生疱疹,又肝之经络循人体两侧而行,今风热郁闭,故疱疹发于左侧头面部,并见口苦咽干、干呕、大便干、舌红、苔黄厚、脉弦滑,均为肝经郁热之象。治宜疏风清热,活络止痛,方用菊花茶调散合龙胆泻肝汤加减。方中菊花、柴胡、僵虫、桔梗、白芷疏风清热、清利头目;黄芩、栀子清利肝胆郁热;川芎、元胡止痛;当归、生地、丹皮、赤白芍清热平肝。诸药合用共奏疏风清热、活络止痛之功效。服药6剂,疱疹消失,头痛缓解,后改为川芎茶调散合小柴胡汤加减,以和解少阳,调和脾胃,又服药6剂,症状痊愈,随访未再复发。

(赵芸 杨国梁)

蛇串疮 肝经湿热 （带状疱疹）

徐某某,女,57岁,滕州市人,因右胸部皮肤出现成簇水泡伴刺痛2天,于2019年3月29日就诊。患者于2天前出现右胸部皮肤潮红,进而出现多数成群簇集的粟至绿豆大的丘疱疹,现症见:右胸部鲜红色丘疱疹与水疱并见,疱壁紧张发亮,内容物透明澄清,互不融合,皮疹呈不规则带状排列,灼热刺痛。烦躁易怒,口苦咽干,小便黄,舌质红,苔黄,脉弦数。西医诊断为带状疱疹,中医诊断为蛇串疮,由肝经湿热而致,治宜清肝泻火,凉血解毒,方用龙胆泻肝汤合金铃子散加减。

处方:龙胆草10克,栀子10克,黄芩10克,泽泻15克,柴胡10克,车前子10克,当归15克,生地15克,元胡15克,川楝子15克,桔梗15克,金银花15克,连翘15克,大贝15克,枳壳15克

上方用凉水1500ml浸泡1小时,武火煮沸后改文火煎煮30分钟,取药汁300ml;二遍加水1000ml,同样方法煎煮,取药汁300ml,早晚饭后半小时温服,每日一剂。嘱其卧床休息,避免受凉,饮食宜清淡,调畅情志,忌恼怒,患处保持清洁干燥,避免搔抓或烫洗,水疱破溃后应及时湿敷,尽快促其干燥,防止感染化脓。首诊服药6剂后,于4月5日复

诊,右腋前、腋中、后背部疱疹颜色变淡,疼痛消失,二便调,舌红苔白,脉弦。坚持效不更方,再服 6 剂以巩固疗效。

按:带状疱疹是由水痘－带状疱疹病毒引起的急性感染性皮肤病。带状疱疹具有自愈性,建议在急性出疱期的时候,必须进行正规的抗病毒以及进行及时的止痛治疗,以免病毒潜伏在神经根处,神经受到永久性、不可逆性的破坏。如未得到及时治疗,会伴有明显的神经痛,甚至皮疹完全愈合后这种疼痛还会持续很长时间,严重影响生活质量。

患者以"右胸部皮肤出现成簇水泡伴刺痛 2 天"为主要症状,证属祖国医学"蛇串疮"范畴。清·《外科大成·缠腰火丹》称此症"俗名蛇串疮,初生于腰,紫赤如疹,或起水疱,痛如火燎。本病以成簇水疱,沿一侧周围神经作带状分布,伴刺痛为临床特征。本病多为情志内伤,肝郁气滞,久而化火,肝经火毒,外溢肌肤而发;或饮食不节,脾失健运,湿邪内生,蕴而化热,湿热内蕴,外溢肌肤而生;或感染毒邪,湿热火毒蕴结于肌肤而成。年老体虚者,常因血虚肝旺,湿热毒盛,气血凝滞,以致疼痛剧烈,病程迁延。本病患者平素性情急躁,分析为肝气郁结,气郁化火,外炎肌肤,故皮损鲜红,疱壁紧张;气滞湿热郁阻,则灼热刺痛;肝为刚脏,肝经郁热,肝胆火盛则烦躁易怒;口苦咽干、小便黄、舌质红、苔黄、脉弦数均为热盛之象。治宜清肝泻火,凉血解毒,方用龙胆泻肝汤合金铃子散加减。方中龙胆草既清肝胆实火,又清下焦湿热,黄芩、栀子助龙胆草清泄肝火,泽泻、车前子清下焦湿热,生地、当归补阴血,柴胡、元胡、川楝子、枳壳疏肝行气止痛,桔梗、金银花、连翘、大贝清热解毒。诸药合用,共奏清肝泻火,凉血解毒之用。

（田传鑫 郭艳苓）

阴疮 肝郁脾虚,湿热下注 （前庭大腺炎）

温某某,女,29 岁,滕州荆河街道办事处人,因产后 4 年,外阴一侧肿痛反复发作,加重一周,于 2019 年 7 月 22 日来诊。在滕州市中心人民医院检查血常规、尿常规基本正常,妇科检查:巴氏腺囊肿。现症患者诉外阴右侧红肿疼痛,有硬块,伴有腰酸,纳可,寐差,小便调,大便正常。舌质偏红,苔白黄相间,脉弦。中医属于阴疮,证属肝郁脾虚湿热下注,相当于西医的前庭大腺炎。治宜疏肝健脾,清热解毒除湿,软坚散结,方选丹栀逍遥散合仙方活命饮加减。

内服处方:丹皮 15 克,柴胡 10 克,当归 15 克,赤白芍各 15 克,云苓 20 克,炒白术 15 克,生龙牡各 30 克,炒枣仁 15 克,合欢皮 30 克,公英 30 克,连翘 20 克,浙贝 15 克,白花蛇舌草 20 克,皂刺 15 克,红花 15 克,益母草 30 克

上方用凉水 1500ml 浸泡 1 小时,武火煮沸后改为文火煎煮 30 分钟,取药汁 300ml,头遍睡前半小时温服;二遍加水 1200ml,同样方法煎煮,取药汁 300ml,早饭后半小时温服。嘱其保持外阴清洁,每日须用温开水清洗外阴,不要穿紧身裤,避免长途跋涉、骑车或久坐不起,忌食辛辣刺激性的食物。

外用处方:双花 20 克,防风 20 克,白芷 20 克,当归 20 克,赤芍 30 克,浙贝 20 克,花粉 20 克,乳没各 15 克,皂刺 20 克,白花蛇舌草 20 克

3 剂颗粒 /6 包,每次用一包,开水 2000ml 搅拌后先熏后洗,每天一次。

服药 6 剂后,于 2019 年 7 月 29 日复诊,诉囊肿已消,服药后便溏,原方去炒枣仁,加炙远志 15 克,陈皮 15 克,砂仁 10 克后下,继服 6 副,外用 3 副。8 月 5 日复诊,囊肿未再出现,大便正常,睡眠较前好转,继续用 3 副颗粒外洗巩固。平时注意个人卫生,3 月随访,未再出现上诉症状。

按:妇人阴户生疮,甚则溃疡,脓水淋漓,局部肿痛者,称为"阴疮",又称"阴蚀"。本病相当于西医学的非特异性外阴溃疡、前庭大腺炎脓肿破溃、外阴肿瘤继发感染等疾病。多因湿热下注,蕴结成毒,或因正气虚弱,寒湿凝结而成。有关本病的记载,最早见于《神农本草经》,该书下品药中即有羊蹄"主……女子阴蚀",蚤休"主……痈疮阴蚀"等记载,阴疮首见于汉代《金匮要略》"少阴脉滑而数者,阴中即

生疮。阴中蚀疮烂者,狼牙汤洗之。"概述了阴疮的症状及治疗。明代《景岳全书·妇人规》认为"妇人阴中生疮,多湿热下注,或七情郁火,或纵情敷药,中于热毒"所致,提出了四物汤、逍遥散加减为代表的治疗方法。本病由产后摄生不慎,肝脾功能失调,肝郁脾虚,湿热之邪内生,蕴结阴户所致。治宜疏肝健脾,清热解毒除湿,软坚散结,方选丹栀逍遥散合仙方活命饮加减。方中丹栀逍遥散疏肝泄热,健脾除湿,调理肝脾生理功能;双花、连翘、公英、白花蛇舌草清热解毒;浙贝、乳香、没药、皂刺清热化痰,软坚散结;炒枣仁、合欢皮、生龙牡平肝养心安神;红花、益母草活血化瘀利水,诸药内外合治,共奏疏肝健脾、清热解毒除湿、软坚散结之功效。阴疮是以局部症状、体征为主的一种疾病,以专方验方内外治疗是辨病治疗的一种较好选择。

(赵芸 秦延讯)

第八节　痹症医案

寒痹　气虚寒凝（类风湿关节炎）

　　周某,女,41岁,山东滕州市洪绪镇龙庄村人,因四肢关节僵硬、疼痛,晨起时痛甚5年余,于2011年11月5日下午就诊。即诊,患者面色萎黄,少气懒言,神疲乏力,沉重无力,恶寒不发热,易感外邪,四肢发冷,骨关节压痛,关节无畸形,纳呆,二便调,咽部红肿,呼吸音清晰。在滕州市中心人民医院检查,血沉37mm/h,抗"O"215iu/ml,类风湿因子42iu/L,诊断为"类风湿关节炎",给予消炎药物及激素治疗,见效不明显,舌淡苔白,脉沉细,据其症候,属于痹证,证属气虚寒凝。治宜益气固表,祛寒止痛,方选补阳还五汤加减。

　　处方:黄芪40克,桂枝10克,当归15克,川芎15克,赤芍30克,土元10克,姜黄15克,羌活15克,防风15克,细辛5克,徐长卿15克,杜仲15克,青风藤30克,甘草5克

　　上方6剂,清水浸泡1小时,武火煮沸后文火煎煮30分钟,每剂煎煮2次,每次煎300ml,分早晚2次服用,每日一剂。嘱其避免感受风寒,勿食生冷之品。12日上午10时2诊,诉四肢关节疼痛稍减,四肢逆冷稍轻,晨起时僵硬,阴雨天加重,服药后腹胀纳呆,胃脘痞闷,大便偏稀,日1~2次,舌淡苔白腻,脉沉,以原方加白术20克、砂仁10克,以温中健脾止泻,取6剂,煎煮同前,温服,避风寒;19日上午11时3诊,诉近日天气寒冷,周身关节疼痛加重,胃胀稍减轻,二便调,舌淡苔白,脉沉,原方加附子30克(先煎30分钟)、木瓜15克,继服6剂,煎煮同前,26日下午15时4诊,诉周身关节疼痛较前减轻明显,胃胀减轻,纳食可,二便调,用药效果显著,继续药物维持治疗,予6剂,2日1剂,12月10日10时5诊,患者今日复诊,诉近日天气寒冷,在工作劳累后疼痛加重,双手胀疼,尤以右下肢疼痛甚,舌淡苔白,脉沉,予原方去川芎、

羌活,加牛膝 15 克、附子 30 克(先煎 30 分钟),取 6 剂,煎煮及服用方法同前,每日 1 剂,避免劳累、风寒;1 周后复诊,诉疼痛明显减轻,四肢功能活动尚可,纳食可,二便调,嘱原方 6 剂,每 2 日 1 剂,煎煮同前,每日各服一次,如此坚持服药,3 月而诸症消,生化检查:血沉 14mm/h,抗"O"85iu/ml,类风湿因子 20iu/L,疗效显著。

　　按:类风湿性关节炎属中医"痹症"范畴,根据该病的性质与病理特点,又可称之为"周痹""骨痹""肾痹""历节""顽痹"等,是一种以关节病变为主,能引起肢体严重畸形的慢性全身性自身免疫性疾病。明代秦景明《症因脉治·痹症》认为本病的病因是:"营气不足,卫外之阳不固,皮毛宜疏,腠理不充,或冒雨冲寒,露卧当风,则寒邪袭之而成"。宋·赵佶敕编《圣济总录·诸痹论》则认为:"肾脂不长,则髓涸而气不行,骨内痹,其症内寒也。"本病好发于 40~60 岁女性,现代医学研究证明病因不明,常由于寒冷、劳累等因素诱发或加重,得温则症减。患者平素气虚不得固表,营卫不固则表现为懒言乏力,恶寒,易感外邪,今遇风寒侵袭,寒邪通过肌肤腠理而到达肌肉关节,寒邪凝滞于关节,则见肢体关节疼痛、酸重无力,凝滞于筋肉,气血不通,失其营养温煦,则见筋脉拘急、僵硬或四肢不温,笔者认为患者此时表虚不固,寒邪壅滞,故予益气固表,另加散寒通络止痛药物,其标散寒温经止痛,其本益气固表,标本兼治,其症自解。方选补阳还五汤加减,重用黄芪以补气卫表,桂枝、青风藤、徐长卿、姜黄、羌活等药物祛风散寒止痛,以当归、川芎、土元等活血化瘀,诸药配伍严谨、合理,收效甚佳。

(郭方超　朱源昊)

骨痹　肾虚血瘀(股骨头坏死)

　　孙某,男,54 岁,山东滕州市级索镇大官庄村人,2012 年 12 月 10 日上午就诊,患者诉双臀部疼痛 3 年余,加重 3 月余,行走困难,遂前来就诊。即诊,患者痛苦面容,行走时疼痛性跛行,在家人搀扶下步入诊室,诉 3 年前出现双侧髋关节疼痛,髋关节活动受限,不能负重,影响生活劳作,劳累后加重,天气寒冷亦疼痛加重。自今年天气转冷后,髋关节疼痛明显加重,腰膝酸软,恶寒纳呆,神疲乏力,3月前做髋关节MRI检查示:双侧股骨头缺血性坏死,股骨头轻度塌陷并关节腔积液。(滕州市中心人民医院,编号16278),给予复方丹参及骨肽等药物应用,效果不佳。查体:双侧腹股沟处压痛,髋部叩击疼痛,髋关节活动度减小,内收、外旋受限,双"4"字实验阳性,托马实验阳性。患者平素嗜食肥甘,长期饮酒史,舌淡苔薄白,脉沉细。据其证候,属于肾虚血瘀,治宜补肾壮骨,活血化瘀。方选六味地黄汤加减。

处方:熟地15克,山萸肉15克,山药30克,云苓20克,附子10克,肉桂10克,巴戟天15克,狗脊15克,淫羊藿30克,丹参20克,红花15克 鹿角胶12克$^{(烊化)}$,赤芍20克,黄芪30克,甘草5克

上方3剂,冷水浸泡1小时,武火煮开锅后文火煎煮30分钟,煎煮2次,每次取300ml,分早晚2次温服,每日1剂。13日上午11时二诊,诉双腿疼痛无明显减轻,动则痛甚伴口干舌苦,咽干不爽,咽部充血,胃脘胀满,嘈杂吐酸,纳食差,二便调,舌淡苔白黄相间滑腻,脉沉,以原方去熟地,加黄芩10克、桔梗15克,清热利咽,加白术20克、生姜5片,温中和胃健脾,继服6剂,煎煮及服法同前。19日下午14:30三诊,患者诉髋部疼痛减轻,行走活动仍感疼痛剧烈,髋关节活动度受限明显,胃脘部嘈杂减轻,饮食尚可,二便调,虽痛减则病机仍在,予19日方继服6付,用法同前,26日四诊,疼痛减轻,跛行消失,髋关节活动度较前有所增加,纳食可,二便调,行走时疼痛减轻,活动量较大后仍感髋部疼痛加重,舌淡苔白黄,脉沉,见效显著,2013年1月3日再诊,活动尚可,予12月26日方煎煮同前,相继服药四月而症消,MRI检查示股骨头恢复良好。

按:股骨头缺血性坏死是股骨头内骨组织死亡所引起的病理过程,创伤、激素治疗、饮酒以及其他因素等是导致股骨头缺血性坏死的主要原因,该病是一种顽固的致残性疾病。中医文献古籍无本病的记载,根据股骨头坏死的临床症状,与传统中医学对"骨蚀""骨痿""骨

痹"等病症的描述有许多相似之处,《中医骨病学》将股骨头缺血性坏死归属于"骨蚀""什矮"范畴。股骨头坏死常见于中老年男性,一般多有外伤、长期服用激素或者长期大量饮酒史,本案中患者长期饮酒,嗜食肥甘,伤及脾胃,生化之源不足,精血虚损,肝肾不足,肾失主骨生髓作用,肾虚血瘀,血液不能濡养股骨头,致使股骨头缺血、坏死,髋关节活动受限,故给予补肾壮骨,活血化瘀药物应用,方中六味地黄汤滋补肾阴,促肾藏精,肾司其职,主骨生髓,巴戟天、淫羊藿、鹿角胶、狗脊皆可强筋健骨,辅以丹参、红花、赤芍活血化瘀,促进股骨头血供,黄芪补气促血运行,补肾健骨兼顾活血化瘀,标本兼治,其效甚佳。

(郭方超 秦延讯)

骨痹 肾虚寒凝血瘀（腰椎间盘突出症）

秦某,男,50岁,山东滕州市木石镇人,因腰及左下肢麻木疼痛2年余,加重5天,于2012年5月17日就诊,患者系建筑工人,长期从事高强度体力劳动,年轻时有腰部外伤史,今因腰腿疼痛较重,影响生活劳作,故前来就诊。即诊,患者诉2年前在劳累后出现腰部疼痛不适,伴随左下肢疼痛犹如过电,肌肤麻木不仁,肢冷无力,劳累后加重,休息则疼痛减轻,行走时弯腰斜臀,疼痛跛行,面色发白,形寒肢冷,少气乏力,小便频数,夜间尤甚,3-4次/晚,遍访医家,症不得减。查体:L4/5棘突间压痛,股神经牵拉试验左侧50°,加强实验(＋),右侧90°,加强实验(－),双下肢肌力左侧4级,右侧5级,左下肢胫骨前外侧皮肤浅感觉迟钝,腰椎正侧位片:腰椎生理曲度平直,骨质增生;腰椎CT检查示:L4/5椎间盘突出并左侧侧隐窝狭窄;L5S1椎间盘膨出;腰椎退行性变,据其证候,属于骨痹,证属肾虚寒凝血瘀,治宜补肾壮骨,温经活血,方选独活寄生汤加减。

处方:独活15克,寄生15克,防风15克,杜仲15克,牛膝20克,川芎15克,当归15克,赤芍30克,地龙10克,丹参20克,木瓜15克,红花15克,黄芪40克,桂枝10克,甘草5克上方 6 剂,冷水浸泡 1 小时,武火煮开锅后文火煎煮 30 分钟,煎煮 2 次,每次取 300ml,分早晚 2 次温服,每日 1 剂。24 日上午 8 时二诊,诉腰痛稍减,左下肢麻木疼痛较前减轻,四肢肌力尚可,如此继服,症状消失,纳食可,寐佳,服药后,大便偏稀,胃脘满闷,予原方去牛膝,加山药 30 克、白术 20 克、生姜 5 片,健脾补肾,继服 6 剂,煎煮及服法同前。31 日三诊,患者诉腰部疼痛减轻,左下肢麻木疼痛明显减轻,行走活动后仍感疼痛较重,腰椎活动略受限,大便仍偏稀,胃脘部不适减轻,饮食尚可,虽痛减则病机仍在,予原方去独活、牛膝,加山药 30 克、砂仁 10 克后下,继服 6 付,用法同前,6 月 7 日四诊,腰腿疼痛症状基本消失,腰椎功能活动较前明显好转,纳食可,二便调,舌淡苔白,脉沉,见效显著,予5 月 31 日方 6 剂,以善其效,煎煮同前,如此继服,症状消失。

按:腰椎间盘突出症是腰椎间盘发生退行性变以后,在外力的作用下,纤维环破裂、髓核突出刺激或压迫神经根、血管或脊髓等组织所引起的腰痛,并且伴有坐骨神经放射性疼痛等症状为特征的一种病变。中医称之为"腰腿痛"或"腰痛连膝"。祖国医学记载最早见于《素问·刺腰痛篇》曰:"衡络之脉令人腰痛,不可以俯仰,仰则恐仆,得之举重伤腰,衡络绝,恶血归之。"《灵枢·邪客》曰:"肾有邪,其气留于两腘。……固不得住留,住留则伤筋络骨节。机关不得屈伸,故拘挛也。"而《诸病源候论》曰:"凡腰痛有五:一曰少阴,少阴肾也。十月万物阳气伤,是以腰痛……五曰寝卧湿地,是以痛。"则指出了本病的病因病机,肾虚、风寒、痰湿、外伤、劳损等均可诱发本病,间歇性疼痛,劳累及受凉后加重,休息则痛减,故平素注意休息,避免劳累以及受凉,睡硬板床等对本病的控制及恢复极为重要。本案患者年轻时有外伤史,又劳力损伤,《医学心悟》云:"大抵腰痛悉属肾虚",从本案特点不难看出劳伤肾气为其根本病因,笔者认为应以补肾壮骨为主,辅以祛风散寒、活血化瘀。方中独活寄生汤祛风止痛,补肾强骨,加以丹参、红花、赤芍、地龙等活血化瘀,黄芪益气,诸药配伍严谨、合理,标本兼治。

(郭方超　秦延讯)

脉痹 寒凝血瘀 (雷诺氏症)

李某,女,32岁,山东滕州市大坞镇人,2012年1月6日上午就诊,自诉今年入冬以来双手不温,骨节疼痛,遇冷后手指末端皮肤变白,在滕州市中心人民医院就诊,西医诊断为"雷诺氏症",治疗效果不佳。今前来就诊,刻诊,患者神色疲倦,四肢逆冷,恶寒,皮色发白,手心汗出,皮肤发紧,指端疼痛,每于接触风寒或情绪激动后症状加重,得温则减,饮食、睡眠均可,二便调,实验室检查:类风湿因子28U/ml,冷水实验:将病人双手浸于冷水中,约1分钟见患者双手手指肤色变白,握拳试验结果同前,舌淡苔白,脉沉细涩,详问得知,患者工作于某饭店,工作中长期接触冷水,据其证候,属于脉痹,证属寒凝血瘀,治宜温阳散寒,活血化瘀,方选阳和汤加减。

处方:熟地黄30克,肉桂10克,麻黄10克,鹿角胶12克^(烊化),白芥子15克,附子15克,炮姜10克,黄芪40克,党参30克,当归15克,红花15克,水蛭10克,甘草3克

上方3剂,清水浸泡1小时,武火煮沸后文火30分钟,煎煮2次,附子先煎半小时,再与其他药物一起煎煮,每次取300ml,每日1剂,早晚各服一次。1月9日二诊,诉四肢逆冷症状无明显减轻,皮色发白,骨节疼痛,饮食可,二便调,舌淡苔白,脉沉细,继服6付,煎煮及服法同上。1月16日三诊,四肢不温同前,手心汗出止,口干舌燥,咽痛不爽,便稍干,寐可,效显,以原方去炮姜,附子加黄芩10克、桔梗15克,继服6剂,服法同前。1月22日四诊则四肢冷痛减,皮色发白范围变小,口苦咽痛减轻,不接触冷水肤色如常,原方继服6付,煎法服法如前,1周后复诊,症状大减,四肢皮色如常,骨节冷痛消失,咽部稍有不适感,饮食睡眠正常,二便调,上方继取6剂,2日一剂,待复诊,患者诉四肢逆冷、疼痛消失,手指末端皮肤色红润,遇冷皮肤发白不明显,饮食睡眠可,诸症消,寒邪除,上方6剂,2日一剂,巩固治疗效果。

按:雷诺氏症是患者在冬季发生手指或脚趾的麻木刺痛,皮肤苍白、发紫的表现。据《素问·痹论》所载"痹在于骨则重,在于脉则血凝

而不流。"从"邪之所凑,其气必虚"的《内径》发病学观点认为气虚血瘀、阳虚寒盛为本病发病的主要因素,而情志刺激和寒邪乘袭亦为发病的重要条件。清代王清任曰"元气既虚,必不能达于血管,血管无气,必停留而瘀。"寒邪外淫经络,令血凝涩而不流,内外合邪,则脉络气血瘀阻而发此病。雷诺氏症好发病于冬季,夏季天暖则症状减轻或消失,笔者认为本病为内外因结合而得,患者平素多接触生冷,故素体寒盛,今遇风寒侵袭,寒气凝结,气血不通,血行不畅,失其温煦作用,肢体不荣,故而指端皮肤发白或紫绀,逆冷疼痛,手心冷汗涔涔,皮肤紧张,此时即寒邪旺盛,气血壅滞,故予温阳散寒,另加活血化瘀通络药物,助气血行,寒邪去,气血行,则症自解。方中附子、肉桂、麻黄、炮姜、白芥子等药物温中祛寒,以黄芪、党参补气促血运行,当归、红花、水蛭活血化瘀,临床用之,其效较佳。

(郭方超 秦延讯)

脉痹 湿阻血瘀 (下肢动脉硬化症)

陈某,女,48岁,滕州市某企业职工,以双下肢浮肿、麻木2月余,加重1周,于2013年8月7日就诊。患者2月前无明显诱因出现双下肢浮肿,感觉麻木,劳累及受凉后疼痛稍重。在当地卫生院给予药物治疗,效果不明显。现患者双下肢浮肿,麻木,皮色正常,无红肿,时感重痛,舌淡,苔白滑,脉沉。无高血压病、冠心病、糖尿病病史。查体见形体肥胖,双肺呼吸音清,心电图(-),肝胆胰脾B超未见异常,尿RT正常,小肾功正常,双下肢轻度凹陷性水肿,触及足动脉搏动。下肢血管彩超示:双下肢动脉内膜增厚。病属中医脉痹,由脾虚湿阻,日久血瘀所致,西医诊为下肢动脉硬化症。治宜健脾化湿,活血化瘀,利水消肿,以五苓散合麻黄连翘赤小豆汤加减。

处方:茯苓20克,泽泻15克,桂枝10克,白术20克,当归15克,赤芍15克,丹参20克,红花15克,牛膝20克,水蛭10克,麻黄10克,赤小豆30克,薏仁30克,黄芪30克,甘草5克每日 1 剂,水煎两次,取汁 300~400ml,分两次温服,服 6 剂。低盐饮食,适当运动,休息时可抬高下肢。8 月 14 日复诊,下肢浮肿减轻,但药后时心悸,原方去麻黄,加冬瓜皮 30 克,继服 6 剂。8 月 21 日复诊,下肢浮肿消,仍感麻木,原方去赤小豆,加木瓜 15 克、葛根 20 克,以祛风通络,活血化瘀,继服 12 剂后诸症消失。后改为 2 日 1 剂,坚持治疗 2 月余,随访未见复发。

按:患者以"双下肢浮肿"为主要症状,当属祖国医学"水肿"范畴,患者体胖,舌淡,苔白滑,脉沉弦而滑,据舌脉象证属脾虚湿阻,但病久多兼血瘀,又称"脉痹"。水肿多因感受外邪,饮食失调,或劳累过度等,使肺失宣降通调,脾失健运,肾失开合,膀胱气化失常,导致体内水液潴留,泛滥肌肤所致《素问·至真要大论篇》指出:"诸湿肿满,皆属于脾。"又脾主四肢,湿阻脾土,脾失健运,则四肢不能濡养,水液停于肌肤则浮肿、麻木。本案治宜健脾化湿,活血利水消肿。方用五苓散合麻黄连翘赤小豆汤加减。方中茯苓、白术健脾化湿;泽泻利湿;桂枝温阳化气行水;麻黄宣肺利水;赤小豆、薏仁渗湿利水;当归、赤芍、丹参、红花、水蛭活血化瘀,血行水亦行;牛膝活血引血下行以利水消肿;黄芪、甘草健脾益气,以扶脾。诸药合用共奏健脾化湿、活血化瘀、利水消肿之功效。本案患者服药 2 月余,症状消失,病愈。

病久多兼瘀,这是张老师的临床经验和学术思想,本案如按中医常规辩证,只看到脾虚水湿滞留而单纯健脾利湿往往收效不佳。而在兼瘀思想的指导下,加入活血化瘀之品,如丹参、红花、水蛭、地龙等则药疗效倍增,此乃瘀去则气血和,和则水湿得运,浮肿即消。

动脉硬化症,见有浮肿,已是目前中老年人群常见病之一。中医属于"脉痹"或"浮肿"的范围。本案给我们中医传统的四诊及辨证提出一个新的课题,那就是如何将西医的各种检验结果纳入中医辨证的范围。显而易见,如果没有 B 超的检查结果,我们很难找出血瘀的依据,而 B 超示动脉内膜增厚,或出现斑块,就可以作为我们诊断瘀血的证据。而且临床经验证明,类似病案只有在健脾利湿的基础上再加入活血化瘀药,才能取得理想的疗效。

(赵芸 刘敏)

脉痹 湿热下注兼血瘀 (深静脉炎)

张某某,女,56岁,山东滕州市洪绪镇龙庄村人,因双下肢肿胀10余年,加重伴左小腿疼痛2周遂于2012年8月17日就诊,即诊,患者体型肥胖,面色灰暗,乏力沉重,疼痛性跛行,双侧小腿轻度肿胀,呈筒状,浅表静脉怒张明显,左下肢疼痛较重,行走时加剧,小腿及踝部压之凹陷,皮色红紫,扪之发热,每于下午时疼痛肿胀较重,晨起症状较轻,Homans征阳性,双下肢彩超见:双下肢深静脉血栓形成,血流信号明显减弱,血管壁加压不能压扁(本院),BP130/85mmHg,WBC7.6×10^9/L,口腻,寐可,饮食差,大便黏腻不爽,小便色黄,舌质紫黯苔黄厚腻,脉滑数,据其证候,属于脉痹,证属湿热下注兼血瘀,治宜清热利湿,活血化瘀,方选麻黄连翘赤小豆汤合三妙散加减。

处方:生麻黄10克,连翘15克,赤小豆30克,薏苡仁30克,土茯苓30克,苍术15克,黄柏10克,牛膝15克,丹参20克,红花15克,水蛭10克,黄连10克,泽泻15克,泽兰15克,茯苓15克

上方6剂,冷水浸泡1小时,武火煮开锅后文火煎煮30分钟,煎煮2次,每次取300ml,分早晚饭后半小时2次温服,每日1剂,注意休息,避免劳累,忌烟酒、肥甘油腻食品,头低脚高位平卧。25日上午8时二诊,诉双下肢肿胀疼痛稍减轻,压之凹陷,左小腿疼痛亦减轻,下午时疼痛加重,纳食差,寐佳,大便仍黏腻同前,原方加白术20克、冬瓜皮15克,以健脾利水通络,继服6剂,煎煮及服法同前。9月5日下午14:00三诊,患者诉双下肢肿胀明显减轻,按之凹陷不显,左小腿疼痛减轻,行走活动劳累后仍感疼痛,皮肤肤色如前,已不发胀,排便顺畅,饮食尚可,原方继服12付,用法同前,9月30日上午9时四诊,双下肢肿胀疼痛症状基本消失,左小腿功能活动明显好转,按压无凹陷,纳食可,二便调,睡眠正常,舌淡苔微黄,脉沉,Homans征阴性,复查双下肢血管彩超

示:双下肢深静脉血流信号明显改善,静脉血栓消失。

按:静脉炎是指静脉血管的无菌性炎症,根据其病变部位不同,可分为浅静脉炎和深静脉炎。静脉炎属于祖国医学的"脉痹"范围,其病机多为湿热蕴结,瘀血留滞脉络所致。脉痹一名,始见于《黄帝内经》,指凡是以血脉症状为主的痹症,《素问·痹论》曰:"风寒湿三气杂至,合而为痹也……以夏遇此者为脉痹……帝曰:营卫之气亦令人痹乎?岐伯曰:营者水谷之精气也,和调于五脏,洒陈于六腑,乃能于脉也"。明确指出了脉痹的形成多由风寒湿杂至,与营血相搏,或外伤久卧气机受阻,导致血运不畅,中医认为"气为血帅",气行则血行,气滞则血瘀,脉络受阻,凝滞不通。营血回流受阻,水津外溢,聚而为湿,流注于下肢则肿,血瘀阻络,久则化热,湿热互结,故而皮肤红紫发热。营血瘀滞,脉络不通是本病的关键。本案患者工作因素长期站立,体型肥胖,多痰湿,平素嗜食肥甘厚味,饮食不节,复感外邪,入里化热,湿热凝结、下注,血液运行不畅,瘀血阻滞血管,形成血栓。治应以清热利湿,活血化瘀。方选麻黄连翘赤小豆汤合三妙散解表散邪,清热利湿,加入茯苓、土茯苓、薏苡仁以加强利湿,以丹参、红花、水蛭、泽兰等活血化瘀,诸药配伍严谨、合理。

(郭方超 杨国梁)

肌痹 肺脾气虚,湿热瘀阻(结节性红斑)

刘某某,女,30岁,山东省枣庄市薛城区人,今因"双下肢红色斑块反复发作"于2012年12月12日前来就诊,即诊,患者面色㿠白,神疲乏力,双下肢胫骨前侧见多发紫红色斑块,大者似红枣,小者若梅核,微隆起于皮面,界限明显,质地坚硬,推之不移,皮肤绷紧,周围肿胀,触之灼热而疼痛,无瘙痒,斑块可于10日左右自行消退,平素易感冒,每于感冒发热后反复发作,四肢小关节时有疼痛,咽痛,双肺呼吸音正常,肢体功能活动正常,月经先期,经量少,动则劳倦加重,甚则心悸气短,纳食差,二便调,寐尚可,血常规:白细胞数目 8.4×10^9/L,中性粒细

胞数目 5.62×10^9/L, 血小板数目 89×10^9/L, 血红蛋白浓度 106g/L, 血沉: 31mm/1h, 抗 "O"、类风湿因子正常, 肝胆胰脾、双肾 B 超未见异常, 舌暗红, 苔薄白, 脉沉迟无力。据其证候, 属于肌痹(肺脾气虚, 湿热瘀阻), 治宜补肺益脾, 清利湿热, 方选玉屏风散、二妙散合麻黄连翘赤小豆汤加减。

处方: 黄芪 30 克, 苍白术各 15 克, 防风 10 克, 生麻黄 10 克, 连翘 15 克, 赤小豆 30 克, 黄柏 10 克, 丹皮 15 克, 芫蔚子 15 克, 紫草 30 克, 牛膝 15 克, 泽泻 15 克, 薏苡仁 30 克, 当归 15 克

上方 6 剂, 冷水浸泡 1 小时, 武火煮沸后文火煎煮 30 分钟, 每剂煎煮 2 次, 每次煎 300ml, 分早晚 2 次服用, 每日一剂, 忌食辛辣刺激食物, 避免劳累。18 日上午 10 时 2 诊, 诉双下肢灼热、疼痛稍减轻, 红斑及皮肤肿胀同前, 色转暗红, 服药后纳呆, 胃脘痞闷, 二便调, 舌暗红苔白, 脉沉迟, 以原方加陈皮 10 克、焦三仙 30 克, 以健脾和胃, 取 15 剂, 煎煮同前, 饭后服用, 注意休息, 避风寒; 30 日上午 11 时 3 诊, 诉双下肢疼痛感减轻, 皮肤红斑色渐淡, 纳食正常, 二便调, 舌淡苔白, 脉沉迟, 嘱上方继服 15 剂, 煎煮同前, 2013 年 1 月 20 日下午 14 时 4 诊, 诉双下肢斑块及下肢痛诸症消失, 面色红润, 乏力感明显减轻, 予原方出入继服 2 月余, 于 2013 年 4 月 16 日复查血常规: 白细胞数目 8.9×10^9/L, 血小板数目 213×10^9/L, 血红蛋白浓度 116g/L, 血沉: 13mm/1h, 随访半年未见复发。

按: 结节性红斑是一种累及真皮血管和脂膜组织的反应性炎性疾病, 常位于小腿胫前部皮肤呈红色或紫红色类性结节改变。结节性红斑中医称为瓜藤缠, 属于祖国医学的 "肌痹" 范畴, 最早见于《黄帝内经》之《素问·痹论》 "帝曰: 其有五者何也? 岐伯曰: ……已至遇阴此者为肌痹……"。本病好发于青年女性, 某些患有全身性疾病的男性患者也可以有此表现, 一般以秋冬寒冷季节发病为多, 预防本病应注意避免外界风、湿、寒、热邪气的侵袭, 注意休息避免劳累, 抬高肢体以减轻局部充血水肿。中医认为结节性红斑多由风邪湿热, 蕴蒸肌肤, 以致经络瘀阻, 血液凝滞而成。本案患者患病多年, 迁延不愈, 反复发作, 病机以

正气亏虚为本,湿热瘀阻为标,故治疗应以补气扶正,清利湿热,活血化瘀,方予玉屏风散、二妙散合麻黄连翘赤小豆汤加减,方中玉屏风散益气固表,以扶正气,二妙散合麻黄连翘赤小豆汤加入泽泻、薏苡仁清利湿热,丹皮、茺蔚子、紫草、当归以养血、凉血,活血化瘀,牛膝益肝肾而通络,服药三月有余,气血致和,瘀化斑消。

（郭方超　杨国梁）

第九节　肌衄医案

肌衄　肺经郁热，血热妄行（过敏性紫癜）

王某某,12 岁,2014 年 1 月 10 日初诊。因"双下肢散在皮下出血点 7 天"来诊。患者 12 天前外感出现咳嗽、咳吐少量黄痰,咽痛,发热,体温最高时达 39℃,于当地诊所静滴抗生素（头孢类,具体不详）及对症解热降温等治疗 5 天后体温降至正常,无咳嗽、咽痛,但家长发现双下肢出现散在针尖大小暗红色皮疹,遂来诊,查体:双下肢散在粟粒大小皮下出血点,压之不褪色,触之不碍手,界清,散在孤立不融合。咽部充血、双侧扁桃体 II° 肿大。听诊双肺呼吸音略粗,未闻及干湿罗音。舌红苔薄黄,脉细数。患儿平素易感冒,自汗。查血常规:白细胞、中性粒细胞升高,血小板正常。胸部 DR 示:未见明显异常。中医诊为肌衄,证属肺经郁热、血热妄行;西医诊为过敏性紫癜。法当凉血止血、清宣肺热,方选银翘散、犀角地黄汤加减。

处方:生地炭 10 克,丹皮炭 10 克,双花 10 克,连翘 10 克,桔梗 10 克,紫草 10 克,茜草 10 克,茅根 15 克,小蓟 10 克,仙鹤草 10 克,赤芍 10 克

每剂凉水浸泡 1 小时,文火煎煮两次,每次 200-300ml,每日一剂,分早晚饭后半小时温服。连服 6 剂。2014 年 1 月 17 日二诊。家长代述,现已无咳嗽、咽痛,双下肢紫癜颜色变淡、部分消失,但仍有少量新起皮疹,自汗。原方加黄芪 10 克、炒白术 10 克、防风 6 克,以补肺益气固表,继服 6 剂。2014 年 1 月 24 日三诊。家长诉双下肢已无新起紫癜,原有皮疹已消退,唯有患儿平素出汗多,动则加重,常反复感冒,守方继服 6 剂。1 月后随诊,患儿已痊愈,平常出汗不多,未再感冒。

按:紫癜者,乃血液流溢皮下而形成的紫色斑点。过敏性紫癜是指血管壁渗透性或脆性增高所致的皮肤及粘膜下的毛细血管出血,一般

血液系统并无疾病。中医文献早有记载，《外科正宗·葡萄疫》"葡萄疫，其患多生于小儿，感受四时不正之气，郁于皮肤不散，结成大小青紫斑点，色若葡萄，发在遍体头面，乃为腑症。"《外科心法要诀·葡萄疫》"此证多因婴儿感受疠疫之气，郁于皮肤，凝结而成。大小青紫斑点，色若葡萄，发于遍身，惟腿胫居多。"本病主要见于儿童和青年，多数患者发病前有上呼吸感染或食鱼虾发物及服药过敏史。

本病总由禀性不耐，脏腑蕴热，脉络被热邪损伤，遂使血不循经，外溢于皮肤，或兼因风热之邪阻于肌表。总宜凉血清热，方选银翘散以清肺经热，犀角地黄汤以凉血，并以生地、丹皮炒炭，加小蓟、仙鹤草、紫草、茅根、茜草以加强凉血止血之功。本案患儿平素易感冒，自汗明显，有表虚不固征象，故后加用玉屏风散以益气固表，故能达到满意疗效。

（张侠 杨国梁）

肌衄 肺气虚 （过敏性紫癜）

陈某某，女，11 岁，山东省滕州市柴胡店镇人，因"双下肢皮肤散在红色瘀点或红色斑丘疹，反复发作半年余"于 2018 年 1 月 31 日前来就诊，即诊，患者神疲乏力，易感受外邪，感冒后双下肢皮下即会出现大小不等的紫红色瘀点或丘疹，大者有如黄豆，压之不褪色，也可融合成片，皮损对称性出现，一般可 1～2 周内消退，不留痕迹，平素易感冒，每于感冒发热后反复发作，发作时常伴有腹部疼痛或鼻衄、齿衄等，四肢及膝踝关节奕时有疼痛，咽喉不适，咽部充血，淋巴滤泡增生，双肺呼吸音正常，纳食差，二便尚调，寐尚可。血常规：白细胞数目 15.4×10^9/L，血小板数目 320×10^9/L，血沉：29mm/1h，抗"O"、类风湿因子正常，尿常规：潜血（++）、尿蛋白（++），舌淡，苔薄白，脉沉。据其证候，中医属于肌衄证属肺气虚，治宜补肺益气，化瘀止血，方选玉屏风散合杏苏散加减。

处方：黄芪 20 克，防风 5 克，炒白术 10 克，杏仁 10 克，苏梗 10 克，清半夏 5 克，陈皮 10 克，桔梗 10 克，射干 10 克，浙贝母 10 克，仙鹤草 15 克，丹皮 10 克，紫草 10 克，金银花 10 克，槐米 10 克，茅根 20 克，地

榆炭 15 克

上方 6 剂,冷水浸泡 1 小时,武火煮沸后转文火煎煮 30 分钟,每剂煎煮 2 次,每次煎 300ml,分早、中、晚 3 次温服,每日一剂,忌食辛辣刺激食物,避免劳累。2 月 10 日复诊,复查尿常规(－),诉近日外感,咳嗽,下肢瘀斑复又加重,咽喉疼痛,咽部充血,淋巴滤泡增生,双肺听诊呼吸音(－),鼻或齿衄消失,以原方去槐米、地榆炭、茅根,加僵蚕 10 克、黄芩 10 克、炙白前 10 克、炙枇杷叶 10 克,取 12 剂,煎煮同前,饭后服用,注意休息,避风寒;3 月 6 日复诊,诉双下肢斑丘疹消失,咽喉无不适,已不咳,近日未再复感,复查血常规(－),血沉:10mm/1h,予原方出入继服 12 剂,3 月 20 日复诊,诉未再感冒及复发紫癜,予原方 12 剂,两日一剂,以巩固疗效。

按:过敏性紫癜又称亨－舒综合征(HSP),是一种毛细血管变态反应性出血性疾病,以广泛的小血管炎症为病理基础,以皮肤紫癜、消化道粘膜出血、关节肿痛、腹痛、便血和血尿的症状为主要表现,以学龄儿童较常见,本病与中医学中"肌衄"诊断较为接近。中医典籍早有关于此病的记载,《证治准绳·疡医》即有"紫癜风"的记载,《外科正宗·葡萄疫》曰:"葡萄疫,其患多生于小儿……久则虚人,斑渐方退。"笔者认为,过敏性紫癜的致病因素为外感、饮食和虚损三类,本案儿童体弱易感,当属虚损因素。中医认为肺主气,肺气固卫体表,司毛孔开合,防止外邪入侵,肺气虚损则肺卫不固,肌体易受外邪侵犯,故而反复感冒,肺气虚损,气不摄血,血失其统摄不循经运行而溢出脉外,存于肌肤,则见皮肤紫癜。本案患者病位在皮肤,与肺有直接关系,病机以正气亏虚、淤血阻络为主,故治疗应以补气扶正、活血化瘀,方予玉屏风散合杏苏散加减,方中玉屏风散益气固表,以扶正气,杏苏散祛邪清肺,紫草、丹皮、仙鹤草、茅根、地榆炭以养血、凉血兼活血止血,双向调节,服药 1 月余,肺气卫固,血行通畅,其症自除。

（郭方超　杨国梁）

肌衄 肺脾气虚，湿热瘀阻（假卟啉病）

王某某，男，25岁，山东省滕州市滨湖镇人，农民。今因"皮肤暴露部位自发水疱、糜烂，触之即破"，于2019年1月14日前来就诊，患者手、颜面、颈部、上胸部、小腿和脚等皮肤暴露处易出现红斑、水疱、糜烂、结痂等皮肤改变，皮肤极度脆弱，轻度摩擦即可出现无痛性红色糜烂，皮肤结痂后有红紫色素沉着或瘢痕，尤以夏季日晒后较重，自觉有皮肤瘙痒或灼热感，水疱呈圆形或不规则形，疱液多澄清也可是血性，身体乏力，精神轻度抑郁，口干口黏，小便黄赤，大便干结，舌红苔白黄厚腻，脉滑数。检查：血常规检查(－)，肝功检查示谷丙转氨酶110U/L，谷草转氨酶76U/L，总胆红素89umol/L，尿常规示尿卟啉(－)、7羧基卟啉(－)。山东省皮肤病医院诊断为：假卟啉病，今来我处寻求中医治疗，据其证候，属于肌衄，证属肺脾气虚，湿热瘀阻，治宜健脾益肺，清热利湿，方选茵陈蒿汤、二妙散合麻黄连翘赤小豆汤加减。

处方：茵陈15克，大黄10克（后下），苍白术各15克，栀子10克，黄柏10克，生麻黄10克，连翘15克，赤小豆30克，地肤子15克，土茯苓30克，薏苡仁30克，茯苓20克，防风15克，苍蔚子15克，黄芪30克

上方6剂，冷水浸泡1小时，武火煮沸后文火煎煮30分钟，每剂煎煮2次，每次煎300ml，分早晚2次顿服，每日一剂，忌食辛辣、生冷刺激食物，避光。1月21日复诊，诉症状基本同前，无明显减轻，以原方加白鲜皮30克取6剂，煎煮同前，饭后服用；1月28日上午复诊，诉感觉症状减轻，皮肤水疱、糜烂稍减轻，范围未再扩大，皮肤红斑色稍淡，乏力沉重减轻，纳食正常，口干，大便调，舌红苔黄厚，脉滑数，嘱上方继服12剂，煎煮同前，2月16日再次复诊，诉皮肤水疱糜烂基本结痂，皮肤弹性稍恢复，皮肤色素沉着变浅，乏力感明显减轻，身不沉重，精神状态良好，大便偏稀，1次/日，予上方茵陈改为30克，加生姜5片，继服6剂，2月25日复诊，症状持续减轻，感觉良好，大便稀溏，1次/日，嘱16日方加砂仁10克后下，继服6剂，3月4日复查肝功：谷丙转氨酶36/L，谷草转氨酶28U/L，总胆红素46umol/L，皮肤水疱糜烂消失，瘢痕

颜色淡红，皮肤韧性好转，轻度摩擦不再溃破，精神好，嘱原方加田基黄15克、党参30克，以本方为出入，调服4月余而愈，半年后电话随访未见复发。

按：卟啉病又名血紫质病，是血红素合成途径当中，由于缺乏某种酶或酶活性降低，而引起的一组卟啉代谢障碍性疾病，主要临床症状包括光敏感、消化系统症状和精神神经症状，其中迟发性皮肤卟啉病是最常见的卟啉病。然本案化学检验卟啉却无异常，如此则引出另一诊断即假卟啉病，假卟啉症 (Pseudoporphyria) 主要表现为迟发性皮肤卟啉症 (PCT) 的皮肤发现，但在生物化学上无卟啉异常，某些药物如萘啶酸、四环素和高剂量速尿可引起假卟啉症。朴啉病、假朴啉病对应中医诊断，应属于中医学的"肌痹"范畴，笔者认为，此病病位在肌肤，与肺、脾相关，中医认为肺朝百脉主皮毛，脾主升降，主水液运行，肺脾二者气虚，肺失其输布之功，脾失其运化之则，水液停于体内，郁而化热，湿热瘀阻，蕴蒸肌肤，以致经络瘀阻，血液凝滞而成。本案方予茵陈蒿汤、二妙散合麻黄连翘赤小豆汤加减，方中茵陈蒿汤利湿退黄，二妙散合麻黄连翘赤小豆汤加入薏苡仁清利湿热，黄芪、防风以益气固表，服药四月余，肺脾立功，湿热尽除，瘀化瘰消。

（郭方超　张侠）

肌衄　肺脾气虚（过敏性紫癜性肾炎）

彭某某，男，40岁，滕州市荆河街道办事处人，出租车司机，因皮下出血三年，加重半年，于2018年6月27日初诊，患者三年前，无明显诱因出现四肢皮下紫红色斑丘疹，无明显瘙痒，压之不褪色，于北坛医院诊断为过敏性紫癜，予抗过敏治疗，效果一般，仍然反复发作。半年来，病情加重，为求中医药诊治，今日来我院，查尿常规：尿蛋白（++），潜血（+）。症见：四肢皮下紫癜，触之不碍手，压之不褪色，无瘙痒等不适感，患者自觉乏力，出汗多，容易感冒，食欲差，睡眠可。舌淡苔白，脉缓无力。中医诊断为肌衄，证属肺脾气虚，西医诊断为过敏性紫癜性肾炎,治宜益气健脾,清热凉血解毒,方用玉屏风散合银翘散加减。

处方:黄芪 30 克,白术 20 克,防风 10 克,党参 30 克,双花 15 克,连翘 15g,桔梗 15 克,芡实 30 克,薏仁 30 克,山药 30 克,陈皮 15 克,紫草 15 克,茅根 30 克,牛膝 15,鹿衔草 20 克

每剂中药凉水浸泡 1 小时,武火煮开后改为文火煎煮半小时,每剂煎煮两遍,每次煮取药汁 300ml,早晚饭后半小时温服。6 剂水煎服,每日一剂。嘱其注意休息,避免劳累,避免外感,饮食全面营养,富含蛋白质,不要食用辛辣刺激性的食物,控制情绪。7 月 4 日复诊,患者自述服药后未再新起,继续服用上方 12 剂。7 月 17 日三诊,患者自述,病情减轻,乏力减轻,皮损黯淡,逐渐消除,检查尿蛋白(+),潜血(–),原方加五倍子 10 克,蝉蜕 10 克,现代药理试验说明这两种药物有降低蛋白尿的功能。又服药 12 剂,复查尿常规(–)。患者以上方加减服药共 40 余剂,3 月后电话随访,病情痊愈。

按:过敏性紫癜,以血溢于皮肤粘膜之下,出现瘀点,一般压之不退色为临床特征,相当于中医古籍记载葡萄疫、肌衄等范畴,本病多以病在血分,有虚实之分。外感多因外感风热之邪,湿热邪毒蕴阻于肌表血分,迫血妄行,外溢皮肤,以实证为主,但亦有虚者。本例患者肌衄多年常反复发作,经查患者皮损色淡紫,伴有神疲乏力,食欲不振,自汗易外感等肺脾气虚之证,肺脾气虚,不能摄血,血溢脉外,泛于肌肤,出血之后,离经而未排出体外,结而为瘀,故日久本病以本虚为主,并兼标实,应治以健脾益气,凉血解毒。方以玉屏风散加减,黄芪内补肺脾之气,外可固表止汗,为君药。党参、白术健脾益气,助黄芪加强益气固表之功,佐防风走表散邪;以双花、连翘、桔梗清热解毒;紫草、茅根、牛膝,清热凉血止血,加鹿衔草加强止血之功,薏苡仁、山药、陈皮加强益气健脾之功,本病慢性患者反复发作,迁延难愈,多于劳累受寒,或再次接触过敏原后加重或反复,肾脏易受累,芡实、山药,以补益脾肺、脾肾。全方以补益肺脾肾为之本,并凉血清热治标,标本兼治,固收良效。另外,本方重用黄芪,黄芪味甘微温,归肺脾经,功能补气升阳,益卫固表,托

毒生肌,利水退肿,有补而不腻特点,神农本草经将其列为上品,经实验研究,黄芪能显著纠正过敏性紫癜患者 TH 1TH2 亚群失衡。有应用大剂量黄芪治疗,以蛋白尿为主要表现的紫癜性肾炎,疗效显著,为临床提供新的思路。

（杨国梁　张崭崭）

第十节 其他外科医案

狐惑病 脾虚湿热内蕴（白塞氏病）

杨某，女，某中学教师，35 岁，患者因口腔、外阴溃疡反复发作半年，于 2013 年 3 月 10 日初诊。患者半年前无明显诱因出现口腔溃疡，疼痛，口服抗生素、维生素 B2 及各种含化片无效，病情反复不愈，后外阴亦出现溃疡，创面愈合后不久又新起，曾于滕州市中心人民医院诊为"白塞病"，予激素、免疫抑制剂等治疗，患者害怕药物副作用，未规律服用，1 月前出现双下肢皮下结节、伴有多个小关节疼痛，为寻求中医药治疗，就诊于门诊，症见：口腔、外阴散在数个溃疡，大者如黄豆，中间凹陷，边缘突起，右手近端之间关节、左腕关节压痛，双小腿散在数个黄豆大小皮下结节，质硬，有压痛，舌红，苔黄白相间，脉缓。纳呆，饭后腹胀。眠差，四肢乏力。中医诊为狐惑病，证属脾虚湿热内蕴；西医诊为白塞病。治宜益气健脾，清热利湿，方选甘草泻心汤加减。

处方：甘草 15 克，半夏 10 克，黄芩 10 克，黄连 10 克，干姜 10 克，白术 15 克，茯苓 15 克，党参 15 克，炙远志 15 克，合欢皮 15 克，石斛 15 克，黄精 15 克，大枣 5 枚

每日一剂，文火水煮，水煎两遍，每次 300ml，睡前半小时温服第一遍，次日早饭后温服第二遍。连服 6 剂。同时以黄柏、黄连、苦参、双花煎煮 200ml，待温后以纱布清洗外阴，每晚一次，每次 15 分钟。二诊：2013 年 3 月 17 日二诊，患者自诉服用上方后，未见新起溃疡，原溃疡疼痛消失，纳眠均有好转，仍有下肢结节、小关节疼痛，原方加用丹参 15 克、土茯苓 30 克、薏苡仁 30 克，继服 20 剂作用，患者复诊，诉服用药物过后，原溃疡消退，未再新起，关节疼痛减轻，下肢结节变软、变小，上方去石斛、黄精，加牛膝 15 克，继服 20 剂后患者症状全消，电话随诊 3 月未复发。

按:本病属于中医学"狐惑病"范畴,证属脏腑功能失调,湿瘀毒结。西医属于白塞病范畴。其病因病机,众多医家认为与毒邪有关。本病首见于《金匮要略》,"狐惑之为病,状如伤寒,默默欲眠,目不得闭,卧起不安,蚀于喉为惑"认为本病为湿热交结,缠绵难愈,以甘草泻心汤治疗。后《诸病源候论》认为本病"皆湿毒所为",《医宗金鉴》认为"伤寒病后余毒与淫之为害也"。本案患者平素有胃炎病史,纳呆、腹胀,有脾胃功能失调表现,脾胃受损,清阳不升,浊阴不降,水谷精微布散失常,酿生湿浊。湿浊阻滞气机,致气滞血瘀,湿毒、瘀血搏结,久而成毒。故本病患者发病机制为脏腑失调,湿瘀毒结。患者口腔溃烂、关节、皮肤受损,皆是毒邪的表现。治疗以甘草泻心汤加减方中以芩连苦寒清热解毒、干姜、半夏辛燥化湿,佐党参、甘草、大枣和胃扶正,使脾胃升降功能复常,水谷之精微得以输布。加合欢皮、远志解郁安神,黄精、石斛补阴。更加外用黄柏、黄连、双花外洗,清热解毒燥湿杀虫,直接作用于病变部位,使疗效更为快捷。

(杨国梁 何召叶)

腰痛 寒湿凝滞 (肾囊肿)

蔡某,女,年龄 57 岁,滕州市龙阳人,患者以腰部冷痛两月余,来中医院就诊。刻诊:其人瘦弱貌,面色痿黄,自述:臀部均发凉作痛,如坐冷水中,沉重无力,心悸气短,纳呆便溏,每以受凉或阴雨天,疼痛明显,劳累加重,曾在数家医院就诊,双肾彩超:左肾囊肿 1.2cm×1.3cm,腰部CT:椎体无增生,右侧膝关节平片"增生性关节炎",检查左侧腰部轻度压痛及扣击痛,直腿抬高试验阴性,右膝关节按痛,双下肢均无痛麻感,心肺无异常,腹部(-),肝胆脾胰 B 超(-),血生化、尿常规均正常,曾口服西药及针灸、拔罐、刮痧、烤电等治疗,均未缓解。舌质暗淡,苔白滑,脉沉缓,据脉证,中医诊为腰痛,证属寒湿凝滞型,西医诊为肾囊肿,治宜温化寒湿,通络止痛,方选甘草干姜茯苓白术汤(肾着汤)加味。

处方:干姜 10 克,茯苓 20 克,炒白术 30 克,甘草 10 克,党参 15

克,桂枝10克,山药30克,杜仲15克,大枣5枚为引

每日一剂,水煎早晚分服,每次300ml,每晚用电热毯热敷半小时,药进6剂,腰部冷痛消失,继服月余,B超复查,左肾囊肿已消。

按:肾囊肿是肾脏的皮质和髓质出现单个或多个内含液体的良性囊肿的遗传性肾病。中医无肾囊肿病名,根据临床特征,多归属于"积聚"、"腰痛"、"肾胀"等范围,其病机多与禀赋不足,加之劳累过度,或外感寒湿,内伤湿滞,脾肾阳气受损,气化失职,湿痰凝滞,病位在脾肾,《金匮》称为"肾著","肾著之病,其人身体重,腰中冷,如坐水中,形如水状,反不渴,小便自利,饮食如故,病属下焦……久久得之,腰以下冷痛,腹重如带五千钱,甘姜苓术汤主之。"《千金》作"肾著汤"。方中以干姜温补脾肾之阳气,加入桂枝以通阳化气,温经通络,以茯苓、白术、党参、甘草、大枣、益气健脾,利水化浊,山药、杜仲温补肾气,脾肾阳气得复,寒湿得以温化,则经络通畅。具近代有关文献报告对肾囊肿的治疗多分为以下四种症型:气滞血瘀选血府逐瘀汤,肝肾阴虚型选左归饮,湿热瘀滞型选四秒散,痰湿瘀阻型选桂枝茯苓丸。本案以腰部冷痛如带五千钱一症为切入点,选用肾著汤加味,服药月余,不仅腰部冷疼消失,且肾囊肿也尽除,值得临床为鉴。

(张义明 张蕲蕲)

第三章 妇科医案

第一节 月经病症医案

痛经 气滞血瘀（子宫内膜异位症）

田某,女,32岁,滕州市滨湖镇农民,以经前、经期腹痛1年余,加重3月,于2014年3月26日就诊。患者1年前因与家人生气,致经行腹痛,行经前一周始出现腹痛、坠胀,在当地卫生所给予中药口服及针灸治疗,症状好转。近3月上述症状加重,在滕州市人民医院行B超检查示:子宫内膜异位。月经史14岁5-6/26-35,末次月经2014年5月24日,月经量少,色暗有块,小腹冷痛,带下清稀,伴乳房胀痛,头晕寐差,易急躁,面部轻度黄褐斑,大便时干时稀,舌质暗,苔白,脉弦涩。查体见小腹拒按,无反跳痛。中医病属痛经,由气滞血瘀所致。治宜疏肝理气,活血止痛,方用逍遥散合失笑散加减。

处方:柴胡10克,当归15克,赤白芍各20克,香附15克,炒白术15克,元胡15克,小茴5克,炒蒲黄10克,五灵脂10克,桃仁10克,红花15克,乌药10克,生龙牡各30克,合欢皮15克

每日1剂,水煎两次,取汁200~300ml,分两次温服,服6剂。经期减少剧烈运动,忌食生冷,保持心情舒畅。2014年4月1日复诊,服第3剂后小腹痛减轻,经量增加,色暗有块,大便偏稀,原方加砂仁10克后下,继服6剂。2014年4月8日复诊,经已净无腹痛,原方去元胡、五灵脂,加山萸肉15克、山药30克,以滋补肝肾,继服6剂。2014年4月15日复诊,小腹怕冷减轻,上方继服。每日两次用艾条灸关元穴,每次20~30分钟。2014年4月22日复诊,经至第1天,腹痛较前减轻,小腹

253

冷亦较前减轻,原方继服6剂。患者共服药60余剂,后改为两日1剂,临床症状消失。

按:凡在经期或行经前后,出现周期性小腹疼痛,或痛引腰骶,甚至痛剧晕厥者,称为"痛经",亦称"经行腹痛"。相当于西医的子宫内膜异位症、子宫腺肌病、慢性盆腔炎等。痛经最早记载于《金匮要略·妇人杂病脉证并治》,曰:"带下,经水不利,少腹满痛……"。本病的发生与冲任、胞宫的周期性生理变化密切相关。主要病机在于邪气内伏或精血素亏,导致胞宫的气血运行不畅,"不通则痛"。常见于气滞血瘀、寒凝血瘀等。本病以生气或受凉后痛经加重,乳房胀痛,白带清稀,大便时干时稀,舌质暗,苔白,脉弦涩,应属气滞寒凝血瘀之征。治以疏肝理气,温经活血,化瘀止痛。方用逍遥散合失笑散合少府逐瘀汤加减,本方以柴胡、当归、赤白芍疏肝理气、养血活血;以失笑散配桃仁、红花、元胡增强活血化瘀、散结止痛之效;以小茴、香附、乌药入厥阴温经散寒,理气止痛;加入龙牡、合欢皮以平肝解郁安神。诸药合用共奏疏肝理气、温经活血、化瘀止痛之功效。患者服药60余剂,临床症状消失,效果显著。

痛经的核心病机为瘀血内停,"不通则痛",渐成症瘕,可兼有气滞、寒凝、肾虚、气虚、热郁等。治疗宜遵循"通则不痛"的治则,以活血化瘀治本为主。经前经期重在活血化瘀止痛,经后期酌加益气养血、补肾填精之品。

(赵芸 郭艳苓)

痛经 寒湿凝滞兼血瘀 (盆腔淤血综合征)

周某,女,37岁,滕州市官桥镇村民,以经行时常腹痛3年余,于2014年6月25日就诊。患者3年前因受凉后出现经行腹痛,小腹怕冷,带下多,在当地卫生院给予益母草冲剂等药物口服,症状未能减轻,每因受凉后反复发作。今日就诊,诉经行后期,月经史13岁5-6/26-35,末次月经2014年6月20日,色暗,质稠,有少量血块,平时腰酸隐痛,近日腰骶部疼痛加重,四肢发凉,腹部冷痛下坠,双下肢时有疼痛,大便时干时稀,舌淡,苔白黄相间,脉沉。查体下腹部两侧轻压痛,余(一)。血尿常规均正常,子宫附件B超示:盆腔炎,少量积液。病属中医痛经,由寒湿凝滞兼血瘀所致,与西医的盆腔瘀血综合征近似。治宜温经散寒,通络止痛,以少腹逐瘀汤合完带汤加减。

处方:山药30克,小茴5克,赤白芍各15克,川芎15克,炒车前子15克,红花15克,牛膝15克,芡实30克,党参15克,苍白术各20克,陈皮15克,柴胡10克,败酱草15克

每日1剂,水煎两次,取汁300~400ml,分两次温服,服6剂。忌食生冷、油腻之品,勿淋雨,注意腹部保暖,清洁卫生。2014年7月1日复诊,患者带下减少,腹冷减轻,原方继服12剂。2014年7月14日复诊,诸证减轻,诉腰痛,原方加杜仲15克,以壮腰补肾,继服12剂。2014年7月27日复诊,腰痛减轻,余无不适,上方出入。共服药60余剂,复查B超盆腔炎症消失,后又服10余剂,痛经未再复发。

按:妇女凡在经期或经期前后出现以周期性,小腹及腰骶部疼痛为主症,中医称为“痛经”,亦称“经行腹痛”。相当于西医的盆腔炎、盆腔瘀血综合征、子宫内膜异位症等疾病和功能性痛经。痛经最早记载于《金匮要略·妇人杂病脉证并治》,曰“带下经水不利,少腹满痛……”。宋代陈自明《妇人大全良方》认为痛经有因于寒者、气郁者、血结者。痛经有虚实之分,“夹虚者多,全实者少”。病位在冲任、胞宫,变化在气血,表现为痛证,本案经期小腹冷痛,月经推后,带下量多,舌淡苔白,脉弦,均为寒湿凝滞血瘀之征。治宜散寒除湿,温经活血止痛,方用少腹逐瘀汤合完带汤加减。方中小茴温经散寒,通达下焦;川芎、赤芍、红花活血化瘀;苍白术燥湿健脾;党参益气健脾;柴胡升发脾胃清阳,湿浊得化;陈皮理气行气化湿,牛膝补肾引血下行;芡实补脾肾,固涩止带,加入败酱草清热解毒。诸药合用共奏散寒除湿、温经活血止痛之功效。患者服药60余剂,病告治愈。

痛经为妇科常见病之一,现代医学分为功能性和器质性痛经。本

案系由盆腔炎引起的盆腔淤血综合征引起,中医病机为寒凝湿阻血瘀所致。此类疾病要在中医辨证的基础上吸取西医微观辨证的长处,一是痛经的根本病因是盆腔炎,故加入败酱草,临床证明,只有彻底消除炎症,痛经方能治愈;二是瘀血,故加入活血化瘀之品,止痛效果方佳。

（赵芸 郭艳苓）

经期延长 气滞血瘀（子宫肌瘤）

苗某,女,45岁,政府机关工作人员。因经行时间延长1年余,于2018年3月31日就诊。患者近一年来经行周期提前,经行时间延长,约淋漓十余日净,血量偏少,夹有血块,色黯,伴有经期小腹微痛。曾在外院服用达英、补佳乐等激素药物治疗两个月经周期,期间经行可,停药后效果不佳。末次月经2018年3月10日,现未行经,症见口干苦,烦躁易怒,胸胁胀痛,夜眠多梦,舌质红,伴少许瘀点,苔薄黄,脉弦涩。一月前在人民医院行妇科彩超提示:后壁子宫肌瘤,大小约3.2×4.0厘米。中医诊断为经期延长,证属肝失条达,气血郁滞。治宜平肝舒肝,活血行气化瘀,方选丹栀逍遥散合桃红四物汤加减。

处方:丹皮15克,柴胡10克,当归15克,赤芍15克,白芍15克,茯苓15克,炒白术15克,生龙骨30克,生牡蛎30克,丹参30克,红花15克,益母草30克,三棱10克,莪术10克,沙参15克,生地炭15克,桃仁10克,甘草10克

上方6剂,凉水浸泡1小时,武火煮沸后,文火煎煮30分钟,每日煎煮两次,每次煎300毫升,分早晚两次服用,每日一剂。4月6日二诊,经未至,仍感口干苦,上方加麦冬15克,继服5付。4月11日三诊,患者已于9日行经,仍经量少,色稍黯,下腹坠胀痛,上方生地炭改为熟地15克,加鸡血藤30克,元胡15克,以加强补肾行气活血止痛之功能。4月18日四诊,自诉服上药期间经量增多2天,色红,无明显腹痛不适,后经行渐净,现已血止一天余,口干苦较前缓解。次月中药继服10余剂,后

随访知经行规律。

按：早在隋代《诸病源候论·妇人杂病诸侯》即有"月水不断"的记载。朱震亨在《格致余论·经水或紫或黑论》中阐述气病对月经的影响，曰："经水者，阴血也。血为气之配，气热则热，气寒则寒，气升则升，气降则降，气凝则凝，气滞则滞。往往有成块者，气之凝也。将行而痛者，气之滞也。"患者肝失条达，气血郁滞，淤血阻于冲任，新血难安，故而经行时间延长。《校注妇人良方·调经门》认为"或因劳损气血而伤冲任，或因经行而合阴阳，以致外邪客于胞内，滞于血海故也。"指出本病虚、实之异。瘀阻冲任，久则化热可致瘀热并见。本病与西医学之功能失调性子宫出血病的黄体萎缩不全类似。

本病治以平肝舒肝，活血行气化瘀，方中柴胡苦平，疏肝解郁，使肝郁得以条达，白芍酸苦微寒，养血敛阴，柔肝缓急；当归养血和血，且其味辛散，乃血中气药。当归、白芍与柴胡同用，补肝体而调肝用，使血和则肝和，血充则肝柔。木郁则土衰，肝病易传脾，故以白术、茯苓、甘草健脾益气，使营血生化有源。丹皮清血中之伏火，炒栀子善清肝热，泻火除烦，并导热下行。辅以三棱、莪术、桃仁活血化瘀，使淤血去，新血生，诸药共奏平肝舒肝，活血行气化瘀之功。全方组方严谨，方证相符，故而效验。

（郭艳苓　张侠）

崩漏　脾虚（功能失调性子宫出血）

患者刘某，女，42岁，滕州市张汪镇农民。经乱无期1年余，加重2个月，于2018年5月18日就诊。患者近1年来时有月经量多，或暴下不止，或淋漓不尽1月余，因经行量多，且妇科彩超提示子宫内膜过度增厚，在外院先后行清宫术两次。末次月经2018年3月5号，现患者经行淋漓不尽两月余，经量时多时少，血色淡而质薄，偶有少许血块，伴有神疲气短，面色萎黄，倦怠乏力，食少纳呆，小腹空坠，四肢不温，大便溏薄，入睡困难，多梦，舌质淡，苔薄白，脉象细弱。一周前在滕州市人民医院行 B 超检查:子宫及双侧附件均未见明显异常,子宫内膜厚7mm,少量宫后积液。血常规提示中度贫血。本案在中医学上属于崩漏范畴,由脾虚失固所致,西医诊断为功能失调性子宫出血,治宜健脾益气,固崩止血,方选人参归脾丸加减。

处方:人参 15 克,黄芪 30 克,炒白术 15 克,茯苓 20 克,木香 10克,龙眼肉 15 克,远志 15 克,酸枣仁 15 克,合欢皮 30 克,炒蒲黄 15克,三七粉 3 克^(冲服),棕炭 15 克,生地炭 15 克,地榆炭 15 克,仙鹤草 30克

上方 6 剂,冷水浸泡 1 小时左右,武火煮沸后,改用文火煎煮 30 分钟,每剂煎煮两次,每次煎 300 毫升,晚上睡前半小时服用第一遍,早饭后半小时服用第二遍,每日一剂。忌食辛辣刺激食物,避免劳累。5月 25 日二诊,患者诉经量较前减少,神疲乏力之症明显缓解,纳食可,睡眠改善,仍大便溏。上方去酸枣仁、生地炭,加山药 30 克,肉豆蔻 15克,温中止泻,继服 6 剂。6 月 1 号三诊,患者诉经血已止 3 天,面色荣润,上方去蒲黄、三七粉、地榆炭、棕炭,加山茱萸 15 克,熟地 15 克,陈皮 15 克,白扁豆 30 克,健脾利湿补肾,继服 1 月余。后经随访月经周期尚规则,经量正常。

按:经行无期,经血非时暴下或淋漓日久不尽,属于中医崩漏的范畴,相当于西医的功能失调性子宫出血,它是由于下丘脑－垂体－卵巢轴功能失调,并非器质性病变引起的异常子宫出血。患者素体虚弱,或忧思过度,损伤脾胃。脾胃者,不仅是气血生化之源,而且脾又有统血的功能,统摄血液,使其循常道运行《景岳全书·妇人规》对崩漏的论述尤为全面和精辟,明确指出:"崩漏不止,经乱之甚者也。"确立了崩漏属严重的月经病范畴。对病因病机提出:"先损脾胃,次及冲任,""穷必及肾"。气为血之帅,凡血之运行、统摄、调节均赖于气,气又来源于脾胃,故而脾气不足,中气下陷,统摄无权,冲任失固,不能制约经血,致成崩漏。正如《妇科玉尺》所说"思虑伤脾,不能摄血致令妄行"。是以健脾补气,才能有效的控制出血。本案患者属于脾虚失

固之崩漏,在出血期的治疗以塞流、澄源为主,故方中重用人参、黄芪大补元气,升阳固本。白术健脾资血之源又统血归经。熟地滋阴养血"于补阴之中行止崩之法。"气虚运血无力易于停留成瘀,故加三七、炒蒲黄、棕炭等化瘀止血,全方共奏健脾益气,固冲止血。止血后的治疗以复旧为主,予以健脾补肾养血。药证相符,故经治两月余痊愈。

（郭艳苓　何召叶）

闭经　脾肾阳虚，痰湿瘀阻（多囊卵巢综合征）

李某,女,27 岁,滕州市某超市营业员,结婚 6 月余,欲怀孕未果,于 2014 年 2 月 17 日就诊。患者结婚半年余,未采取任何避孕措施,一直未怀孕,闭经 4 月余,经期初潮 15 岁,经行 3-5 天,末次月经 2013 年 10 月 23 日,月经量少,色黯,素体肥胖,上肢多毛,面部及胸背部少量痤疮。平时倦怠乏力,怕冷,带下多清稀,多寐,舌淡,苔白而腻,脉沉濡。B超示:多囊卵巢综合征,双侧卵巢呈对称性增大,被膜下可见 3 个囊性回声团;内分泌检查:雄性激素偏高,血清睾酮 0.78ng/ml,余正常。病属中医闭经,由脾肾阳虚,痰湿瘀阻所致,西医诊为多囊卵巢综合征。治宜温肾健脾化痰,方用肾气丸合二陈汤加减。

处方:制附子 10 克,熟地 15 克,山萸肉 15 克,山药 30 克,云苓 20克,丹皮 10 克,泽泻 10 克,淫羊藿 30 克,巴戟天 15 克,丹参 20 克,红花 15 克,益母草 30 克,半夏 15 克,陈皮 15 克,大贝 15 克,甘草 5 克

每日 1 剂,水煎两次,取汁 200～300ml,分两次温服,服 6 剂。忌食生冷、油腻、肉食之品,多运动锻炼。上方服 15 剂之后经行,原方去益母草、丹参,加鹿角胶 12 克烊化、枸杞 15 克,以补肾助阳 6 剂后,于排卵期测卵泡左 1.3×1.5cm,右无,继服 20 剂。卵泡期仍服原方,经行拖后 10 余天,量增多,色暗。上法调经 3 月,经期正常,测卵泡左 1.9×1.8cm,内分泌检查各项指标正常,3 月后随访已受孕。

按:"多囊卵巢综合征"已是目前女性常见病,是以慢性无排卵、闭

经或月经稀发、不孕、肥胖、多毛和卵巢多囊性增大为特征,随着检测技术的发展,多囊卵巢并非一种独特的疾病,而是一种多病因、表现极不均一的临床综合征。祖国医学无此病名,据中医古籍载,可见于闭经、不孕、崩漏、癥瘕等篇。闭经,最早记载于《内经·素问·阴阳别论》中,称之为"女子不月"、"月事不来"、"血枯"等。闭经的病因不外虚实两类,即《景岳全书·妇人规》所指出的血枯与血隔。临证虚者,多因先天不足,或后天损伤,血海空虚,无血可下;实者,多因邪气阻滞,气血不通,经隧阻隔而成。如朱丹溪《丹溪心法》指出"若是肥甘夫人,凛受甚厚,经水不调,不能成胎,躯脂溢满,闭塞子宫,宜行湿燥痰",并提出了"痰夹淤血,遂成巢囊"之说,与西医的多囊卵巢相似。本案患者形体偏胖,乏力倦怠,怕冷,为脾肾阳虚遏阳之证。治宜健脾补肾温阳化湿,方用肾气丸合二陈汤加减。方中附子温补命门真火;熟地、山萸肉补益肾阴而摄精气;山药、茯苓健脾渗湿;泽泻泄肾中水邪;丹皮清肝胆相火;半夏、陈皮、大贝燥湿化痰;丹参、红花、益母草活血化瘀。诸药合用共奏温阳补肾、健脾化湿之功效。患者服药3月余,经行正常,查B超卵泡发育正常,疗效显著。3月后随访,病人已怀孕。

（赵芸 郭艳苓）

热入血室 血热血瘀 （经行发热）

张某,女,40岁,滕州市某企业提工人,因"经行伴有发热半年余"于2014年2月11日就诊。患者半年前正值月经期时出现发热,体温38-38.5℃左右,曾自服"感冒冲剂、新康泰克,"等药物,效果不佳,出现寒热往来、胸胁胀满、不欲饮食,7日后月经干净则热退,症状消失,近半年来每于经期则出现相同症状,经尽则愈。患者苦于此证,寻求中医药治疗。查体:患者咽部充血,滤泡增生。双侧扁桃体充血,体温38.6℃,双肺呼吸音正常,血WBC6.7×10^9/L,中性0.63,月经史:14岁5—7/25—28天(2014-2-10),量中等,色鲜红,有少量血块,带下色黄,小腹作痛,妇科B超检查"慢性盆腔炎"四肢酸痛,小腹胀痛,口干口苦,喜冷饮,大便干,小便黄,舌红、苔薄,脉细弦数。考虑为"热入血室",西医属于"经行发热",以小柴胡汤、桔梗汤加减治疗。

处方:柴胡 30 克,半夏 10 克,党参 10 克,黄芩 15 克,桔梗 15 克,连翘 15 克,射干 15 克,白花蛇草 15 克,败酱草 30 克,红花 15 克,坤草 20 克,甘草 5 克

水煎服,每日一剂,每日 2 次,每次 200-300ml,分早晚饭后半小时温服。1 剂热减,体温 37.6℃,2 剂体温正常,诸证减轻。原方去坤草、败酱草,加女贞子 15 克、旱莲草 15 克,滋补肾阴,柴胡改为 10 克,继服 6 剂。2014 年 2 月 20 日复诊,咽喉稍有不适,带下量少,色黄,小腹时有下坠痛。原方加白术 15 克、芡实 30 克、车前子 15 克,以健脾利湿,连服 12 剂。3 月 12 日病人电话告之,月经已按时来潮,身无恶寒发热,经色正常无血块,小腹已不痛。

按:"热入血室"出现于《伤寒论》中的一个特定概念,其第 144 条:"妇人中风,七八日续得寒热,发作有时,经水适断者,此为热入血室,其血必结,故使如疟状,发作有时,小柴胡汤主之。"第 143 条:"妇人中风,发热恶寒,经水适来,得之七八日,热除而脉迟身凉。胸胁下满,如结胸状,谵语者,此为热入血室,当刺期门,随其实而取之。"

历代医家对于热入血室的认识可谓众说纷云,总结有四:一是血室即冲脉,二是血室即为肝,三是血室为肝与冲脉,四是血室为子宫,笔者认为,《伤寒论》中提到热入血室的第 143、144、145、216 条,均见于《金匮要略》妇人杂病篇,且其中三条均提到妇人,并与月经有关或为"适来"或为"适断",故热入血室应为妇人专有疾病,更令人寻味的是"热入血室"一般均发生在经行前的 2-3 天和经期的 2-3 天,且相当一部分病人不治疗经行后则发热等症状消失。诸如常见的慢性盆腔炎、痤疮、慢性扁桃体炎和咽炎等。笔者根据《伤寒论》关于"热入血室"的基本病机和治疗选用小柴胡汤的启迪,认为热入血室的病位应指子宫,病机应为血热血瘀与正虚并存,所以仲景提示"……血自下,下者愈,不当刺期门……"。从现代医学的病理理解,月经来潮,黄体退化,雌激素(E)

和孕激素（P）撤退，子宫内膜失去激素的依赖，此时可与中医之正虚相似。人体免疫力下降，易成感染，这又与中医的血热血瘀相似。

本案患者正值经期，出现寒热往来、胸胁苦满等小柴胡汤证，病证表现符合《伤寒论》"热入血室"之病，故以小柴胡汤和解少阳而退热。同时患者伴有慢性咽炎、慢性膀胱炎表现，加用桔梗、连翘、射干等以利咽解毒，以白花蛇草、败酱草清利下焦之热，本案辨证准确，药证相符，故能收到良好疗效。

（赵芸 郭艳苓）

第二节　带下医案

白带　脾虚湿阻，寒凝血瘀（慢性盆腔炎）

　　周某,女,37岁,滕州市滨湖镇农民,以带下量多伴小腹冷痛3月余,于2014年6月25日就诊。患者3月前因受凉后出现带下量多,色白清稀如涕,月经周期不规律,经行拖后,质稀色淡,月经初潮14岁,每次3—5天,末次月经2014年6月20日,经色暗,有块,小腹怕冷。今日来诊,面色㿠白,四肢乏力,带下量多,色白质稀,有异味,腰痛,大便时干时稀,舌淡苔白,脉濡弱。妇科检查:阴道(-)未见新生物,宫颈轻度糜烂。腹软,肝脾肋下未及,下腹部轻压痛,无反跳痛,右侧可扪及索条状物。尿常规正常;阴道分泌物检查未见病原体;子宫及附件B超示:盆腔炎症。病属中医白带,由脾虚湿阻兼寒凝血瘀所致,西医诊为慢性盆腔炎。治宜健脾化湿止带,兼温经活血化瘀,方用完带汤加减。

　　处方:苍白术各20克,山药30克,党参15克,炒车前子15克,柴胡10克,陈皮15克,川芎15克,小茴5克,吴茱萸5克,丹参20克,红花15克,赤芍15克,败酱草30克,芡实30克

　　每剂1剂,文火煎煮,水煎两次,取汁200～300ml,早晚饭后半小时温服。忌劳累,避风寒,注意内衣清洁卫生,服6剂。7月1日复诊,带下量较前减少,感腰酸腰痛,原方加杜仲15克,补肾强腰,继服6剂。7月8日复诊,上述症状减轻,上方继服6剂。7月15日复诊,带下量正常,未诉腰酸腰痛,复查子宫附件B超:少量盆腔积液,原方去败酱草,加白果15克,川断15克,以补肾固涩,继服15剂。患者共服药40余剂,后随访病愈。

　　按:带下量多,色白质稀如涕,气味异常,B超检查"盆腔炎",中医

称为带下病,证属脾虚,湿浊下注,西医根据妇科 B 超检查结果诊为慢性盆腔炎,《神农本草经》称带下为"白沃",《针灸甲乙经》称"白沥",《金匮要略》称为"下白物"均符合炎性带下病的表现。带下量多主因内生之湿,与脾肾二脏失常、任带二脉失于固约有密切关系。常见病因有湿、痰、风寒、七情、房事劳伤、五脏内损及体质因素等。《济阴纲目》曰"妇人平居,血欲常多,气欲常少,百疾不生。或气倍于血,气倍生寒,血不化赤,遂成白带。"发病主要有脾虚、肾虚、肝失和调、血瘀、冲任肾带损伤而致。本案患者带下量多,色白质稀,又腹冷,腰酸腰痛,双下肢无力,舌淡苔白,脉濡弱,均为脾虚、寒凝血瘀之象。治宜补脾化湿止带,温经活血,方用完带汤合温经汤加减。方中白术补脾祛湿,使脾气健运,湿浊得消;山药补肾固带脉,使带脉约束有权,带下可止;党参补中益气健脾,苍术燥湿运脾以增祛湿化浊之功;车前子利湿清热令湿浊从小便而利;陈皮使君药补而不滞,又可化湿;柴胡、白术升发脾胃清阳,湿浊得化;配吴茱萸散寒止痛,川芎、赤芍、丹参、红花活血祛瘀,小茴温里散寒。诸药合用共奏益气健脾、化浊止带、温经活血化瘀之功效。患者服药 40 余剂,病情治愈。

(赵芸 郭艳苓)

黄带阴痒 湿热下注 (霉菌性阴道炎)

李某,女,40 岁,滕州市西岗镇农民,以外阴瘙痒、黄带多年,于 2014 年 7 月 23 日就诊。患者数年前因天气炎热出现阴部瘙痒,带下色黄,如豆腐渣样,在外院诊为阴道炎,给予中西医结合治疗,但病情反复发作。现患者带下色黄伴阴痒,有异味,阴道灼热感,伴小腹作痛,轻度尿频,月经正常,纳眠可,二便尚调,舌红,苔黄,脉滑。妇科检查:阴道粘膜充血,未见溃疡及新生物;阴道分泌物检查:霉菌 ++,未见滴虫;B 超检查:子宫附件未见异常;尿常规(−)。病属中医阴痒,由外阴不洁、湿热下注所致。治宜健脾祛湿,清热解毒,方用易黄汤加味。

内服方：山药30克，芡实30克，炒车前子15克，黄柏10克，白果15克，柴胡10克，生薏仁30克，炒白术15克，败酱草30克，白鲜皮15克，蛇床子15克，土茯苓30克，茯苓15克，甘草5克

每日1剂，文火煎煮，水煎两次，取汁200~300ml，早晚饭后半小时温服，忌食辛辣，刺激性食物，服6剂，并嘱病人夫妇双方均每天换内裤及床单，开水煮沸5分钟，或太阳暴晒。

外洗方：黄柏20克，苦参30克，蛇床子30克，生百部30克，花椒15克，白矾15克，颗粒剂3剂外洗。每剂颗粒分两包，每次1包，开水1500ml冲化，先熏后洗，每日2次，每次20分钟。7月30日复诊，带下颜色稍黄，无阴痒，患者诉腰痛，原方加桑寄生15克、杜仲15克，以补肾，继服6剂，加外洗方3剂。8月6日复诊，带下颜色基本正常，无不适，查阴道分泌物未见病原体。继服6剂巩固，后随访未再复发。

按：凡阴道流出黄色或脓性分泌物，常伴阴痒者，称为黄带、阴痒。证属湿热下注，相当于西医的阴道炎症，宫颈炎等。带下病常见于《素问·骨空论》其曰："任脉为病……女子带下瘕聚"。隋代《诸病源候论》始称"五色带"——白带、赤带、黄带、青带、黑带；或称白崩，皆示带下异常《妇科经论》引刘河间说："带下由下部任脉湿热甚津液涌溢而为带下"。其主要病因病机多为外感热毒之邪，或称浊郁遏化毒生虫，伤及任带，任脉失固，带下失约，导致带下量多，色质气味异常。本案患者阴痒，为湿热郁遏，秽浊浸渍生虫，虫蚀阴中所致，舌红，苔黄，脉滑为湿热之象。治宜健脾祛湿，清热解毒。方用易黄汤加味，方中山药、芡实为君，健脾运湿，佐以车前子、薏仁、茯苓、白术利水渗湿，湿去则带下自减；黄柏清热燥湿，热去湿孤，湿邪自除，配以白果以涩止带；土茯苓、败酱草，合用清热解毒；白鲜皮、蛇床子祛湿止痒。诸药合用共奏健脾祛湿、清热解毒之功效，患者内服中药20余剂，并配合中药外洗，病情未再复发。

本案阴痒伴黄带多年，阴道分泌物霉菌阳性，西医诊断为"霉菌性阴道炎"，主要为白色念珠菌感染引起。本病为常见多发病，有"十人九

带"之称。临床体验中医治带之法以《傅青主女科》最佳，"妇人有带下色黄者……"今湿与热合，欲化红而不能，欲返黑而不得，煎熬成汁，因变为黄色矣。方选为易黄汤，带下之病中医辨证以脾为先，西医应结合检查确定感染部位，如有盆腔附件、宫颈和阴道之不同，其治法则异也。

（赵芸　郭艳苓）

阴痒　肝脾湿热（滴虫性阴道炎）

张某，27岁，滕州市龙阳镇农民，1990年10月13日就诊，主诉带下灰白带腥臭半年余，伴尿频，头晕乏力，烦热失眠，经行先期，量多色淡。妇科检查：外阴（一），阴道壁充血可见脓性分泌物，子宫中位，正常大小，双侧附件（一），阴道分泌物检查，滴虫（++），霉菌（一）；尿常规检查：白细胞（++），上皮细胞（+），尿糖（一）。西医诊断为滴虫性阴道炎。给予康妇灵栓治疗。1个疗程后复查，尿痛尿频明显改善，但带下仍呈清涕样，阴痒及外阴灼热稍减，阴道分泌物检查：滴虫（±）。尿常规检查：白细胞（－）。再次给予康妇灵栓治疗。11月5日复诊，诸症消失，阴道分泌物检查：霉菌滴虫阴性。随访3个月经周期未见复发。

按：阴道炎是妇女生殖系统炎症中的常见病，多发病，主要症状为白带增多，阴痒，并伴阴部灼热。阴道炎属于祖国医学带下、阴痒范围。究其病因多为感染阴虫，或湿热下注，蕴郁生虫；或脾虚湿阻，湿浊流溢下焦，伤及任带二脉，或肝肾阴虚，化燥生风；或心肝气郁，郁久化火，循经下扰。有关本病的记载，最早见于《神农本草经》，该书下品药中即有羊蹄"主……女子阴蚀"，蚤休"主……痈疮阴蚀"，淮木"主……女子阴蚀，漏下赤白"，白薇"主女子阴中肿痛"等记载，隋代《诸病源候论》认为阴疮的发病主要与虫蚀有关，"阴疮者，由三虫九虫动作侵食所为也……若五脏调和，血气充实，不能为害。若劳伤经络，肠胃虚损，则动作侵蚀于阴，轻者或痛或痒，重者生疮也。"强调了人体正气不足，肠胃虚损是虫蚀致病的主要内因。明代《景岳全书·妇人规》认为"妇人阴中生疮，多湿热下注，或七情郁火，或纵情敷药，中于热毒"所致。现代医学认为，阴道炎主要是感染了致病菌如阴道滴虫、白色念珠菌，葡萄球菌、大肠杆菌、链球菌等而发病。以夏秋季节气侯炎热潮湿时发病较多。目前中医对此病的治疗还是沿用传统的中药外洗方法。外洗对外阴的炎症确有一定疗效，但对阴道的炎症由于洗不到位，所以疗效较差，近几年来治疗阴道炎的中成药相继问世，但不论在药物组成上，或剂型上还都存有不少弊端，我们根据多年治疗阴道炎的经验，吸取现代药理研究的新成果，在蛇花汤外洗剂的基础上，研制成新剂型即康妇灵栓剂。其药物组成是：蛇床子，苦参，黄柏，百部，枯矾。方中蛇床子能祛风燥湿，杀虫止痒，黄柏清热燥湿，苦参清热燥湿，杀虫止痒，百部有杀虫作用，内服外用均能杀灭多种人体寄生虫，尤其对阴道滴虫作用更好。枯矾收涩止痒，是治疗湿热带下，阴痒的有效药物，现代药理研究上述药物有抑制和杀灭阴道滴虫、白色念球菌、新型隐球菌、白葡萄球菌和大肠杆菌的作用。临床观察妇灵栓治疗组总有效率为98%，而妇炎灵对照组为80%，经统计学处理（$P < 0.05$）表明，康妇灵治疗组疗效优于妇炎灵对照组。本案已收编并发表于"康妇灵栓治疗阴道炎180例"临床研究论文《山东中医杂志》1992.11（1）12。

（张义明　郭艳苓）

第三节 胎孕病症医案

妊娠恶阻 脾胃虚寒 （妊娠呕吐）

满某，女，27 岁，某中学教师，已婚半年，婚后经行一直正常，近因停经 55 天，于 2013 年 7 月 5 日初诊。刻诊，症见面色萎黄、纳呆腹胀、四肢乏力、恶心呕吐，呕吐甚时可见食物残渣或胆汁，口干渴不多饮，口唇燥裂，小便黄，大便溏。尿常规检查，尿妊娠试验阳性，B 超检查"早孕"，查舌质淡、苔白滑润，脉象虚弱。中医诊为妊娠恶阻，证属脾胃虚寒；西医诊为妊娠呕吐。治宜健脾和胃，降逆止呕，方选六君子汤加减。

处方：党参 20 克，茯苓 15 克，炒白术 15 克，陈皮 10 克，半夏 10 克，砂仁 10 克[后下]，苏梗 10 克，黄芩 6 克，黄连 3 克，生姜 5 片

文火煎煮，水煎两次，每日一剂，每次 200ml，每日 2 次，分早晚饭后半小时温服。连服 4 剂。同时劝导病人消除思想顾虑，嘱食易消化食物，可分次进食，避免高脂食物，避开烹饪气味。二诊：患者自诉服 4 剂后症状明显好转，现已不呕吐，仍有轻微恶心、腹胀，进食正常，守上方继服 5 剂，患者诸症消失。

按：妊娠早期，出现恶心、呕吐，头晕、厌食，恶闻食气，甚或食入即吐，中医称为"恶阻"，相当于现代医学"妊娠呕吐"范畴。一般孕后出现轻微恶心、嗜酸择食，或偶有呕吐，不属病态，孕 3 月后可逐渐消失。若呕吐频繁、不能进食，食入即吐者，应积极治疗，否则会影响孕妇健康及胎儿正常发育。张仲景《金匮要略·妇人妊娠病脉证并治篇》有"妊娠呕吐不止，干姜人参半夏丸主之。"巢元方《诸病源候论》首载恶阻病名。张景岳将恶阻之症分为虚、实两种。

本案患者素体脾胃虚弱，孕后经血停闭，血海不泻，胞宫内实，冲脉之气较盛，其气上逆犯胃，胃气虚则升降失司，出现恶心、呕吐。脾胃虚弱，中阳不振，故神疲乏力，舌脉俱为佐证。法当健脾和胃，降逆止呕。

方中以四君子汤健脾补气,半夏、砂仁、生姜温中降逆止呕,陈皮理气和胃,且砂仁又可和胃安胎,苏梗既可化浊止呕,又可理气安胎,加入芩连与生姜相伍,辛开苦降,增加降逆止呕之效且可清热安胎,药证相符,故获良效。

（郭艳苓　何召叶）

胎水肿满　脾虚湿阻（羊水过多）

刘某,28 岁,山东泗水城关人,1987 年 5 月 10 日就诊。自述已婚 3 年,连续流产两胎,今停经 6 月余,经 B 超检查为中孕羊水过多,液平段为 6.5 厘米。患者面色苍白,周身浮肿,以下肢较甚。动则气喘,少腹呈阵发疼痛,腹壁稍紧张,触诊有轻度液体震颤感,胎心不清。干呕纳呆,带下清稀。腹部 B 超未见胎儿畸形,BP120/80mmHg,舌质淡苔白滑,脉细弱。证属脾阳虚,治宜健脾益气、温阳利水,方用香砂六君子汤合五苓散加味。

处方:党参 10 克,白术 15 克,茯苓 15 克,陈皮 10 克,半夏 10 克,紫苏 6 克,桂枝 5 克,砂仁 10 克[后下],泽泻 10 克,甘草 5 克,大枣 5 枚。

文火煎煮,水煎两次,每日 1 剂,早晚饭后半小时分两次温服,连用 6 剂。5 月 18 日再诊见肢体浮肿已消大半,腹部已不见疼痛。触诊震颤感消失。胎心可闻及。饮食增进,白带减少。原方继服 5 剂,两日 1 剂,10 日后患者来诊,见其面色红润,浮肿消失,B 超检查液平段已降至 4.5 厘米,羊水减至正常量。次年随访,顺产一正常女婴。

按:正常足月妊娠,羊水超过 2000 毫升以上者称为羊水过多。中医称为胎水肿满。笔者自 1987 年以来运用中医辩证治疗羊水过多 20 例,均获良效。

羊水过多属于祖国医学胎水肿满范畴。对其病因多责于脾肾阳虚,水失运化,胎中蓄水,泛溢周身。当母体受孕后,脏腑经络的气血皆注于冲任,冲为血海,任主胞胎。若脾肾阳虚,则冲任虚寒,且妇人妊娠后阴聚于下,有碍阳气敷布,不能化气行水《沈氏女科辑要笺正》说:

"妊身发肿,良由真阴凝聚以养胎元,肾家阳气不能敷布,则水道泛溢莫制"。另水依气载,气行则水行,气滞则水留。素多郁忧,气机不畅,也可导致水行失度而成积聚。可见羊水过多的原因主要还是母体自身所引起的水液代谢失调。因此,治疗羊水过多必须在中医整体观的指导下,从母体本身找出羊水过多根本病因所在,然后再辨证治疗,笔者根据临床表现应分以下三个证型:

(1)脾阳虚型:全身浮肿,体倦无力,干呕纳减,胸腹满闷,畏寒便溏,白带清稀,舌质淡苔白滑,脉细弱。治宜健脾益气、温阳利水。方用六君子汤合苓桂术甘汤加减:党参 10 克,白术 15 克,茯苓 15 克,陈皮 10 克,半夏 10 克,紫苏 6 克,桂枝 5 克,砂仁 10 克,泽泻 10 克,大枣 5 枚

(2)肾阳虚型:肢体浮肿,下肢较甚,腰痛酸软,畏寒肢冷,纳呆便溏,舌质淡苔滑润,脉沉细,方用真武汤合苓佳术甘汤加减:附子 10 克,桂枝 6 克,白芍 15 克,茯苓 10 克,白术 10 克,泽泻 10 克,砂仁 10 克,紫苏 6 克,半夏 6 克,生姜 10 克,

(3)肝郁脾虚型:胁胀腹痛,胸闷气短,头晕心烦,性情急躁,夜寐较差,干呕纳呆,全身浮肿,舌质淡,苔白滑,脉弦细。方用逍遥散合五苓散加减:柴胡 6 克,当归 10 克,白芍 10 克,茯苓 15 克,白术 10 克,陈皮 10 克,紫苏 6 克,砂仁 10 克,半夏 6 克,桂枝 5 克,泽泻 10 克,甘草 5 克

目前对于运用中药治疗羊水过多意见还不尽一致,有人从优生学的角度出发,主张中止妊娠。但笔者认为,只要严格掌握本病的适应证,是可以取得满意疗效的,并不影响优育优生。本案原载于"辨证治疗羊水过多 20 例"一文,发表于《山东中医杂志》1989.8(2)27。

(张义明 何召叶)

不孕症 痰阻血瘀 (输卵管阻塞)

严某,女,33 岁,滕州市某企业工人,已婚 5 年,曾于 3 年前行人工

流产一次,人流后未避孕但至今未孕,2013 年 5 月 10 日初诊。患者既往月经规律,近 3 年来月经量少,经行伴有小腹坠痛感,畏寒,腰膝酸软,大便溏。平素带下量多,色黄白相间,时有异味,每于劳累后出现双侧少腹牵拉痛,末次月经 2013 年 5 月 4 日。辅助检查:曾于山东齐鲁医院行输卵管造影示:双侧输卵管迂曲上举,通而不畅。妇科彩超示:盆腔炎。卵泡发育正常。配偶精液常规正常。查体:舌质暗,苔黄白相间,脉沉细。中医诊为不孕证(痰阻血瘀);西医诊为输卵管阻塞性不孕。治宜健脾化湿,活血化瘀。方选完带汤加减。

处方:苍白术各 12 克,陈皮 10 克,山药 30 克,砂仁 6 克,茯苓 15克,薏苡仁 30 克,白花蛇草 15 克,车前子 12 克,党参 15 克,三棱 10克,莪术 10 克,红花 10 克,川芎 10 克

水煎服,每日一剂,每日 2 次,每次 300ml,分早晚饭后温服。连服6 剂。二诊:2013 年 5 月 18 日。患者诉服上药后大便成形,带下量较前减少,上方继服 15 剂。三诊:2013 年 6 月 4 日,患者诉服上方后诸证均消,无明显不适。恰逢月经将来潮,去三棱、莪术,加桂枝 10 克、当归 12 克,继服 6 剂。四诊:2013 年 6 月 12 日,经期已过,仍以初诊方继服 10 剂。五诊:2013 年 7 月 20 日。患者来诊,诉本月月经未至,已过期 8 天,无明显不适。查尿妊娠试验(+),诊断为早孕,未再服药,2014年 6 月随访患者顺产一女婴。

按:输卵管不通致不孕,中医属于"不孕证",《医宗金鉴·妇科心法要诀》有:"因宿血积于胞中,新血不得成孕……或因体盛痰多,脂膜壅塞胞中而不孕,皆当细审其因,按证调治,自能有子。"因此可以看出瘀血、痰湿均为导致不孕的主要病机,由于痰湿之邪内侵,邪气与胞脉气血搏结成瘀,日久导致胞脉闭塞,不能摄精着床而不孕。西医本病属于"输卵管阻塞性不孕",它是不孕的主要原因之一。治疗多采用通液术、输卵管插管术或腹腔镜下输卵管粘连松解术等治疗,但术后易复发,出现异位妊娠的风险增加。采用中医药治疗常常能取得良好的疗效。

根据本案患者平素病证表现及舌脉,中医辨证应属于脾肾亏虚,痰阻血瘀。《神农本草经》曰:"无子者多系冲任瘀血,瘀血去自能有子也。"故针对病因病机,治疗应补益脾肾,化瘀除湿为主。本案以完带汤以健脾除湿,加用三棱、莪术、红花、川芎等以通络、活血化瘀,药证相符,故服药2月余能受孕后顺利产子,获得满意效果。

(赵芸 郭艳苓)

不孕症 肝气郁结兼脾肾虚(排卵障碍性不孕症)

黄某,女,28岁,滕州某中学教师。因未避孕未孕1年,于2018年3月24日就诊。患者结婚两年,一年多前因胚胎发育不良行人工流产术一次,术后未避孕但至今未孕,既往月经尚规律,但近一年来月经不调,常为先后无定期,经量多少不一,夹有血块,伴经前乳房胀痛,烦躁易怒,精神抑郁,善太息,经期小腹胀痛,腰膝酸软。末次月经2018年3月16日。辅助检查:妇科彩超示:子宫及双侧附件未见明显异常。乳腺彩超示:双侧乳腺小叶增生。已行连续三个月卵泡监测,示发育不良。配偶精液常规检查基本正常。查体:患者中等身材,体态偏胖,舌质暗红,舌边有瘀点,脉沉弦。中医诊断不孕症,证属肝气郁结,兼脾肾虚,西医诊断排卵障碍性不孕症。治宜疏肝解郁,理血调经补肾,方选逍遥散与五子衍宗丸加减。

处方:柴胡10克,当归15克,赤芍15克,白芍15克,茯苓30克,炒白术20克,丹参20克,红花15克,桂枝10克,薏米30克,枸杞15克,菟丝子30克,沙苑子15克,车前子15克,五味子10克,巴戟天15克

上方水煎服,每日一剂,每日两次,每次300毫升,分早晚饭后温服,连服14剂。4月10日二诊,患者诉服药平妥,无明显不适。上方去车前子,加山药30克,继服14剂。5月3日三诊,患者诉于4月25日行经,经量可,6天干净。经色稍暗红,夹有少许血块,经前情绪较平稳,乳胀轻微,劳累后稍有腰酸之症。上方去桂枝、车前子、巴戟天,加女

贞子 15 克,旱莲草 15 克,守方继服两月余,经行尚规律,卵泡监测发育可。后于 2018 年 7 月 28 日尿妊阳性,诊断为早孕,未再服中药,随访 2019 年 4 月顺产一男婴,母子均健康。

按:本例患者是排卵障碍导致的不孕,属于中医"不孕症",罗元恺教授指出:"肝肾之气舒而精通,肝肾之精旺而水利。"由此可看出不孕症的治疗,重点在于调经。肝藏血,主疏泄,体阴而用阳。肝所藏之血除营养全身外,并注入血海,故有"肝司血海"、"女子以肝为先天"之说。肝在月经的生化和期、量的调节方面起着重要作用,而肝的藏血与疏泄功能调整着血海的蓄溢有常,使月经如期而至,胞宫蓄溢有常,乃能摄精成孕。若先天不足,或欲念不遂,情志抑郁,则易致肝郁、肾虚而导致不孕。

根据本案患者平素病症表现及其舌脉,中医辨证应属于肝气郁结兼脾肾虚。针对病因病机,治疗应舒肝解郁,理血调经补肾。故予以逍遥散与五子衍宗丸加减。方中柴胡苦平,疏肝解郁,使肝郁得以条达,白芍酸苦微寒,养血敛阴,柔肝缓急;当归养血和血,且其味辛散,乃血中气药。当归、白芍与柴胡同用,补肝体而调肝用,使血和则肝和,血充则肝柔。木郁则土衰,肝病易传脾,故以白术、茯苓、甘草健脾益气,使营血生化有源。枸杞子、菟丝子补肾益精,枸杞以填精补血见长,菟丝子温肾壮阳力强,辅以五味子、覆盆子固肾摄精,佐以车前子利水泻火,泻有形之浊邪,涩中兼通,补而不滞,诸药共奏疏肝解郁,理血调经补肾之功,药证相符,辩证准确,故获良效。

(郭艳苓　田传鑫)

滑胎　脾肾两虚,冲任不固（习惯性流产）

王某,女,31 岁,中学教师,因"习惯性流产 3 次"于 2013 年 11 月 1 日来诊。患者结婚 5 年余,每于妊娠 2-3 月后出现腰酸、小腹坠涨疼痛感,阴道少量流血,每次均用黄体酮等安胎无效。患者性生活正常,平素头晕耳鸣,腰膝酸软,神疲肢倦,气短懒言,纳呆,腹胀。月经史:15

岁 5-7/35-40 2013-10-15 经行后期,月经量少,质稀色淡,伴有腰膝酸软,小腹冷痛,平素带下量多,色白,质清稀。婚孕史:26 岁结婚,孕 4 产 1,自然流产 3 次,末次流产 2013 年 5 月。查体:患者中等身材,发育一般,彩超示:卵泡发育不良,右侧 1.4×1.7cm,左侧 1.5×1.5cm。眼眶色黯,面部褐色斑,舌淡苔白,脉沉细。中医诊为滑胎证属脾肾两虚,冲任不固;西医诊为习惯性流产。治宜补肾健脾,调补冲任,方选六味地黄汤与五子衍宗丸加减。

处方:菟丝子 30 克,枸杞子 15 克,覆盆子 10 克,五味子 10 克,丹皮 10 克,车前子 10 克,熟地 15 克,山药 30 克,山萸肉 10 克,白术 15 克,云苓 15 克,泽泻 10 克,续断 15 克,巴戟天 15 克,陈皮 10 克

每日一剂,文火煎煮,水煎两遍,每次 300ml,早晚饭后半小时温服。连服 10 剂。注意节制性生活,以免耗伤肾气。二诊:2013 年 11 月 13 日二诊。患者自诉服药后腰膝酸软、耳鸣头晕感均消失,无乏力、气短,白带量少,仍食欲较差,饭后有腹胀感,上方去丹皮、泽泻,加党参 15 克、砂仁 6 克、焦三仙各 20 克,以健脾和胃,继服 10 剂。三诊:2013 年 11 月 25 日三诊。患者自诉服上方后无明显不适感,守上方继服,患者坚持服药 2 月余,停经出现早孕反应,妊娠试验(+),继续服用上方月余,绝对禁止性生活,未出现滑胎征象,遂停中药。

按:本例患者出现堕胎、小产连续 3 次,中医称为"滑胎"。《诸病源候论》首立了"妊娠数堕胎候"。《妇人良方大全》有"夫胎乃阳施阴化,荣卫调和,经养完全,十月而产。若血气虚损,不能养胎,所以数堕也。"张景岳阐明了脾肾的重要作用。《景岳全书·妇人规》有"妇人肾以系胞,而腰为肾之府,故胎妊之妇,最虑腰痛,痛甚则堕,不可不防。"本病相当于现代医学中的习惯性流产。本案的病因病机,主要因于脾肾两虚,冲任损伤,胎元不固。患者平素头晕耳鸣,为肾虚髓海不充,空窍失养。腰为肾之府,肾主骨生髓,肾虚故腰膝酸软;脾虚中气不足故神疲肢倦,气短懒言;脾虚,运化失常故纳呆,饭后有腹胀感,舌脉俱为佐证。

"虚则补之"为其治疗原则。同时注意"预防为主,防治结合"。未孕前应补脾益肾,调补冲任为主,若已受孕,则应积极保胎。本案以六味地黄汤及五子衍宗丸加减,方中菟丝子、续断、巴戟天等补肾益精髓,固冲安胎;熟地、枸杞、山萸肉滋肾填精,党参、白术、砂仁健脾益气,使补而不滞。全方合用肾气健旺,脾气充盛,受孕后服用则胎有所系,载养正常,故无堕胎之虑。

(郭艳苓　朱源昊)

第四节　　癥瘕医案

癥瘕　肝郁脾虚，痰阻血瘀（子宫肌瘤）

司某，女，36岁，会计。2013年11月1日初诊。因B超发现子宫肌瘤1月来诊。患者1月前查体B超发现子宫肌瘤3.5×2.5cm。月经史：14岁5—6/25—30天（2013-10-20）月经量多，经行伴有小腹疼痛，色暗，夹有血块，经行前1周即开始有乳房胀痛感，经净消失。平素急躁易怒，眠差。辅助检查：乳腺彩超示：双侧乳腺小叶增生。舌质红、苔薄黄，脉弦细涩。中医诊为癥瘕，证属肝郁脾虚，痰阻血瘀；西医诊为子宫肌瘤。治宜疏肝健脾，活血化瘀，以逍遥散合桂枝茯苓丸加减治疗。

处方：当归15克，赤白芍各15克，柴胡10克，茯苓15克，炒白术10克，桂枝6克，桃仁10克，红花15克，三棱10克，莪术10克，合欢皮15克，生牡蛎30克，鳖甲15克

文火煎煮，水煎两次，每日一剂，每次300ml，分早晚饭后半小时温服。连服6剂。二诊：2013年11月8日二诊。患者自诉服用上方后睡眠明显改善，得效原方继服12剂。三诊：2013年11月22日复诊。患者服用上方时月经来潮，量多伴大量血块，未出现腹痛及乳房胀痛。遵上方共服用2月后复查彩超，子宫肌瘤已缩小至2cm×1cm。改为加味逍遥丸治之。

按：子宫肌瘤为女性生殖系统常见良性肿瘤，由子宫平滑肌组织增生而成，根据生长部位可分为宫体肌瘤和宫颈肌瘤，可单发或多发。其病因多与内分泌失调有关。根据其症状表现妇人下腹有结块，或胀、或满，或痛者，中医称为"症瘕"。最早记载始于《内经》《素问·骨空论》有"任脉为病，女子带下瘕聚。"《妇人良方大全》云："夫妇人腹中瘀血者，由月经痞塞不通，或产后余秽未尽，因而乘风取凉，为风冷所乘，血得冷则成瘀血也。血瘀在内，则时时体热面黄，瘀久不消，则变成积聚

症瘕。"《景岳全书》有："癥者成形,而坚硬不移者是也,瘕者无形,可聚可散者是也。"本病包括了现代医学的子宫、卵巢、盆腔实质性肿物(良性)子宫内膜异位症及假孕综合征等。

　　本案患者属肝郁脾虚,痰阻血瘀。患者七情内伤,或郁怒伤肝,或忧思伤脾,致脏腑不和,气机阻滞,湿浊、瘀血内停,痰瘀互相搏结,渐积成癥。治疗上以逍遥散疏肝解郁,理气健脾;以桂枝茯苓丸活血化瘀,并加合欢皮、牡蛎解郁重镇安神,三棱、莪术活血化瘀,牡蛎、鳖甲软坚散结。药证相符,辨证准确,故获良效。

(田传鑫　郭艳苓)

癥瘕　气滞血瘀（多发性子宫肌瘤）

　　郝某,女,40岁,滕州市某中学教师,以小腹作痛、经行淋漓不尽、经量多3月余,于2013年7月13日就诊。患者小腹作痛、拒按、不规则持续性出血,月经量较多,兼有血块,颜色黯红,带下较多,伴乳房胀痛,面部色斑,面色灰暗少华,易急躁,时两胁胀痛,寐差头晕,四肢乏力,舌质红,苔薄黄,脉沉弦滑。既往体健,腹软,下腹部轻压痛,无反跳痛,可扪及子宫增大,月经史14岁7~12/18~35,末次月经2013年7月5日。彩超示:子宫体增大,子宫轮廓不规则,子宫肌瘤最大者3cm×3.2cm大小,并乳腺小叶增生;内分泌检查未见异常,诊断性刮宫病理检查正常。病属中医癥瘕,由气滞血瘀所致。治宜理气消瘕,化瘀止血,方用逍遥散合桂枝茯苓丸、失笑散加减。

　　处方:柴胡10克,当归15克,赤白芍各15克,茯苓15克,白术15克,桂枝10克,丹皮炭15克,五灵脂10克,炒蒲黄15克,三七粉6克（冲服）,三棱10克,莪术10克,茜草15克,地榆炭15克,甘草5克

　　每日1剂,文火煎煮,水煎两次,取汁300~400ml,早晚饭后半小时分两次温服,嘱畅情志,多运动。服6剂后腰腹痛减轻,经量减少,但腰酸乏力明显。7月21日复诊,原方去茜草、地榆炭,加山药30克,山萸肉15克,黄芪30克,以健脾补肾,每日1剂,服至8月2日,患者出

现乳房及小腹胀痛,脉见滑,经将至,以原方去茜草、地榆炭,加红花 15 克、益母草 15 克,以加强活血化瘀功效,服 5 剂,经来潮,色暗,夹大量血块,量中,乳及腰腹痛立减,停药 3 天,继以原方 5 剂,每日 1 剂,服至第四剂经净。以此方案继调治 2 月余,于 10 月 10 日复诊,月经周期正常。诸症消失,B 超检查"子宫体大小正常,肌瘤最大者 1.3×0.9cm。"

按:子宫肌瘤是女性生殖系统最常见的良性肿瘤,主要由子宫平滑肌组织增生而成,其中含少量的纤维结缔组织,就其临床表现,属中医"癥瘕"范围。癥瘕者谓妇女下腹包块,有形可征,有块可触。《素问·骨空论》曰"任脉为病……女子带下癥瘕。"《灵枢·水胀》载有"石瘕生于胞中,寒气客于子门,子门闭塞,气不得通,恶心当泻而不泻,血不以留止,日以益大,状如怀子……"《金匮要略·妇人妊娠病脉证并治》指出"妇人素有癥病……妇癥痼害……所以血不止者,其癥不去故也,当下其症,桂枝茯苓丸主之。"本案病机为气机不畅,痰阻血瘀而成,虽经量多,但色暗夹大量血块,故治疗宜遵《内经》"坚者削之……留者攻之,结者散之"之旨。本案取仲景化瘀消癥之法,采用逍遥散合桂枝茯苓丸、失笑散加减。方中以逍遥散疏肝健脾,畅通气机;以桂枝温通血脉,茯苓渗利下行而益心脾之气,有助于化痰湿行气血;癥瘕日久多化热,故配丹皮、赤芍凉血活血化瘀;三棱、莪术破瘀消癥;蒲黄、灵脂、三七粉活血化瘀止痛,鉴于经量多而已久,加入茜草、地榆炭活血止血塞其流。该方配伍严慎,故调治 3 月而获良效。

(赵芸 张靳靳)

第五节 产后痹症医案

产后身痛 血虚寒凝 (风湿多肌痛)

刘某,女,28岁,滕州界河人,以产后遍身关节疼痛4月,于2018年4月11日就诊。患者4月前顺产一足月男婴,产后满月发汗后,渐感遍身关节酸楚、疼痛,肢体麻木,面色萎黄,肌肤不泽,头晕不适,纳呆,二便尚可,乳汁稀少,舌质淡红,苔薄白,脉细弱。曾自行服用伸筋丹、壮骨颗粒等,上症未见好转。在外院行抗"O"、红细胞沉降率、血气分析、类风湿因子、X线摄片等检查,均未见明显异常。彩超检查:子宫及双侧附件未见明显异常。本病属中医学"产后身痛",证属血虚寒凝证,治宜养血益气,温经通络止痛,方用黄芪桂枝五物汤、四物汤、独活寄生汤加减内服。

处方:黄芪60克,党参30克,桂枝10克,白芍30克,赤芍30克,熟地15克,当归15克,川芎15克,炒白术20克,茯苓30克,羌活15克,独活15克,防风15克,牛膝15克,甘草10克

上方每日一剂,凉水浸泡一小时,武火煮沸后,文火煎煮30分钟,每日煎煮两次,每次煎300毫升,分早晚两次服用,连服6剂。4月20号二诊,患者自诉服药平妥,头晕稍减轻,仍乳汁分泌量少,纳呆,原方加陈皮15克,鸡内金15克,漏芦15克,继服12剂。5月10三诊,患者周身关节酸楚不适明显缓解,面色较前稍红润,纳食正常,二便调。舌质淡红,苔薄白,脉细。上方加减继服10余剂,后随访,上症痊愈。

按:"产后身痛"证候与"痹证"相似,但因其病在产后,且与产褥期生理密切相关,故与之同中有异。此症如在产褥期积极治疗,常能痊愈,若失治误治,可延至数月、数年,日久不愈,正气愈虚,经脉气血瘀阻愈甚,可致关节肿胀不消,屈伸不利,僵硬变形,甚则可致痿痹残疾《沈氏女科辑要笺正》:"产后遍身疼痛,痛在络脉,皆无一定处所……此证

多血虚,宜滋养。"指出素体血虚和因产失血为本病之病因,又根据产后多虚多瘀的特点进一步指出,本病的治疗当以"养血为主,稍参宣络,不可峻投风药"。本病与西医学产褥期中因风湿、类风湿引起的关节痛、产后坐骨神经痛、多发性肌炎等类似。

本案病因病机为患者素体气血虚弱,产时或产后失血过多,阴血亏虚,冲任不足,四肢百骸空虚,经脉关节失于濡养,致肢体酸楚、麻木、疼痛,故治以养血益气;宋代《当归堂医丛·产育宝庆集》,云"产后遍身疼痛者何?答曰:产后百节张开,血脉流走,遇气弱则经络分肉之间,血多留滞,累日不散,则骨节不利,筋脉引急。"指出本病的病因为气弱血滞,易感外邪,故而于补血养血之时,勿忘配以祛风活血通络之品,使补而不留滞。方中以黄芪为君,益气固表,臣以辛温之桂枝,温通经脉,以畅血行,黄芪得桂枝固表而不恋邪,桂枝得黄芪散邪而不伤正,桂枝、芍药疏散外风,调和营卫,熟地、当归补血养血,佐加独活、防风温通经络,全方共奏益气养血、通络止痛之功。

(郭艳苓 朱源昊)

产后身痛 风寒阻络 (风湿多肌痛)

李某,女,29岁,滕州某企业职工,以产后周身肢体关节疼痛1月余,于2019年2月23日就诊。患者3个多月前剖腹产一足月女婴,术后宫缩乏力,失血多,加之起居不慎,渐感肢体关节疼痛,屈伸不利,满月后于院外女子养生馆行发汗治疗,关节疼痛加重,冷痛剧烈,得热则舒,伴有恶寒怕风,自汗,复又发汗一次,上症愈加重,遂来寻求中医治疗。经外院生化检查,红细胞沉降率及血清类风湿因子等均无异常。舌淡苔薄白,脉象濡细。本病属中医产后痹之风寒阻络证,与西医学的产后坐骨神经痛、风湿多肌痛等类似。治宜养血祛风,散寒除湿通络。方选独活寄生汤、桂枝附子汤加减治疗。

处方:独活15克,桑寄生15克,羌活15克,当归15克,川芎15

克,防风 15 克,细辛 5 克,茯苓 15 克,党参 30 克,黄芪 20 克,附子 12 克,桂枝 15 克,白芍 20 克,枸杞 15 克,牛膝 15 克,杜仲 15 克,甘草 10 克

上方 6 剂,冷水浸泡 1 小时,大火煮开后改用小火煎煮半小时,煮两次,每次 300 毫升,分早晚两次温服,每日一剂。嘱适当加衣,避风寒,勿涉冷水,劳逸适度。3 月 8 日二诊,患者服药后恶寒症状稍减,仍周身关节疼痛,上方加秦艽 15 克,继服 10 剂。3 月 22 日三诊,肢体关节疼痛明显减轻,关节活动功能好转,继用上方出入调理一月余,后随访,上症基本痊愈。

按:产后身痛属于中医"痹症"的范畴,但与一般感受外邪所致之痹症不同,本病以产后正虚为其主要的发病特点。对本病的论述,最早见于唐代《经效产宝·产后中风方论》,指出其因"产伤动血气,风邪乘之"所致。《妇人大全良方》:"夫产后中风,筋脉挛急者,是气血不足,脏腑俱虚日月未满而起劳役,劳动伤脏腑,虚损不复,为风邪冷气初客于皮肤经络,则令顽痹不仁、羸乏少气,风气入于经脉,夹寒则拘急也。"明确提出了产后气血不足,虚损未复之际感受风寒之邪客之成痹为其病因病机。本案患者生产时本就失血过多,气血俱虚,营卫失调,腠理不密,复又行发汗,虚损加重,风寒之邪乘虚而入,稽留关节肢体,使气血运行不畅,从而导致周身肢体关节冷痛。

本方扶正祛邪兼顾,扶正则补气血、益肝肾、强筋骨,祛邪则祛风、散寒、胜湿。产后身痛常为气血大伤,百脉空虚,感受风寒湿邪而致,故用之相宜。方中独活祛风散寒、除湿止痛,秦艽、防风祛风胜湿,桂枝、附子、细辛温经透络散寒止痛,产后常兼有肾虚,故而加用桑寄生、牛膝、杜仲补肝益肝肾,强筋壮骨,芍药、川芎、党参、甘草等补气健脾养血,全方扶正祛邪,有益气养血,祛风散寒,除湿止痛之效。本证虽为外寒风邪所致,但应考虑产后多虚多瘀,一般以正虚邪实为多,治疗上既应"勿拘于产后",待邪去大半,则又要"勿忘于产后",注重扶正以祛邪。

(郭艳苓　朱源昊)

第六节 溢乳医案

溢乳 肝旺脾弱（高泌乳血症）

李某,女,32 岁。因"非哺乳期乳房溢乳 2 年"。2013 年 3 月 5 日就诊。患者 2 年来无明显诱因出现乳房胀痛,乳房有乳汁溢出,伴有头晕、心烦易怒、口干、双目干涩、五心烦热、失眠,经前加重,经行先期,月经史 13 岁 4—7/23—25 天（2013—2—17）色鲜红,量可,无小腹疼痛,平素大便干。辅助检查:乳腺彩超:轻度乳腺增生,乳腺导管扩张,内分泌检查:FSH、LH 降低,LH/FSH 比值升高。PRL 升高 ≥ 25ng/ml。甲功正常,颅脑 CT 排除脑垂体瘤。舌红、苔薄黄,脉弦细数。中医诊为溢乳（肝郁化火）;西医诊为高泌乳血症。治宜疏肝解郁,清热泻火。方以丹栀逍遥散加减治疗。

处方:丹皮 12 克,炒栀子 10 克,柴胡 10 克,当归 12 克,茯苓 12 克,炒白术 10 克,白芍 15 克,酸枣仁 30 克,鳖甲 12 克,五味子 10 克,丝瓜络 12 克,生龙牡各 30 克,

每日一剂,每日 2 次,每次 300ml,分早晚 2 次饭后温服。连服 6 剂。二诊:2013 年 3 月 12 日复诊。患者诉服药后,乳房胀痛明显减轻,乳房溢乳减少,睡眠改善,烦热减轻,大便仍稍干,上方去白术加生地 15 克,,继服 12 剂后乳房胀痛消失,溢乳停止,余证亦大减,继续进服 12 剂,诸症消失,随访半年未再复发。内分泌检查结果正常,乳腺导管扩张消失。

按:溢乳又称为"乳泣"、"乳胎"、"鬼泣",主要指妇女非哺乳期间乳汁自行外出,现代医学认为,溢乳不是一个独立的疾病,而是一个重要症状,主要原因在于下丘脑功能紊乱,血中催乳素浓度增高,或兼见乳腺导管扩张所致,或由垂体肿瘤甲状腺功能异常引起。祖国医学对乳泣的认识由来已久,自宋代陈述《妇科秘典》"妊娠乳自溢者,谓之乳

泣"，其病因"乃手少阴心、手太阳小肠二经虚热不能管摄经血所致"，须知乳房属足厥阴肝经循行部位，如肝气横逆或化火，"厥阴肝木不能藏血"，最易使乳汁外溢。本案证属肝郁化火。肝主疏泄，喜条达，恶抑郁，肝气郁滞而致乳房胀痛，肝郁化火，火热内扰，或热盛伤阴，故心烦易怒、头晕失眠、双目干涩，大便干。肝经布两胁，乳头属肝，肝火循经上行，迫乳妄行故可致乳液外溢。故治疗上应以疏肝解郁，清热降逆为主，方以丹栀逍遥散疏肝解郁，清热泻火，加鳖甲、五味子、生地以清热滋阴降火，以酸枣仁滋阴安神，丝瓜络疏通经络，诸药配合，使肝气条达，肝火清降，阴津得复，血脉和顺，故溢乳及其他诸症均得消除。

（郭艳苓　朱源昊）

第四章 儿科医案

第一节 麻疹医案

麻疹 风热束肺（麻疹）

宋某,女,9岁,山东巨野县独山双庙村人,1969年5月13日上午就诊,其母代述,2日前见患女精神不振,双目流泪,鼻塞流涕,听闻邻居小儿患麻疹很多,故前来确诊,刻诊,患者面潮红,皮肤发热,目赤怕光,眼泪汪汪,微咳,体温38.6℃,查咽部充血,双侧扁桃体无肿大,口颊粘膜可见数个针尖大小白点,周围红晕(西医称科氏斑)颈及胸部四肢已具少量红疹,纳呆干呕,脐中隐痛,双肺呼吸音稍粗,血常规白细胞$7.6×10^9$/L,中性63%、舌红、苔薄白,脉象浮数,此时正值当地麻疹流行,据其证候,属麻疹出疹期,治宜疏散风热,透疹解毒,方选银翘散加减。

处方:双花10克,连翘10克,薄荷6克,荆芥6克,西河柳10克,升麻6克,葛根10克,蝉衣6克,杏仁5克,桔梗6克,甘草3克

上方3剂,冷水浸泡1小时,文火加热煮沸20分钟,煎煮两次,每次200ml,每日1剂半,分早中晚3次温服。15号上午9时二诊,其母述昨日发热加重,测体温39.8℃,咳嗽加重,微喘,疹出渐多,伴头身痛,发热不恶寒,渴欲冷饮,头面胸背四肢均是密集的玫瑰样麻疹,目赤流泪,舌红,苔薄黄,脉洪大,双肺呼吸音粗,此气分热盛,以原方去薄荷、荆芥加炙麻黄6克、石膏15克、黄芩6克,继服3剂,煎煮及服法同上。17日上午11时三诊,咳嗽同前,双肺呼吸音粗,疹出遍身,且手足心也见少量麻疹,体温38.6℃,虽疹已全出但余热未尽,治宜养阴清热,平喘止咳,方选沙参麦冬汤、麻杏石甘汤。

处方:炙麻黄 6 克,杏仁 6 克,石膏 15 克,沙参 10 克,寸冬 10 克,双花 10 克,桔梗 10 克,炙杷叶 10 克,芦根 15 克,焦三仙各 15 克,甘草 3 克

上方服 3 剂,煎煮法同上,每日服 1 剂,20 日上午 10 时四诊,麻疹渐退,体温 37.6℃,口干渴,咳嗽减轻,喘平,舌质鲜红少津,脉细缓,此气分热清,但阴液未复,以沙参麦冬汤出入 3 剂,以善其效。

按:麻疹是由麻疹病毒引起的小儿常见发疹性传染病。据《三因方》记载:"细粒如麻者,俗呼为麻,即肤疹也。"《景岳全书》"在罗松,曰沙子;在浙江为醋子。"麻疹之名,始于明龚信《古今医鉴》,我国记载此病,以宋钱乙《小儿直决》为最早。陈文中《痘疹方论》已能区别天花与麻疹。其特征是传染性大,我国六七十年代,麻疹流行还很普遍,往往一方一村初见几例,数日内即可大部传染,由于新生儿麻疹疫苗的预防接种,小儿麻疹目前已基本上得到控制。六十年代,笔者毕业分配到山东巨野正值麻疹流行,在诊治小儿麻疹的过程中,积累了不少经验和教训,笔者认为麻疹初、中期以发表清宣为要,应让疹出透彻,以防疹毒内陷,除合并肺部感染、白细胞较高者一般不主张使用抗生素。麻疹后期以养阴为主,兼顾脾胃,以加快正气恢复。因肺主皮毛,而麻疹即毒邪上犯于肺,郁于肌表,肺卫失宣,营卫瘀滞,故见发热,咳嗽等。本案初以银翘散加西河柳、升麻、葛根、蝉衣清热解毒、发汗透疹,可使疹毒从表达外,中期以麻杏石甘汤宣肺清解,即可透疹,又可止咳平喘,双花、连翘清热解毒,以防疹毒内陷,更加芦根、沙参、寸冬清热生津,桔梗、杷叶宣肺止咳。临床服之,每或良效。

(张义明 张蕲蕲)

第二节 痄腮医案

痄腮 热毒蕴结（流行性腮腺炎）

朱某某,男,7岁,山东滕州市春秋阁小区,因"感冒发热伴双侧耳垂下弥漫性肿痛3日"于2013年3月7日就诊。即诊,患儿两侧耳下腮部肿胀,先发于一侧,继而漫及双侧,张口困难,按之坚硬,边界不清,压痛明显,皮肤有灼热感,体温39.2℃,烦躁不安,面红目赤唇红,口干渴欲冷饮,头痛干呕,咽部红肿充血,滤泡增生,不欲饮食,尿少色黄,大便干结,舌红,苔黄,脉滑数。血常规:白细胞数目11.7×10^9/L,中性粒细胞数目5.62×10^9/L,淋巴细胞数目6.5×10^9/L(滕州市中心人民医院),诊断为"流行性腮腺炎",给予抗生素等治疗,效果不佳。据其症候,属于痄腮,证属热毒蕴结,治宜清热解毒,软坚散结,方选普济消毒饮加减。

处方:柴胡15克,黄芩10克,黄连10克,连翘10克,板蓝根15克,桔梗10克,僵蚕10克,石膏20克,薄荷10克,蒲公英20克,玄参10克,浙贝10克,升麻10克,牛蒡子6克

上方3剂,冷水浸泡1小时,武火煮沸后文火煎煮20分钟,每剂煎煮2次,每次煎200ml,分早、中、晚3次服用,每日一剂,忌食辛辣刺激食物。3月10日上午8时2诊,双侧腮部肿胀、疼痛明显减轻,灼热感消失,体温37.8℃,口微渴,咽部充血减轻,饮食渐佳,二便正常,舌红苔黄,脉滑,原方柴胡改为10克,继服3剂而诸症消失,复查血常规:白细胞数目6.3×10^9/L,中性粒细胞数目3.42×10^9/L,淋巴细胞数目4.1×10^9/L,服药6剂而病愈。

按:痄腮是以发热不退,咀嚼时颊部酸痛不舒,耳下腮部肿胀,边缘不清为特征的一种传染病,西医学称为流行性腮腺炎,因感染流行性腮腺炎病毒致病。临床按症状特征,有"大头瘟""虾蟆瘟""大头风""鸬

鹏瘟"等别名,统称为痄腮。此病最早确立于金代《疮疡经验全书·痄腮》,其"此毒受在牙根耳聤,通过肝肾气血不流,雍滞颊腮,此是风毒肿。"提出痄腮的发病,是由风温邪毒所致,并指出了痄腮的发病机制和病位。明代《外科正宗》曰:"有冬温后天时不正感发传染者,多两腮肿痛",指出了痄腮具有传染性。清代《疡科心得集》中记载:"夫鸬鹏瘟者,因一时风温偶袭少阳……此症永不成脓,过一候自能消散",提出了本病失稳临床特征和疾病预后。本病以冬春季节多发,好发于学龄前以及学龄期儿童,有传染性,一般预后良好,发生后可获得终身免疫。

本案系风温邪毒经口鼻而入,邪毒化火,热毒炽盛,蕴结于肺,循少阳经上行,气血瘀结于耳下所致,故而表现为高热、口渴、头痛、腮部肿痛、坚硬拒按、咀嚼困难等特点,本案为重证,易发生变证。疫毒宜清解,风热宜疏散,故治宜清热解毒为主佐以软坚散结,方选普济消毒饮加味。方中以黄连、黄芩为君,黄芩善清肺热,黄连善清胃热,二者合以清解中上焦热毒,柴胡升阳散火,寓"火郁发之"之意,引君药上达头面且能退热,连翘、薄荷、蒲公英、牛蒡子、升麻、僵蚕及石膏辛凉疏散头面、肌表之风热,以板蓝根助君药清热解毒,又合薄荷、桔梗以清理咽喉,以玄参、浙贝等软坚散结。辛凉升散与苦寒清泻并用,佐以消肿散结,诸药并用,共奏清热解毒、消肿散结之功。

(郭方超　吴海燕)

第三节 乳蛾医案

乳蛾 痰热互结（扁桃体炎）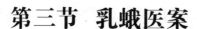

李某，男，5 岁半，山东省薛城区临城街道办事处人，"咽喉肿痛伴咳嗽、低热 2 周余"，西医给予抗生素、激素输液，效果不佳，遂于 2013 年 10 月 8 日来我处求诊。即诊，患儿易感冒咳嗽，咽喉肿痛，迁延不愈，咽部干燥、灼热，口干欲饮，咳嗽咳痰，痰质黄稠，不易咯出，体温 37.6℃，不欲饮食，大便干结，面黄体瘦，常自汗出，白细胞数目 8.4×10^9/L，中性粒细胞数目 4.62×10^9/L，咽部充血，滤泡增生，双侧扁桃体 II 度肿大并化脓，有少许脓液附于表面，双肺听诊呼吸音稍粗，舌红，苔薄黄，脉细数。据其证候，属于乳蛾，证属痰热互结，治宜清热解毒，化瘀消肿兼扶正益表，方选玉屏风散合桑菊饮加减。

处方：黄芪 15 克，白术 10 克，防风 5 克，桑叶 5 克，菊花 5 克，桔梗 5 克，黄芩 5 克，连翘 5 克，杏仁 3 克，夏枯草 15 克，浙贝 5 克，射干 5 克，蝉蜕 5 克，僵蚕 5 克，板蓝根 10 克，焦三仙各 15 克

上方 3 剂，冷水浸泡 1 小时，大火煮沸后文火煎煮 20 分钟，每剂煎煮 2 次，每次煎 200ml，分早、中、晚 3 次温服，每日一剂，忌食辛辣刺激、肥甘油腻食物。10 月 11 日上午 9 时 2 诊，低烧已退，体温 36.5℃，咽痛减轻，咽部暗红，充血减轻，双侧扁桃体化脓消失，扁桃体 II 度肿大，饮食尚可，二便正常，舌红苔黄，脉数，原方去桑叶、菊花，加赤芍 10 克，以凉血散结，继服 6 付，用药方法同前，18 日 8 时 3 诊，诸症皆明显减轻，咽喉检查是咽部充血消失，扁桃体 II 度肿大，双肺听诊未见异常，白细胞数目 7.8×10^9/L，中性粒细胞数目 4.25×10^9/L，原方继服一月而扁桃体肿大消失，免疫力明显提高，随访未见复发。

按：乳蛾是以咽痛、咽喉两侧喉核红肿疼痛、化脓、吞咽不利为主症的咽部疾患，因其喉核肿大，形状似乳头或蚕蛾，故称乳蛾，又名喉

蛾。乳蛾属于西医学的急性扁桃体炎和慢性扁桃体炎的范围。乳蛾之名，初见于《儒门事亲·喉舌缓急贬药不同解二十一》，文曰："单乳蛾，双乳蛾 …… 结搏于喉之两旁，近外肿作，因其形似，是为乳蛾。"历代医籍有关本病的名称较多，如《普济方》之肉蛾，《杂病源流犀烛》之连珠蛾，《张氏医通》之乳鹅，《瘟疫明辨》的喉结，《重楼玉钥》的鹅风，《焦氏喉科枕秘》的死乳蛾、乳蛾核，《咽喉脉证通论》的烂头乳蛾，《梅氏验方新编》的蛾子等。本病是儿科临床常见病、多发病，一年四季均可发病，多发于春秋两季，一般预后良好，长期不愈反复的乳蛾发生亦可形成反复呼吸道感染，降低小儿机体免疫力，影响小儿的健康成长。

《疡科心得集·辩喉蛾喉痛论》云："夫风温客热，首先犯肺，化火循经，上逆入络，结据咽喉，肿如蚕蛾"，病位在喉，病变脏腑在肺胃。本案发于秋季，风热之邪入侵犯肺，肺气失宣，津液输布不调，聚而成痰，燥热之邪入里化火，火性炎上，循肺经上行于咽喉，聚而成乳蛾，故本案症属温燥伤肺，痰热互结，治宜清热解毒，化瘀消肿兼扶正益表，方中黄芪、白术、防风扶正益表，黄芪得防风则益表而不留邪，防风得黄芪则祛邪而不伤正，桑叶、菊花疏散风热，连翘、桔梗、黄芩、板蓝根清热解毒利咽，浙贝、射干、蝉蜕、僵蚕、夏枯草以消肿利咽、散结化瘀，再以杏仁润肺止咳，加入赤芍凉血化瘀之品，收效更捷。

（郭方超　吴海燕）

第四节 咳嗽医案

咳喘 风热壅肺（小儿肺炎）

张某，男，4岁，滕州市北辛办事处居民，以感冒后咳喘3天，于2013年6月25日就诊。患儿3天前因感冒出现咳嗽、发热、憋喘，在外院给予抗生素治疗，效果不显著，今日就诊我院，现咳嗽，憋喘，咳痰不爽，发热，纳呆，大便干，舌红，苔薄黄，脉数。既往体质较弱，易感冒，无药物食物过敏史。T38.9℃，咽部充血，滤泡增生，双侧扁桃体Ⅱ度肿大，双肺呼吸音粗，并闻及干湿罗音，心率90次/分，律齐。余（－）。血常规：WBC10.4×10^9/L，N 0.785 L0.184；胸片示双肺上叶可见浅薄片状阴影。病属中医喘证，由外感风热壅肺所致，与西医的小儿肺炎相似。治宜辛凉宣泄，清肺平喘，方用麻杏石甘汤加味。

处方：麻黄5克，杏仁3克，石膏15克，柴胡15克，黄芩10克，大贝10克，鱼腥草15克，枳壳10克，炙冬花10克，炙杷叶10克，桔梗10克，射干10克，僵蚕10克，甘草5克

每剂1剂，武火煮开后改为文火煎煮20分钟，水煎两次，共取汁400ml，分三次温服，忌辛辣刺激之物，宜清淡易消化饮食，多饮温开水，服3剂。6月29日复诊，已不发热，咳喘亦减轻，原方去柴胡，加生姜3片，继服3剂。7月3日复诊，咳嗽痰多，上方继服6剂，随访痊愈。

按：患儿以咳喘为主症，证属中医喘证，相当于现代医学的支气管炎、肺炎、肺部感染、肺气肿、心源性哮喘、肺结核、矽肺以及癔病性喘息等疾病。《素问·太阴阳明论篇》："……犯虚邪贼风者，阳受之，……阳受之则入六腑……。入六腑则身热不时卧，上为喘呼"《素问·通评虚实论》："乳子中风热，喘鸣肩息"《皇帝内经》最早记载了喘的名称，有"喘息""喘呼""喘渴""喘咳""上气"等称谓，并阐明了喘证的病因

有外感与内伤,如"暑""风热""水气""虚邪贼风""气有余"等。病机有虚有实,病症在肺,亦可由心肾之病引发。该患者外感风热之邪,未及时发散,外邪束表,肺气不得宣泄,入里化热,故上逆作咳喘。治宜辛凉宣泄,清肺平喘,方用麻杏石甘汤加味。方中麻黄辛甘温,宣肺解表而平喘;石膏辛甘大寒,清泄肺胃之热以生津,倍麻黄四倍之伍;使宣肺而不助热,清肺而不留邪,杏仁苦降肺气,止咳平喘,既助石膏沉降下行,又助麻黄清肺热;黄芩、大贝、鱼腥草、桔梗清热化痰;款冬花、炙杷叶、枳壳降气化痰,止咳平喘;射干、僵虫祛痰利咽。诸药合用共奏辛凉宣泄、清肺平喘之功效,患儿服药 10 余剂,病愈。

　　本案系由外感内热之邪,表邪未解入里化热,如《伤寒论》64 条"发汗后,不可更行桂枝汤。汗出而喘,无大热者,可与麻黄杏仁甘草石膏汤"。笔者临床体会,此患者往往病毒和细菌同时感染,血常规偏高,麻杏石甘汤虽症机相符,但对于抗细菌性炎症治疗,药力欠缺,故加入鱼腥草、黄芩清肺热解毒之品,收效更佳。对发热较高的病人可加入柴胡以退热,其效更好。

（赵芸　张崭崭）

第五节 小儿泄泻医案

泄泻 脾虚失运（小儿消化不良）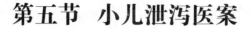

章某，男，8个月，山东省滕州市春秋阁小区人，反复出现腹泻1月余，于2013年7月28日就诊。患儿1月前腹泻，病情迁延不愈，时轻时重，每日腹泻7–10次不等，大便稀溏，甚则水样便，色淡不臭，夹有未消化之乳食，每于食后即泻，多食则痞满便多，食欲不振，面色萎黄，神疲乏力，形体消瘦，小便量少，舌淡，苔白，指纹色淡。据其证候，属于泄泻（脾虚失运），治宜健脾益气，助运化湿，方选参苓白术散加减。

处方：太子参5克，苍白术各10克，茯苓10克，山药10克，薏苡仁10克，白扁豆10克，陈皮3克，砂仁3克后下，枳实3克，半夏3克，车前子5克，煨肉豆蔻3克，炮姜3克，焦三仙各10克，甘草3克

上方3剂，冷水浸泡1小时，大火煮沸后文火煎煮30分钟，每剂煎煮2次，每次煎50ml，分早、中、晚3次温服，每日一剂，服药期间减少二分之一的母乳量，以小米稀粥代之，避免过饱。8月1日上午8时2诊，泻已渐止，大便每日3～4次，便质正常，饮食好转，舌淡，苔薄白，原方继服3付，用药方法同前，药后则大小便正常，饮食睡眠正常，面色渐红润，6付而病愈。

按：泄泻是以大便次数、数量增多，粪质稀薄，甚如水样为特征的小儿常见病，西医学称为腹泻病，发于婴幼儿者又称婴幼儿腹泻。我国早在《内经》中已有关于小儿泄泻的记载，如《灵枢·论疾诊尺》说："婴儿病……大便赤瓣，飧泄，脉小者，手足寒，难已；飧泄，脉少，手足温，泄易已。"《诸病源候论·小儿杂病诸候》记有"冷利候""久利候"等。《小儿药证直诀·五脏病》记载："脾病，困睡，泄泻，不思饮食。"明确指出了小儿泄泻，病位在脾。本病在儿科发病率高，一年四季均可发病，夏秋

季节多见。《幼幼集成·泄泻证治》云："夫泄泻之本,无不由于脾胃……精华之气不能输化,乃至合污下降,而泄泻作矣。"小儿脾常不足的生理特点在年龄幼小者表现更为突出,所以泄泻多见于婴幼儿,尤其是 1 岁以内的婴儿。《幼科全书·泄泻》有"凡泄泻皆属湿"之说。本案幼儿脾气不充,脾主运化功能失常,脾胃虚弱湿自内生,然脾性喜燥而恶湿,湿困中焦,运化失司,下泄作泻,故症属泄泻之脾虚失运,治宜健脾益气、助运化湿,方选参苓白术散加减。方中太子参、苍白术、茯苓既可益气健脾又可燥湿渗湿,山药、白扁豆、薏苡仁均可补脾健脾又能渗湿止泻,砂仁行气化湿,煨肉豆蔻补脾涩肠止泻,陈皮、半夏、枳实、焦三仙等健脾助运,以益气补脾之品配伍渗湿止泻药物,补泻同施,虚实并治,以渗湿为主,加入炮姜通运脾阳,车前子利水湿而实大便。此方功可补中气、健脾气,渗湿浊,行气滞,脾得健运,湿邪得去,则诸症自除。

（郭方超 秦延讯）

第六节　疳积医案

疳积　脾虚食积（小儿消化不良）

宋某某,男,6岁,山东省滕州市西岗镇段庄村人,因"身体瘦弱不思饮食2年余"于2013年7月10日就诊,即诊,患儿形体消瘦,不思饮食,脘腹胀满,腹部触之柔软,嗳气吞酸,面色萎黄,毛发稀疏、黄软,神情烦躁,多动不安,挤眉眨眼或口中频作异响,啃食指甲等异物,夜卧不宁,磨牙梦呓,大便干稀不调,夹杂未消化之完谷,臭秽异常,动则汗出,易感外邪,舌淡,苔白黄相间稍腻,脉沉细滑。据其证候,属于疳积,证属脾虚食积,治宜健脾益胃,消食化积,方选枳实消痞丸加减。

处方:枳实10克,厚朴5克,太子参10克,白术10克,茯苓10克,黄连5克,干姜5克,陈皮5克,半夏5克,鸡内金10克,槟榔10克,焦三仙各15克,生龙牡各10克,甘草3克

上方6剂,冷水浸泡1小时,武火煮开锅后文火煎煮30分钟,每次煎煮取200ml,早晚各温服一次,每日1剂,忌食生凉、冷饮、油腻食物。7月17日上午11时二诊,诉饮食情况较前稍好转,二便调,仍多动急躁,夜寐不安,磨牙踢被,舌淡,苔白黄,脉沉细,以原方,加钩藤10克,以平肝止痉,继服6剂,煎煮及服法同前。7月25日下午16时三诊,其母代述食欲明显好转,饭量增加,偏食、挑食症状转佳,已不啃食异物,多动挤眼频率降低,二便调,舌淡苔白,脉沉,效不更方,继续一月而诸症皆消。后随访见患儿饮食佳,营养良好,发育正常。

按:疳积是由于喂养不当,或多种疾病的影响,使脾胃受损,气液耗伤而引起的临床以形体消瘦,面黄发枯,精神不振或烦躁不宁,饮食异常,大便不调为特征的一种慢性疾病,包括西医学的小儿营养不良和多种维生素缺乏症,以及由此引起的并发症。古代将其列为疹、痘、惊、疳四大要证之一,为历代医家所重视。疳积首见于《诸病源候论·虚

劳病诸候·虚劳骨蒸候》："蒸盛过伤,内则变为疳,食入五脏。""久蒸不除,多变成疳。"《小儿药证直诀·诸疳》提出:"大抵疳病当辨冷热肥瘦,初病者为肥热疳,久病者为瘦冷疳""疳皆脾胃病,亡津液之所作也",将疳积病因病理归结于脾胃《幼科铁镜·辩疳疾》曰:"疳者……或因吐久、泻久、痢久、虐久、汗久、热久、咳久、疮久,以致脾胃亏损,亡津液而成也",小儿生理特点为"脾常不足",先天不足,形体瘦小,脾失健运,纳谷不香,另后天喂养不当,过食肥甘厚味,食而不化,运化水谷精微力弱,不能营养机体,心肝失养,虚火内扰,故而发此疾病,本案亦然。治宜健脾益胃,消食化积,方选枳实消痞丸加减。方中枳实、厚朴行气消痞除满,太子参、白术、茯苓、甘草合为四君子,健脾益气祛湿和中,黄连配干姜清热燥湿温中散寒,辛开苦降之力尤佳,陈皮配半夏行气散结而和胃健脾,槟榔、鸡内金、焦三仙健脾助运促消化,辅以生龙牡安神敛汗,平肝除烦,本方消补兼施,温清并用,辛开苦降,扶脾益肝,共奏健脾益胃、消食化积之效。

(郭方超 秦延讯)

第七节　滞颐医案

滞颐　脾虚夹湿　流涎症

侯某某,男,10岁,滕州市善南街道办事处人,因流口水1年,在外院给予维生素类及葡萄糖酸锌口服液等治疗,效果不佳,微量元素等各项检查指标正常,欲求中医药治疗于2019年6月19日就诊。刻诊:口角流涎,涎液清稀,面色萎黄,形体消瘦,纳差,大便偏稀,日1~2次,舌质淡,苔白滑,脉沉缓。经舌脉四诊合参,中医属于滞颐,证属脾虚夹湿,西医学称为流涎症。中医治宜健脾益气,利水除湿,方选人参健脾丸合五苓散加减。

处方:人参10克,炒白术15克,茯苓15克,陈皮10克,半夏10克,泽泻10克,猪苓10克,桂枝10克,车前子10克,炒枳壳10克,山药20克,砂仁10克^(后下),炒扁豆20克,焦三仙各20克,苏叶15克,藿香10克,炒薏米20克,甘草5克

上方用凉水1200ml浸泡1小时,武火煮沸后改为文火煎煮30分钟,取药汁200ml;二遍加水1000ml,同样方法煎煮,取药汁200ml,早晚饭后半小时温服。嘱其多运动,增强体质,提高免疫力,不要偏食,多食些五谷类食物,以及鸡蛋、牛奶、鱼肉等,少食辛辣刺激性的食物。服药6剂后,于2019年6月26日二诊,诉口角流涎减轻,纳食增加,大便成形,诉嗓子疼痛,查见咽部充血,原方去桂枝、炒扁豆,加连翘10克,以清热解毒利咽,继续服药6剂。于2019年7月3日三诊,无口角流涎,纳食好,面色较前滋润,二便调,舌苔薄白,脉沉。上方继服6剂巩固疗效。3月后电话随访,未再出现上诉流涎等症状。

按:滞颐,是指小儿口中涎液不自觉地从口内流出来的一种病症,因涎液常滞渍于颐下而得名,俗称流涎、流口水。西医学称为流涎症。

对小儿滞颐各代医家均有论述,如隋代《诸病源候论·小儿杂病诸候·滞颐候》:"滞颐之病,是小儿多涎唾流出,渍于颐下,此由脾冷液多故也。脾之液为涎,脾气冷,不能制其津液,故冷涎流出,滞渍于颐也。"阐述了滞颐的病因病机。本病病变脏腑在脾胃,脾运则水津四布,胃和则浊气下行,脾胃湿热及脾胃虚寒,两者均可导致濂泉失束,津液失约而口水不止。正如《保婴撮要·滞颐》所说:"脾为液之涎,由脾经虚寒不能收摄尔,治用六君子,若脾经实热而濂泉不能约制者,用牛黄清心丸;胃经实热而虫动,津液流出者用泻黄散。"本症见:流涎清稀,面色萎黄,形体消瘦,纳差,大便稀,舌淡苔白滑,脉沉缓,属于脾虚夹湿,方用人参健脾丸合五苓散加减。方中人参、白术补中益气,茯苓、山药、砂仁、炒扁豆、陈皮、半夏、苏叶、藿香健脾化湿和胃,调理气机升降,猪苓、桂枝、泽泻、车前子、炒薏米健脾温阳利水,焦三仙健脾和胃,甘草调和诸药。诸药合用共奏健脾益气,利水除湿之功效。每遇脾虚型流涎,用此方加减效果显著。

(赵芸　杨国梁)

第八节 肝风医案

抽动 脾虚肝旺（多发性抽动症）

孙某某，男，8岁，山东省滕州市级索镇韩庄社区人，因"全身不自主抽动半年余"于2013年8月12日来我处就诊。即诊，患儿全身不自主抽动，时发时止，时轻时重，伴注意力不集中，抽动无力，手足蠕动，可腹部抽动，喉中痰鸣，时时发出怪声，挤眉弄眼，面色萎黄，形体瘦弱，疲倦乏力，少气懒言，纳呆腹胀，大便稀溏，急躁易怒，多动不安，胸胁胀痛，善太息，夜寐磨牙，舌淡红，苔白黄相间而厚，脉沉弦。据其症候，属于抽动，证属脾虚肝旺，治宜疏肝健脾，熄风止痉，方选逍遥散合温胆汤加减。

处方：柴胡10克，当归10克，白芍15克，茯苓10克，苍白术各10克，竹茹5克，陈皮10克，半夏10克，胆南星5克，枳壳5克，太子参10克，天麻10克，钩藤10克，生龙牡各15克，甘草5克

上方6剂，冷水浸泡1小时，武火煮开锅后文火煎煮30分钟，煎煮2次，每次取200ml，分早晚2次温服，每日1剂。8月19日二诊，诉全身抽动同前，腹胀纳呆好转，大便次数减少，原方加砂仁5克后下，继服6剂，服法同前。8月27日三诊，抽动较前减轻，纳食可，二便调，烦躁不安好转，夜寐佳，上方继服12付，用法同前，9月11日四诊，全身抽动减轻，乏力疲倦消失，喉中痰鸣消失，纳食可，二便调，睡眠正常，舌淡苔白，脉沉，以8月19日方继服，2月余而抽动止，未见复发。

按：抽动又称抽动秽语综合征、抽动障碍、进行性抽搐、托力特综合征，主要表现为不自主的、反复的、快速的一个或多个部位肌肉运动抽动和发声抽动的综合征，并可伴有注意力不集中、多动、强迫动作和思维以及其他行为症状。中医古籍中无本病的病名，根据怪病多责之于痰，抽动又责之于风的理论，本病与痰证、风证相关，属惊风、抽搐、

肝风、瘈疭、筋惕肉润等范畴。《素问·至真要大论》曰："诸风掉眩,皆属于肝"。《素问·阴阳应象大论》曰："风胜则动""风为阳邪,其性善行而数变",指出不管任何部位的抽动,皆为风邪为患,古有"怪病多由痰作祟"之说,故本病病位主要在肝脾肾,肝风内动是主要病理特征,而痰则是主要病理产物。本案患者素体脾虚,体质较差,脾气虚弱,运化失司,而痰浊内生,痰阻清窍,脾虚气血生化无源,血虚生风,筋脉失养,肝木乘脾以致虚风内动。故治宜:疏肝健脾,熄风止痉,方选逍遥散合温胆汤加减。方中柴胡、当归、白芍疏肝解郁,疏肝柔肝,太子参、白术、茯苓、山药健脾益气,半夏、陈皮、竹茹行气燥湿化痰和胃,天麻、钩藤、白芍、生龙牡镇肝熄风止痉,同时安神定志,肝脾并调,既扶脾弱,又抑肝强,辅佐熄风止痉、理气化痰,诸药配伍,既治抽动之本,又治风痰之标。

（郭方超　杨国梁）

第九节　遗尿医案

夜尿　肾气不固（遗尿症）

姜某某,女,6岁,山东省枣庄市山亭区冯卯镇人,因"遗尿1年余",四处就诊未果,于2013年12月10日就诊。即诊,患儿面色㿠白,形寒肢冷,常于睡中遗尿,醒后方觉,每晚1次以上,或间隔几日出现1次,尿色清长,易劳累,不欲活动,神色疲倦,饮食尚可,寐差易惊,舌淡苔白,脉沉无力,据其症候,属于夜尿(肾气不固),治宜:温阳补肾,固涩止遗,方选肾气丸合缩泉丸加减。

处方:熟地5克,山茱萸5克,山药10克,茯苓10克,菟丝子10克,覆盆子5克,附子5克,肉桂3克,五味子5克,益智仁10克,乌药5克,桑螵蛸10克,炙远志10克,白术10克,甘草3克,

上方6剂,冷水浸泡1小时,武火煮开锅后文火煎煮30分钟,煎煮2次,每次取150ml,分早晚2次温服,每日1剂。17日上午10时二诊,诉小便次数减少,尿量减少,饮食可,睡眠质量转好,服药1周遗尿3次,效不更方,继服6剂,服法同前。25日下午14:00三诊,代诉夜尿明显减少,尿色淡黄,乏力消失,形寒肢冷明显好转,饮食睡眠佳,舌淡,苔薄白,脉沉,上方继服12付。随诊诸症皆消,遗尿已愈,未复发。

按:遗尿是指5岁以上的小儿不能自主控制排尿,经常睡中小便自遗,醒后方觉的一种病症。中医学对本病早有较全面的认识,《灵枢·九针》明确指出:"膀胱不约为遗溺。"《诸病源候论·小便病诸候·尿床候》也说:"夫人有于睡眠不觉尿出者,是其察质阴气偏盛,阳气偏虚者,则膀胱肾气俱冷,不能温制于水,则小便多,或不禁而遗尿。"历代医家均认为小儿遗尿多系虚寒所致,常用温补之法,正如《诸病源候论·小儿杂病诸候·遗尿候》曰:"遗尿者,此由膀胱有冷,不能约于水故也",《幼幼集成·小便不利证治》亦云:"睡中自出者,谓之尿床,此皆肾与膀

胱虚寒也"。肾为先天,司职二便,与膀胱相表里,膀胱为州都之官,主藏溺,小便的潴留和排泄为膀胱气化功能所司约,而膀胱气化功能的正常发挥又赖于肾的气化功能来调节。小儿"肾常不足",素体虚弱则肾气不固,膀胱气化功能失调而致遗尿。治宜:温阳补肾,固涩止遗,方选肾气丸合缩泉丸加减。方中附子、肉桂二药相合,可补肾阳之虚以复气化之职,白术、甘草益气,地黄、山茱萸、山药补肝脾而益精血,以茯苓利水渗湿,乌药、益智仁,温肾祛寒,缩泉止尿,更加入菟丝子、覆盆子、桑螵蛸、五味子增加补肾缩尿之功,炙远志安神益智,本方以补阳为主配伍滋阴之品,旨在阴中求阳,使阳有所化,加入温肾缩尿、固涩之品,诸药合用,振奋肾阳,气化复常。

（郭方超　杨国梁）

第五章 五官科医案

第一节 眼病医案

针眼 风热蕴积，瘀阻胞睑（麦粒肿）

秦某，男，16 岁，滕州市某中学高一学生，2013 年 3 月 7 日，以右眼睫毛硬结伴肿痛 2 天就诊，自述 1 周前感冒伴鼻塞，流黄涕，头身四肢酸痛，恶寒发热，近两天右眼睑肿痛，于睫毛根部触及绿豆大小脓疱，胀痛，压痛明显，口干渴，纳眠可，二便调，查血常规示：$0.6 \times 10\ 9/L$，体温 37.8℃，咽部充血，双侧扁桃体Ⅰ度肿大，心肺（—），微咳，吐白痰，舌红苔薄黄，脉浮数。西医诊为麦粒肿，中医诊为针眼，由风热蕴积，瘀阻胞睑所致，治宜疏风散热解毒，方用桑菊饮加减。

处方：桑叶 15 克，菊花 15 克，连翘 15 克，双花 10 克，黄芩 10 克，薄荷 10 克，蝉蜕 10 克，僵虫 10 克，浙贝 10 克，白芷 10 克，当归 10 克，赤芍 10 克，白花蛇舌草 15 克，甘草 5 克

上方水煎煮两次，每次 200-300ml，每日一剂分两次温服，首次服用 3 剂，并配合局部热敷，忌揉眼部，3 月 11 日上午复诊，身热退，痛减，胞睑肿好转，仍咳嗽咳痰，原方加入杏仁 10 克，炙巴叶 15 克，宣肺止咳，继服 5 剂，复诊 3 次痊愈。

按：针眼即麦粒肿，是睫毛毛囊附近的皮脂腺或睑板腺的急性化脓性炎症，麦粒肿分为内麦粒肿和外麦粒肿两型，引起麦粒肿的细菌多为金黄色葡萄球菌。祖国医学中针眼又名土疳、土疡，俗名偷针。因生于胞睑，属五轮中肉轮。中医辨证病位在脾胃。脾胃为"仓廪之官，五味化焉"，饮食有节，五味适合，则胃纳脾输营滋卫布，目系得养，清窍

得濡。如过食五辛,过啖炙煿,则脏之气失调,湿热内蕴;上攻于目而为患。又肝开窍于目,如肝气不疏或肝气横逆,肝木克土,肝胃火旺,上犯于目,也可发生本病。临床表现为局部胞睑红肿,形如麦粒,微痒色红紫,继则焮痛而拒按。轻者数日可自行消散,重者排脓后始愈。本证有惯发性,多生于一目,但也有两目同发,或一目肿核消退后,另目又起。本病案为外感风寒之邪,入里化热,风热相搏,客于胞睑,热毒壅阻而成,治宜疏风清热,解毒化瘀,方选桑菊饮加减。方中以桑叶、菊花、薄荷疏风清热,以连翘、双花、黄芩、白花蛇舌草清热解毒,以僵虫、浙贝、白芷散结化瘀,当归、赤芍活血化瘀,方证相符,治疗得当,收效快捷。若为惯发着,常由血虚,易感风毒所致,或由余热未尽所致,治疗宜扶正气、调气血、清余热并举。

(徐守莉　朱源昊)

白涩症 肝肾阴亏 （干燥综合征）

李某,女,山东枣庄山亭区人,年龄 52 岁,患者因口干目涩伴视物模糊耳鸣 2 月余,加重半月就诊,自述无明显诱因近 2 个月口干目涩视力下降,偶感双下肢麻木,夜间汗出甚,已绝经 4 年,伴腰膝酸软,面色潮红,急躁易怒,寐差多梦,二便调。曾于内分泌科查血糖,肝肾功未见明显异常,查体见:双眼白睛略混浊,目内眦略红,分泌物少,咽部充血,舌红少苔脉细数。西医诊断为干燥综合征,中医诊为白涩症,由肝肾阴虚所致,治宜滋补肝肾、养阴生津方用杞菊地黄汤加减。

处方:枸杞子 15 克,菊花 15 克,熟地 15 克,山药 15 克,茯苓 15 克,丹皮 10 克,泽泻 10 克,山茱萸 10 克,当归 15 克,白芍 15 克,桑葚子 15 克,丹参 20 克,红花 15 克,甘草 6 克

上方文火煎煮,水煎两次,每次煎取液 300ml,早晚饭后半小时分两次温服,每日一剂。本案共服用一月半,口干、目涩症状消失,视力明显好转,平时辅以食物疗法百合粥(百合、莲子、银耳、枸杞子)服用,临床诸症皆愈。

按：白涩症即西医所讲干燥综合征，是一种主要累及全身外分泌腺的慢性自身免疫性疾病，以口干、眼干、关节痛、反复腮腺肿大、乏力为主要临床表现，严重者可累及内脏。本病在中医文献中无相似的病名记载，现大多医家认为可归属为"燥证"范畴。本病的病机关键在于"阴虚"，轻则肺胃阴伤，重则肝肾阴亏，本病早期燥邪侵袭机体，多以肺卫表证为主，可损及津液，日久病及阴血，出现血虚津亏，痹阻于经络血脉可致麻木疼痛，肝开窍于目，主筋，主疏泄，肝阴虚则清窍筋脉失养，而且眼干少泪，视物模糊，肢体麻木，若疏泄失常，气机不畅，可见气滞血瘀的表现。肾藏精主骨，若肾阴不足则可见消瘦、腰膝酸软、烦热盗汗等证。本案以杞菊地黄汤加减治之，治以滋养肝肾、养阴生津。其中滋阴药当属改善病情的首要药物，病久多兼瘀，故在杞菊地黄汤的基础上加入活血化瘀之品，如丹参、红花，以改善血液循环。对于脾胃虚弱的病人，长期服用滋阴药可能造成脾胃损伤，出现腹胀、便溏、纳呆等症状，此时加入白术、陈皮等健脾和胃。配以苦寒清热之黄柏、知母，又取丝瓜络、桑枝等此为风中之润剂，既无伤阴之弊，又符合"辛以润之"的经旨，达到宣痹通络止痛之功，药证相符，并在治疗过程中，嘱患者配合服用百合粥（百合、莲子、银耳、枸杞子），药食同用，一月半即诸症痊愈。

（徐守莉　张蕲蕲）

暴盲 肝肾不足，血虚血瘀（糖尿病视网膜病变）

赵某，女，55岁，滕州市某单位下岗职工，2013年4月7日初诊。患者自诉糖尿病伴双眼视力下降4年余，右眼失明4个月。一年前曾于济南某医院眼科确诊为糖尿病视网膜病变Ⅳ期，四个月前右眼失明，仅有光感和可见手动。眼科检查发现眼底有一条状出血，视乳头呈增值性玻璃体病变，其他部分被混浊的玻璃体覆盖。口服药物治疗半年（具体药物不详），视力未恢复，现左眼视物模糊，右眼失明，多饮善饥，大便时干，口服降糖药物血糖控制可，舌暗红苔少，舌尖有瘀斑，脉细数。西医诊为糖尿病视网膜病变,中医诊为暴盲,由肝肾不足,血虚血瘀所致,治宜滋补肝肾,养血活血。以杞菊地黄丸加四物汤加味。

处方:枸杞子15克,菊花15克,熟地15克,山萸肉15克,五味子10克,怀山药30克,茯苓15克,泽泻10克,丹皮10克,当归15克,赤芍15克,白芍15克,川芎10克,红花10克,谷精草10克,甘草6克

上方文火煎煮,水煎两次,每次200～300ml,早晚饭后半小时各服用一次,服用本方加减2个月后,左眼视物较前清晰,右眼复明。双眼视力:右眼0.04,左眼0.07。依上方加减继服2个月后,视力进一步恢复,眼科检查双眼视力均为0.1。

按:中医之暴盲即西医所讲糖尿病视网膜病变,有关糖尿病眼部并发症,祖国历代医书均有记载,如《儒门事亲·三消论》说"夫消渴者,多变聋盲,疮痒,痤痱之类"《论治要诀》说"三消之久,精血既方,或耳无所见,或手足偏废"。眼底病病理变化,中医眼科认为是五轮中水轮病变,部位在瞳神,在脏属肾,又肝开窍于目,辨证上多责之于虚而忽视其实,依据其临床表现多为本虚标实之证,尤其早期、初期多兼实证,而在病理变化常与血运不畅痰湿阻滞有关。祖国医学认为眼是全身不可分割的一部分,五脏六腑之精气皆上注于目,因此许多全身性疾病,都有不同程度的眼底病表现。而消渴目病的病机多为病久气阴两虚,气虚无力行血,致血行瘀滞,目失濡养,阴虚火旺灼伤目络,血溢目络之外而成。眼部血运障碍,多为血管痉挛,静脉郁血,甚则郁久而脉道阻塞或破络而出。血管痉挛,郁血阻塞,经久不解,最后导致出血。本案依据瞳神为肾所主而责之于虚,肝藏血,肾藏精,肝肾同源,肝开窍于目,目得血而能视。"痰之本水也,源于肾",因此治痰也能起到滋肾的效果。古人所谓:"泽泻利水通淋而补阴不足"即此义也。故以滋补肝肾,养血活血之法选用杞菊地黄汤加四物汤加减治疗,收到一定效果。杞菊地黄汤为补肝肾之平剂,其实亦为补虚扶正、标本兼顾、痰瘀同治的精方,方中熟地、山萸肉、山药为三补之品以治虚;茯苓、泽泻、丹皮为三泻之品以治实;三泻之中茯苓、泽泻利水消痰;丹皮活血凉血;丹参、川

芎、红花、谷精草、菊花活血化瘀、祛风明目,当归、赤白芍养血活血,诸药合用,疗效显著。

（徐守莉　朱源昊）

云雾移睛　肝旺脾肾虚（玻璃体混浊）

宋某,女,37 岁,滕州市龙泉街道办事处人,银行工作人员。因右眼视物模糊 1 月余,于 2018 年 9 月 19 日就诊,在滕州市某医院,眼科检查玻璃体浑浊,飞蚊症。现症见:右眼视物模糊,伴急躁烦躁,寐差,大便溏,月经基本正常,舌红苔薄白,脉弦细。中医诊断为云雾移睛,证属肝旺脾肾虚,相当于西医学玻璃体混浊。中医治宜平肝化火,健脾补肾,方用丹栀逍遥散合六味地黄汤加减。

处方:丹皮 15 克,柴胡 10 克,当归 15 克,赤白芍各 15 克,茯苓 15 克,炒白术 15 克,山药 30 克,砂仁 10 克^(后下),炒扁豆 30 克,草决明 15 克,谷精草 15 克,红花 15 克,丹参 20 克,密蒙花 15 克,青箱子 10 克,甘草 5 克

上方用凉水 1500ml 浸泡 1 小时,武火加热至沸,文火加热煮沸 20-30 分钟,取药 300ml,另加水 1200ml,用同样的方法煎取药汁 300ml,合并两次煎液,分早晚饭后半小时温服,每日 1 剂,服药 6 剂。嘱其注意休息,少看手机电脑,多运动,多食些健脾补肾的食物,如山药、枸杞、核桃、黑米、黑芝麻等。于 9 月 26 日二诊,视物明显好转,二便正常。原方继服 12 剂。病人症状痊愈。3 月后电话随访,未见飞蚊症出现。

按:本病名首见于《证治准绳·杂病·七窍门》,其后《审视瑶函》也沿用此名。其症状和病因病机在《诸病源候论·目病诸候》中已有记载:"凡目病,若肝气不足,兼胸膈风痰劳热,则目不能远视。视物则茫茫漠漠也。若心气虚,亦令目茫茫,或恶见火光,视见蜚蝇黄黑也。",其后《圣济总录》也有"肾水即虚,肝无滋养,故见于目者,始则不能瞩远,

久则昏暗,时见黑花飞蝇"的记载。中医认为本病属神膏疾病,其病内应肝、胆、脾、肾。肝藏血,血养水,水养膏,肾为肝之母,乃神水之源。肝肾两亏,不能荣养目窍,神光衰微,神膏失养,则变清稀,或变混浊,致眼前黑花飞舞。胆附于肝,随肝为病,胆汁减神膏衰而致病。脾为气血生化之源,脾虚则五脏六腑之精气不能上注于目,目失所养,神膏变混;若脾气虚衰,不能收摄统血,血不循经,溢出络处,进入神膏,也可致神膏混浊。本证飞蚊症,伴急躁烦躁,寐差,大便溏,舌红苔薄白,脉弦细。中医诊断为云雾移晴,证属肝旺脾肾虚,相当于西医学玻璃体混浊。治宜平肝化火,健脾补肾,方用丹栀逍遥散合六味地黄汤加减。方中丹皮以清血中之伏火,逍遥散调和肝脾,山药、薏苡仁、炒扁豆健脾补肾,草决明、谷精草、密蒙花、青箱子清肝明目退翳,丹参、红花活血化瘀。诸药合用,共奏平肝化火,健脾补肾之功效,效果比较显著。

(赵芸 吴海燕)

第二节　耳病医案

耳鸣　肺经郁热（卡他性中耳炎）

李某,男,20岁,滕州市科圣职业学院学生,于2013年11月4日就诊,诉耳中憋气,有阻塞感5天,伴头痛咽干双耳胀感,鼻塞流涕,舌红苔薄黄脉弦数,自服感冒冲剂后感冒症状减轻,仍时感耳鸣,双耳胀感,咽痛,西医诊断为卡他性中耳炎,中医诊为耳鸣,由肺经郁热所致,治以疏风清热,散邪通窍,以桑菊饮加味治疗。

处方:桑叶10克,柴胡15克,黄芩15克,生麻黄10克,磁石30克,细辛5克,川芎15克,苏叶10克,杏仁10克,连翘10克,桔梗10克,僵蚕10克,龙骨牡蛎各30克,路路通10克,甘草5克

上方文火煎煮,水煎两次,每次200ml,每日一剂,首次服用6付,自诉耳鸣咽痛明显减轻,继服3剂,耳鸣症状消失,诸症痊愈。

按:卡他性中耳炎,又称渗出性中耳炎,是咽鼓管阻塞,通气及引流功能障碍而引起的非化脓性炎症。耳鸣是指外界无声而病者自觉耳中鸣响的一种疾病,患者所述之耳鸣,仅本人能听到,称为主观性耳鸣,在某种条件下,其鸣声也为他人所听闻,则为客观性耳鸣,临床以前者多见。耳鸣作为病症,古人已有类似的描述如:脑鸣、耳数鸣等。耳鸣为多种疾病的常见症状,其病因复杂多端,临床上分虚实两大类,如《灵枢·口问篇》说:"故上气不足,脑为之不满,耳为之苦鸣,头为之苦倾,目为之眩。"《灵枢·决气篇》说:"精脱者耳聋",但据临床观察,耳鸣耳聋患者,特别是突发性时间较短的青少年患者病机多与肾无关。如《素问·至真要大论》中指出"厥阴司天,客胜则耳鸣掉眩""少阳司天,客胜则……耳聋"。由于外邪而致聋者,多属于暴聋,《素问·气交变大论》所载:"炎暑流行,金肺受邪,民病……耳聋",因此在《内经》年代,耳鸣在病位上不独归于肾,而于肺肝也相关。在《丹溪心法·耳聋》中指出:

"耳聋皆属于热"。耳位于人体上部，风温燥邪多以口鼻而入，首先犯肺，肺经之经穴在耳中，名曰笼葱，司听闻之职，温燥之邪循经上扰笼葱，为风邪所蒙蔽，以致耳鸣，风邪之性，又常与热邪或寒邪兼夹为患，风热外袭，邪窜耳窍，则耳鸣益甚。耳窍经气痞塞不宣，故耳中憋气，有阻塞，作胀感，头晕头痛，咽痛，舌红苔薄黄脉弦数，方选用桑菊饮加味治疗，风热袭肺，肺失清肃，上扰于耳窍，故选用桑叶清透肺络之热，柴胡疏肝清热，黄芩清散上焦之热，两者清解少阳之热，桔梗、杏仁一升一降，解肌肃肺，连翘清膈上之热，加入僵蚕以清肺利咽解毒，路路通以开窍通痹，川芎活血化瘀，麻黄、细辛辛温解表，温通经脉，生龙牡、磁石以平肝。本方配伍严谨，疗效显著。

（徐守莉　张崭崭）

耳鸣　肝肺火旺（卡他性中耳炎）

宋某，男，48岁，滕州市木石镇农民，因左侧耳鸣一周，于2018年7月4日就诊。病人诉在滕州市中心人民医院五官科检查无异常，今日症见：耳闷胀感，耳中阻塞感，无听力下降，时咽痛、口苦，平素多梦，易急躁，偶感头晕、头痛不适，舌红苔薄黄，脉弦。中医诊断为耳鸣，由肝肺火旺，循经上行所致，西医诊断为卡他性中耳炎，治宜清肝肃肺，利咽通窍，方用龙胆泻肝汤加味。

处方：柴胡15克，黄芩15克，桔梗15克，连翘15克，生麻黄10克，细辛5克，僵蚕15克，菖蒲15克，荆芥15克，桑叶10克，白芷15克，灵仙10克，丹参30克，磁石30克，生龙牡各30克，菊花10克

上方用凉水1500ml浸泡1小时，武火煮沸后改为文火煎煮30分钟，取药汁300ml；二遍加水1000ml，同样方法煎煮，取药汁300ml，早晚饭后半小时温服，每日一剂。嘱其控制情绪，保持心情舒畅，少食辛辣刺激性的食物，忌酒。首诊服用6剂后，自诉耳鸣、咽痛症状明显减轻。于2018年7月11日二诊，耳鸣症状消失，继服6剂巩固，病愈。三月随访诸症未再出现。

　　按：中医认为，耳鸣是多种病症的常见症状，多发于中老年人。相当于西医学中的卡他性中耳炎，又叫分泌性中耳炎，是因咽鼓管阻塞引起的，以鼓室积液及听力下降为主要特征的，中耳非化脓性炎性疾病。耳鸣是累及听觉系统的许多疾病不同病理变化的结果，是自觉耳内或颅内有声响，但外界并无相应的声源。古代医籍中对耳鸣的论述很多，《黄帝内经》中说："髓海不足，则脑转耳鸣"，"上气不足……耳为之苦鸣"《名义杂著》所云："耳鸣之症或鸣甚如蝉，或左或右。时时闭塞，世人多从肾虚论治，殊不知此痰火上升，郁于耳中而为鸣，郁甚则闭矣。"耳鸣有虚实之分。《素问·脉解》："所谓耳鸣者，阳气万物盛上而跃，故耳鸣也。"《灵枢·海论》："髓海不足，则脑转耳鸣。"《景岳全书卷》卷二十七："凡暴鸣而声大着多实，渐鸣而声细者多虚；少壮热盛者多实，质清脉细，素多劳倦者多虚。"据临床观察，耳鸣耳聋患者，特别是一些突发耳鸣患者，其发病机制亦与肺肝相关。临床上除了说的最多的肾虚耳鸣，心、肝、胆、脾、胃肺脏的病理改变都可以导致耳鸣出现。血瘀也是一个容易产生的病理变化，可适当选用活血化瘀药物提高疗效。本患者病情突发，耳鸣声较大，且与情志变化关系密切，常在郁怒之后发生或加重，并伴有口苦、头痛、易急躁等肝火上逆的症状；耳位于人体上部，肺经之经穴在耳中，名曰笼葱，司听闻之职；耳窍经气痞塞不宣，故耳中憋气，有阻塞作胀感头晕头痛，咽痛；舌红苔薄黄，脉弦，为肝肺火旺，循经上行所致，治以清肝肃肺，利咽通窍。用以龙胆泻肝汤加味治疗。耳为清阳之窍，选用柴胡、菖蒲升阳通窍、疏肝；桑叶清透肺络之热，菊花、黄芩清散上焦之热，麻黄、桔梗宣肺，细辛通窍，连翘、僵蚕以清肺利咽解毒，生龙牡、磁石以平肝，丹参活血化瘀，威灵仙通络止痛。诸药合用，配伍严谨，疗效显著。

（徐守莉　吴海燕）

耳鸣 肝肾阴亏（神经性耳鸣）

许某,女,77岁,山亭区冯卯镇农民,因耳鸣伴听力下降、双目模糊干涩20年余,加重1月,于2018年4月11日就诊。诉入夜尤甚,时头晕,腰膝酸软不适,纳眠可,二便调,舌红,少苔,脉细数。中医诊断为耳鸣,由精血亏虚,肝肾不足,耳窍失养所致,西医诊断为神经性耳鸣,治宜滋补肝肾,清降虚火,方用杞菊地黄丸和丹栀逍遥散加味。

处方:枸杞15克,菊花15克,熟地15克,山萸肉15克,山药30克,丹皮15克,泽泻10克,茯苓15克,柴胡10克,当归15克,白芍15克,炒白术15克,陈皮15克,半夏10克,青箱子15克,甘草5克,天麻20克

上方用凉水1500ml浸泡1小时,武火煮沸后改为文火煎煮30分钟,取药汁300ml;二遍加水1200ml,同样方法煎煮,取药汁300ml,早晚饭后半小时温服。嘱其控制情绪,不要吃辛辣刺激性的食物,多食些健脾补肾的食物,保证睡眠质量。首诊服用6剂后,耳鸣症状明显减轻,诉大便偏稀,原方加砂仁10克后下,以温中健脾止泻。2018年4月18日二诊,听力及视物模糊较前稍改善,余症状明显减轻,上方继续服用20余剂,3月后随访未见复发。

按:神经性耳鸣又称感音神经性耳鸣,其强调的是患者的主观感受。指人们在没有任何外界刺激条件下所产生的异常声音感觉。如感觉耳内有蝉鸣声、嗡嗡声、嘶嘶声等单调或混杂的响声,如果是持续性耳鸣,尤其是伴有耳聋、眩晕、头痛等其他症状。中医认为,耳鸣是多种病症的常见症状,多发于中老年人。中医认为肾与耳关系密切,肾为先天之本,藏精生髓,上通于脑,开窍于耳。《灵枢·脉度篇》云:"肾气通于耳,肾和则耳能闻五音矣"。肾经不足,则耳窍失养,轻则耳鸣,重则听力下降甚至耳聋失聪。多数耳鸣、耳聋中医主张从肾入手,从虚论治。但心、肝、胆、脾、胃肺脏的病理改变亦可以导致耳鸣出现。如《素问·至真要大论》中指出:"厥阴司天,客胜则耳鸣掉眩","少阳司天,客胜则……耳聋"。本患者老年女性,《内经》:"年四十,阴气自半,起

居衰矣"这与人体器官衰老,功能减退有关。肝开窍于目,肝经火旺则双目干涩,患者由于精血亏虚,肝肾不足,耳窍失养,故耳鸣,听力渐减全身及舌脉所见为精血不足,肝肾亏虚,髓海不充,虚热内生之象,治以滋补肝肾,清降虚火。用以杞菊地黄丸和丹栀逍遥散加味。其中杞菊地黄丸滋肾养肝,清肝明目,配半夏、天麻清热燥湿、平肝潜阳,宣发通窍;丹栀逍遥散清泄肝热,健脾补肾,两方合用,共奏滋阴清热,疏肝健脾,清肝明目的作用,对治疗老年性耳聋、耳鸣效果颇佳。

(徐守莉　吴海燕)

耳鸣 风邪郁闭 (分泌性中耳炎)

张某,女,32岁,山东省滕州市北辛街道人,因"产后耳鸣耳痒半月余"于2019年7月17日就诊。即诊,患者耳鸣如闻风吹,耳中憋闷阻塞感并作痒,恶风寒,头痛目眩,稍头痛,咽喉不爽,刺激性咳嗽,咽喉异物感,手足关节发凉,屈伸活动尚流利,睡眠差,急躁烦躁,自汗出,纳食稍差,二便调,舌淡苔薄白,脉弦紧。查体:咽喉充血红肿,淋巴滤泡增生,双侧扁桃体(－),双肺听诊呼吸音(－),双耳听力水平尚可。据其证候,属于风邪郁闭(少阳证),治宜疏风通窍,和解少阳,方选小柴胡汤加减。

处方:柴胡15克,黄芩10克,桔梗15克,连翘15克,麻黄10克,细辛5克,僵蚕15克,菖蒲15克,荆芥10克,白芷15克,威灵仙15克,磁石30克,生龙牡各30克,川芎25克,葛根20克,酸枣仁20克

上方6剂,冷水浸泡1小时,武火煮沸后文火30分钟,煎煮2次,每次取300ml,每日1剂,早、晚各服一次,忌食辛辣生冷刺激性食物。7月22日二诊,诉耳鸣耳闷痒大减,头痛目眩消失,咽喉好转不咳,寐佳,大便稀溏,2-3次/天,舌淡苔白,脉弦,以原方去酸枣仁,加炙远志15克、砂仁10克后下,以温中健脾安神,继服6付,煎煮及服法同上。7月29日三诊,诸症皆消失,予7月22方继服3剂巩固疗效,后回访,病痊

愈无复发。

按:耳鸣是指自觉耳内鸣响而外界并无相应声源的一种耳病,是耳鼻喉临床常见的疾病之一,亦可见于多种疾病之中。早在春秋战国时期,人们对耳鸣就有认识,《楚辞·九叹·远逝》中载有"耳聊啾而慌",称耳鸣为"聊啾"。医书论述耳鸣,最早见于《内经》,如《素问·脉解篇》《灵枢·邪气脏腑病形》《灵枢·口问》《灵枢·决气》等。《诸病源候论·卷二十九·耳病诸候》专列"耳鸣候"一节,认为耳鸣的病机为"劳动经血,而血气不足,宗脉则虚,风邪乘虚,随脉入耳,与气相击,故为耳鸣"。《外台秘要·卷二十二》《太平圣惠方·卷三十六》亦记载了"风邪乘虚,随脉入耳"致耳鸣的观点。历代医家认同风邪外袭可致耳鸣观点甚多,并且都认为风邪只有"乘虚"才能侵犯人体。本案发于产后,产后体虚气血不足,风寒之邪入侵犯肺,肺经之经穴在耳中,名曰"茏蒽",司听闻之职,风寒之邪循肺经上行于耳中,耳窍经气不宣,故耳鸣耳痒,耳中憋闷,又风寒之邪入里日久,风寒之邪入里,表邪未解而又入里,形成半表半里之证,治宜和解少阳,疏风通窍,小柴胡汤加减之。小柴胡汤系仲景所创名方之一,选药精当,配伍严谨,本案方中重用柴胡,取其即可透达少阳之邪又可疏泄气机之郁滞,连翘、桔梗、黄芩、僵蚕清热解毒,消肿利咽,麻黄、细辛、荆芥、白芷解表散寒,菖蒲、磁石通窍止鸣,生龙牡、枣仁养心安神,本方以祛邪为主,兼顾正气;和解少阳为主,兼顾对症治疗,邪气得解,枢机得利,窍穴通畅,则诸症自除。

(郭方超　徐守莉)

第三节　鼻病医案

鼻鼽　肺气虚，风痰阻肺　（过敏性鼻炎）

陈某,女,13岁,滕州市滨湖镇某中学初二学生,于2013年3月20日以反复发作的鼻塞,鼻痒,并头晕、头痛,前额痛甚1月余就诊,其母代述平素身体瘦弱,易感冒,遇风吹、异味刺激后鼻塞加重,流清涕不止,曾于耳鼻喉科检查确诊为过敏性鼻炎,口服中成药,效欠佳,查血常规、胸片未见明显异常,舌淡,苔薄黄,脉缓弱,西医诊断为:过敏性鼻炎,中医诊为鼻鼽,由肺气虚、风痰阻肺所致,治以补益肺气、化痰通窍,以玉屏风散加苍耳子散加减。

处方:黄芪15克,白术10克,防风5克,苍耳子10克,辛夷10克,白芷10克,细辛3克,赤芍10克,黄芩10克,连翘10克,鱼腥草15克,甘草5克

上方每剂盖锅盖水煎煮两次,每次煎取液300–400ml,每日一剂,首次服用5付后鼻塞鼻痒明显减轻,复诊4次服药20余剂,上述症状基本消失,3月后随访未见复发。

按:鼻鼽,又称鼽、鼽嚏、鼽鼻。鼻鼽一名,首见于《素问·脉解篇》。其曰:"所谓客孙脉,则头痛、鼻鼽、腹肿者,阳明并于上,上者则其孙络太阴也,故头痛、鼻鼽、腹肿也"。鼻鼽是因禀赋特异,脏腑虚损,兼感外邪,或感受花粉灰尘及不洁之气所致,以突然或反复发作的鼻痒,喷嚏频频,清涕如水,鼻塞等症为主要临床表现的鼻病。本病不分男女,好发于30岁以下青少年,一年四季可发,但有季节性与常年性发作的不同,类似于西医的过敏性鼻炎。一般认为,本病急性发作期,尤其是季节性发作期,其辨证属于标证,病机与肺寒关系密切,治当以温肺为主;其缓解期,如季节性发作期过后,其辨证当属于本证,病机与

肺、脾、肾阳亏虚关系密切,治当温肾、健脾、补益肺气,即"发时治肺,平时治肾"原则的应用。清代《杂病源流犀烛》说又有鼻鼽者,鼻流清涕不止,因肺经受寒而成也,《辨论录卷三》说:人有鼻流清涕,经久不愈,是肺气虚寒,非脑漏也。其病机由于邪毒侵犯肺脏,或伤病体弱,伤耗肺气,致肺气亏虚,鼻阳不足,卫外不固,腠理疏松,风寒异气乘虚侵袭,致风痰阻肺,而发为本病。本案以玉屏风散合苍耳子散加减治之,其中据近年药理研究,黄芪、白术可调节体液免疫,促使 cAMP 水平上升,CGMP 水平下降,从而抑制组织胺等介质的释放,因而具有提高 IGA、IGG,水平从而提高鼻腔分泌物中 SIGA 含量以增强局部防御功能的作用;一些温肺、祛风、清热的药物如方中的细辛对过敏介质有拮抗作用,黄芩的成分黄芩苷能稳定肥大细胞,阻止过敏介质释放;辛夷、苍耳子、防风、甘草等均有抗过敏的作用,细辛亦具有抗组织胺的作用,因此,抗变态反应作用已成为温肺散寒、祛风脱敏、平调寒热法治疗过敏性鼻炎发作期或发作状态,缓解过敏反应症状新的理论依据,选择具有抗变态反应作用的药物,亦成为本病治标或标本同治加减用药的思路之一;酌情加入活血化瘀的赤芍改善鼻部毛细血管的通透性,促进组织液吸收,消除血液循环障碍,消除鼻粘膜水肿;从而起到对症治疗作用,并协同、加强治标治本药物疗效;配以连翘、鱼腥草清热化痰。全方配伍合理严谨,奏效显著。

(徐守莉　朱源昊)

鼻渊　肺气虚,风热阻窍　(慢性鼻窦炎)

刘某,男,45 岁,滕州市滨湖镇农民,因反复鼻塞伴有前额疼痛不适 1 月余,加重 1 周,于 2018 年 4 月 11 日就诊。诉平素遇风吹及刺激性异味后鼻塞加重,清黄涕交替流出,伴有轻咳,头痛,在我市某医院耳鼻喉科检查确诊为慢性鼻窦炎,外用药物治疗后效果欠佳,查血常规及胸片未见明显异常。舌淡,苔白黄相兼,脉弦缓。中医诊断为鼻渊,由肺气虚、风热阻窍所致,西医诊断为慢性鼻窦炎,治以补益肺气、祛风清热通窍,以玉屏风散合苍耳子散加味。

处方:黄芪 30 克,防风 10 克,炒白术 15 克,炒苍耳子 15 克,辛夷 15 克,白芷 15 克,细辛 5 克,桔梗 15 克,连翘 15 克,党参 20 克,炒枳壳 15 克,甘草 5 克,黄芩 10 克,生麻黄 10 克,大贝 10 克,陈皮 15 克

上方用凉水 1500ml 浸泡 1 小时,每剂中加入生姜 5 片,每剂盖锅盖煮,武火煮沸后改为文火煎煮 20 分钟,取药汁 300ml;二遍加水 1200ml,同样方法煎煮,取药汁 300ml,早晚饭后半小时温服。嘱其避风寒,避免受凉,少食辛辣刺激性的食物,适当运动,增强抗病能力。首诊服用 6 剂后,自诉鼻塞症状明显减轻,无流涕、咳嗽。继服 6 付,前额疼痛不适症状消失,病愈。

按:早在两千多年前的《素问·气厥论》中就有这样的记载:"鼻渊者,浊涕流不止也",说明人们早就认识到鼻渊是以鼻流浊涕,量多不止为主要特征的鼻病。本病是临床上的常见、多发病,男女老幼均可患病,而以青少年多见。相当于西医学的化脓性鼻窦炎。鼻窦是上颌窦、额窦、筛窦、蝶窦的总称,各窦均有开口且与鼻腔相通。它们既可以单独发生病变,也可多个或全部出现炎症,通称为鼻窦炎。本病有急鼻渊(急性化脓性鼻窦炎)和慢鼻渊(慢性化脓性鼻窦炎)两种类型,而以后者更为常见。祖国医学认为本病有虚、实之分。实证起病急,病程短;虚证病程长,缠绵难愈。因本病发病率高,影响工作、学习,甚至可引起严重并发症,导致不良后果,故应积极防治。本患者由肺气虚、风痰阻肺所致,治以补益肺气、祛风清热通窍,以玉屏风散合苍耳子散加味。方中以黄芪、白术、党参补益脾肺之气,防风祛风;苍耳子、辛夷、白芷、细辛辛温发散去除风邪,芳香通窍;黄芩、桔梗、连翘、浙贝清热解毒,使风热之邪得以从表解;生麻黄发散风寒,宣肺通窍;陈皮行气化痰。诸药合用,共奏补益肺气,化痰通窍的作用。

(徐守莉 秦延讯)

第四节　咽喉病医案

喉痹　阴虚火旺（慢性咽喉炎）

魏某,男,68 岁,山亭区桑村镇村民。因咽干咽痛 10 余年,加重 1 月,于 2019 年 4 月 24 日就诊。现患者咽干不适,声音嘶哑,夜间尤重,咽部灼热隐痛,梗梗不利,如痰或异物粘着感,常有"吭、喀"之动作,每遇情志不畅而加重,咽部粘膜暗红充血,干燥少津,伴口干,胸中烦热,腰膝酸软,头目眩晕,纳呆,大便偏干,舌红,苔薄黄,脉象弦细。有抽烟史 30 余年。曾反复服用阿莫西林、咳特灵、黄连上清片等药物,效果不佳。查得咽部红赤,咽后壁淋巴滤泡肿大,肺部听诊未见异常。X 线胸片:心肺膈正常。本病属中医喉痹,证属阴虚火旺,西医诊断为慢性咽喉炎。治宜滋补肝肾,清利咽喉,方选杞菊地黄丸和一贯煎加减。

处方:熟地 18 克,山茱萸 15 克,山药 20 克,茯苓 15 克,泽泻 12 克,牡丹皮 12 克,枸杞子 15 克,菊花 12 克,生地 15 克,沙参 10 克,麦冬 10 克,川楝子 9 克,桔梗 12 克,连翘 9 克,甘草 9 克

文火煎煮两次,每次大约 300 毫升,每日一剂,分早晚温服,连服 6 剂。嘱饮食清淡,忌食生冷、辛辣、腥膻等食物,忌烟酒,畅情志。5 月 1 日二诊,口干、咽痛等症较前减轻,头目眩晕减轻,仍胸中烦热,纳呆,上方加黄芩 10 克,陈皮 12 克,鸡内金 28 克,继服 10 余剂。5 月 15 日三诊,患者口干、声音嘶哑明显好转,咽部不痛,稍有异物感,情绪状态较好,纳眠可,舌淡红,苔薄微黄。上方去丹皮,连翘,川楝子,加党参 10 克,继服 10 余剂,前症基本消失。

按:患者以"咽干咽痛"为主要症状,并伴随有咽部梗梗不利,有异物粘着感,每遇情绪不畅而加重,胸中烦热,腰膝酸软。中医病属"喉痹",西医诊断为慢性咽喉炎,病因病机多由于七情郁结,或劳伤精血,使肝肾之阴耗损,阴液不能上承咽喉,咽喉失养而为病。《景岳全书·卷

二十八·咽喉》说："阴虚喉痹,其证亦内热口渴喉干,或唇红颊赤,然必尺脉无神,或六脉虽数而浮软无力,但察其过于酒色,或素禀阴气不足,多倦少力者是,皆肾阴亏损,水不制火而然。"指出肝肾阴虚,虚火上扰为其基本病机。《红炉点雪·卷二》指出在治疗上宜大剂滋阴抑阳之品,而苦寒则属所禁之列,否则伤脾败胃,耗气损阴发为它病。本病治宜滋补肝肾,清利咽喉,方用杞菊地黄丸和一贯煎加减。方中熟地填精益髓,滋阴补肾,山茱萸补养肝肾,山药双补脾肾,既养脾阴,又固肾精,三药相伍,即所谓"三阴并补"。肾为水脏,又阴虚而火动,故佐以利湿与降火之品。泽泻利湿泄浊,丹皮清泻相火,并治山茱萸之温涩,茯苓健脾渗湿,此三药合用,即所谓三泻,泻湿浊而降相火,六位合用,以三补为主,肝脾肾三阴并治,尤以补肾阴为重,生地、枸杞子加强滋补肝肾之力,沙参、麦冬滋养肺胃之阴,少佐一味川楝子疏肝理气泄热,在大队滋阴药中少佐疏肝理气之品,使行气而无伤阴之弊,滋阴而无滞气之害,因而共奏滋补肝肾,清利咽喉之功。

(郭艳苓 吴海燕)

梅核气 气痰互结 (癔症球病)

刘某,女,82岁,山东巨野县独山镇人,患者咽部物阻感,吞物障碍3月余。一九六九年四月笔者到基层卫生室煅炼,正值老人已卧床五六天,进饮食甚少,刻诊,面色灰暗,体质稍胖,目闭不欲视物,语言低微,据其长女告之,3月前因与家人生气,未能发泄,闷于胸中,数日后,即感咽中有物阻感,吐之不出,咽之不下,自认患噎膈病,拒绝治疗,后经家人强行到县人民医院做消化道钡餐检查及喉科检查,均未见异常,故未做任何治疗。病人情绪低落,饮食渐少,伴胸腹胀闷,检查咽喉部未见明显异物,双侧扁桃体不大,听诊心率75次/分,律整,无病理杂音,双肺及支气管正常,腹软,剑下及腹部轻度压痛,纳呆,二便正常,夜寝较差,舌体胖,边有齿印,苔白腻而滑,脉沉弦滑。病属中医梅核气,由肝郁气滞脾虚湿阻,气痰互结所致,与西医癔症球近似。治宜疏肝解郁、健脾化湿,以半夏厚朴汤加味。

处方:半夏 15 克,川朴 10 克,茯苓 15 克,苏梗 10 克,白术 15 克,枳壳 15 克,桔梗 10 克,浙贝 10 克,黄连 5 克,生姜 5 片 焦三仙各 15 克,

水煎每日一剂,分两次服,每次 200～300ml,2 剂后病人自感咽喉通畅,纳食已增,腹部胀闷好转,5 剂,诸症消失,已能下床活动。此乃我从医以来的第一验案,至今仍记忆犹新。

按:本病首见于《灵枢·邪气脏腑病形篇》,称为"心脉大甚为喉吩"日人丹波元简解释"介芥古通,乃芥苇之乔,喉中有物,有妨碍之谓"《金匮要略》称"喉中有炙脔"现代医学称为"癔症球"病。究其病机,《临症指南》谓肝木乘脾,肝失调达,易横逆克脾土,胃失和降,故咽头贴贴而不舒《女科经论》"气为积寒所伤,不与血和,血中之气溢而浮咽中,得水湿之气而凝结难移《诸病源候论》"此胸膈痰结,与气相搏,逆上咽喉之间结聚"。本病多由情志不畅,肝郁气滞,脾虚失运,或肺胃宣降失和,聚津为痰,与气相搏,结于咽喉,致咽中有物阻感,吐之不出,咽之不下,临床应与噎膈病相鉴别。方中以半夏化痰散结,降逆和胃为君,厚朴下气除满,生姜辛温散结,苏梗芳香行气,理肺疏肝;加入白术配枳壳以升降气机除胃痞,桔梗配枳壳以宣降肺气,黄连与生姜相伍,以辛开苦降,浙贝助半夏化痰散结,焦三仙健胃消食,故气舒痰去,病自愈矣。

梅核气多发于中老年女性,与情志不畅有关,临床应与食道癌(噎膈)和慢性咽炎有别,通过细查咽喉部位及消化道钡餐,三者鉴别不难。

(张义明　朱源昊)

第五节 牙痛医案

牙痛 胃火炽盛（急性牙髓炎）

陈某,男,62岁,滕州市中医医院某医师,2006年10月2日就诊,患者10天前因感冒头身痛,静滴抗生素及抗病毒治疗后,诸症缓解,近5天出现左侧牙痛,齿龈红肿,曾口服消炎止痛药及中成药牛黄解毒片无效,痛甚则夜不能眠,注射杜冷丁只能止痛半小时左右,左侧头面痉挛,伴口渴、口臭、便秘、小便热感。专科检查:牙髓活动力电测定反应指标偏低,X线示牙周膜正常。舌质红,苔黄厚,脉洪数,参合脉症,西医诊为牙髓炎,中医诊为牙痛,由胃火炽盛所致,治宜清胃泻火,凉血止痛,方用清胃散加味。

处方:石膏30克,黄芩10克,黄连10克,生地15克,丹皮15克,升麻10克,细辛5克,花椒10克,荜茇10克,白芍30克,白芷15克,元胡15克,甘草5克

上方水煎煮两次,每次200ml,分两次温服,每日一剂,服药一剂痛减,三剂牙痛消失,口渴口臭明显好转,纳眠情况改善,二便调,临床诸症皆愈。

按:牙痛是是口腔科临床最常见的症状之一,常是患者就医的主要原因。可由牙齿本身的疾病、牙周组织疾病、颌骨疾病、牙齿邻近组织疾病、神经系统疾病及全身疾病等所引起。牙痛在《内经》中多称为齿痛。如《灵枢·经脉篇》曰:"大肠手阳明之脉,是动则病齿痛颈肿"。又曰:"齿痛,不恶清饮,取足阳明;恶清饮,取手阳明"。从《内经》的这些论述中可以看出齿痛的病因多为热胜,与手足阳明经关系较为密切。《寿世保元》说:论一切牙齿肿痛,皆属胃经火盛。多辛热厚味,亟服温暖之药过多,以致胃热,上下牙痛,牵引头脑而热,甚齿喜冷恶热者。本病病机多因胃火炽盛,循经上冲,灼伤齿龈,经脉不利则牙痛,遇冷热势

减缓故痛减,遇热而热势加重则痛增,热盛伤及 血络则龈出血,腐败血肉则化脓,热盛津伤则口渴口臭,便秘尿赤,脉舌乃胃火炽盛之候,本案以清胃散加味治之,方中以黄连,石膏,黄芩清阳明胃热,丹皮,生地养阴清热,活血止痛,升麻升散阳明邪热,取白芍,元胡,细辛,花椒,荜茇止痛之效,药症相符,故一剂痛减,三剂牙痛消失。张主任根据临床经验,在清胃散的基础上,加入大量辛温止痛药,寒热并用,既能达到迅速止痛之效(一般用药后 15–30 分钟止痛),又能防止寒热偏性之弊。对于急慢性牙髓炎、牙周炎、龋齿等均具有良好的治疗效果,一般 1–3 剂均能达到止痛。

(徐守莉　朱源昊)

第六节 唇风医案

唇风 脾胃湿热 （慢性唇炎）

张某，男，19岁，2013年10月1日初诊。因"唇部瘙痒、干裂2个月"来诊。患者2月前无明显诱因出现下唇红肿、灼热、疼痛，有瘙痒感，未重视，后症状持续不缓解，并逐渐出现唇部干裂、有少量脱屑，常不自觉舔咬口唇。于滕州市中心人民医院诊为"慢性唇炎"，予氟美松软膏外用，效果不佳，为寻求中医药治疗就诊于门诊，刻下症见：下唇红肿、有少量渗出，触之有韧感，并有干裂，少量脱屑。患者平素口有异味，纳眠尚正常，大便干，舌红苔黄偏厚腻，脉滑数。中医诊为唇风（脾胃湿热，浊气上泛）；西医诊为慢性唇炎。治宜清热泻火，凉血润燥。方选清胃散合泻黄散加减治疗。

处方：石膏30克，知母10克，玄参10克，黄精10克，炒栀子10克，防风10克，藿香10克，生地10克，黄芩10克，石斛10克，陈皮10克，炒白术12克，甘草5克

文火煎煮两次，每次300ml，每日一剂，分早晚温服，连服6剂。饮食清淡，忌食辛辣、腥膻食物，忌烟酒，防晒，改善不良生活习惯，避免手撕舔唇等，可外用香油或者甘油护唇，避免干燥、脱屑，保持大便通畅。10月8日二诊。患者自诉服药6剂后，唇肿消减大半，疼痒均明显减轻，口干减轻，大便不干，口臭减轻，守方继服6剂。10月15日三诊。患者诉服用上药后症状基本消失，唇肿、唇痒均消失，唯有唇部稍有干痒，有少量脱屑，原方继服15剂。半月后复诊，患者自诉现已无不适，遂停药。随访2月未见复发。

按：唇风与西医"慢性唇炎"类似。大多原因不明，可能的原因有：1、风吹日晒、烟酒等不良刺激；2、不良生活习惯，如舔唇、咬唇、揭唇部皮屑；3、摄入过多含卟啉多的蔬菜、水果及药物；4、迟发性变态反应

及感染等原因。治疗可口服氯喹,局部外用糖皮质激素类药膏。

　　中医本病多因嗜食肥甘厚腻、辛辣刺激食物,脾胃湿热内生,复感风邪,引动湿热之邪循经熏蒸唇口,或脾虚外感燥热之邪,致脾经血燥,熏灼唇口所致。《医宗金鉴·卷六十五》说:"此症多生于下唇,由阳明胃经风火凝结而成。初时发痒,色红作肿,日久破裂流水,疼如火燎,又似无皮,故风盛则唇不时瞤动。"《外科证治全书·卷二》说:"唇风,多在下唇……此脾经血燥也。"故唇风之辨分虚实。实为风火湿热,唇红肿痒溃痛且剧;虚为阴虚血燥,唇红燥裂溢水结痂。本案患者表现以湿热为主,因久病,亦出现脾经血燥征象,故治疗上以清热泻火燥湿为主,同时佐以滋阴润燥,方选泻黄散以清泻脾胃伏火,清胃散以凉血泻火,加用藿香除湿醒脾,黄芩燥湿,石斛、黄精、玄参、生地、知母清热滋阴润燥,最后收到满意疗效。

(郝静宜　朱源昊)

第六章 肿瘤医案

第一节 肺癌医案

肺癌 正气亏虚，痰热壅肺（肺癌）

冯某，女，56岁，山东省滕州市某企业工人。因憋喘、咳痰并痰中带血，于2009年3月10日下午来诊。即诊，患者面色萎黄，少气懒言，喘甚，频咳，痰中带血丝，发热，T38.3℃，纳呆，查体：右肺呼吸音粗，可闻及干湿性罗音，左肺呼吸音粗，未闻及干湿性罗音，心（-），腹部未见异常。辅助检查：胸部CT：符合右肺中心型肺癌CT表现，截面约4.1cm×5.3cm，并纵隔淋巴结肿大（滕州市中医医院，CT号：30752）。血常规白细胞稍增高，肝功正常。舌红，苔黄厚，大便干，小便可，脉滑数。据其症候，中医诊为肺癌（肺气虚兼痰热壅肺），治宜：扶正气，宣肺气，清热痰，化瘀癥，方选四君子汤、杏苏散加减。

处方：人参15克，白术15克，茯苓15克，陈皮10克，半夏10克，杏仁10克，桔梗15克，枳壳10克，川贝10克，黄芩10克，鱼腥草30克，白花蛇舌草20克，白石英20克，甘草5克，小蓟15克

上方6剂，冷水浸泡1小时，武火煮开后文火煎煮20分钟，煎煮2次，每次取300ml，分早晚饭后半小时温服，每日1剂。3月17日二诊，患者症状稍有好转，憋喘稍轻，仍有咳嗽，血丝痰，明显感觉较前有气力，继以原方6剂，煎煮同前，每日一剂。24日下午三诊，继以原方，31日再诊，咳血消失，原方去小蓟，继服6剂，诉咳嗽减轻，憋喘轻，纳食增加，精神可。间断服药5年，带瘤生存至今。复查胸部CT，肿瘤进展不

大,截面约 5.1cm×6.2cm。

按:中心型肺癌系指发生于支气管、叶支气管及肺段支气管的肺癌、以鳞癌和未分化癌居多。临床主要表现为咳嗽、咳血。历代医家对于肺癌类似症候的记载,散见于"咳嗽"、"咯血"、"积聚"、"肺痿"、"肺痈"、"胸痛"等病症的资料中,尤与"肺积"、"息贲"相似。《素问·咳论》的"肺咳之状,咳而喘息有音,甚则咳血;心咳之状,咳则心痛,喉中介介如梗状,甚则咽肿喉痹",在肺癌中均可见到。《难经》所称"肺之积,名曰息贲,在右胁下,覆大如杯。久之已,令人洒淅寒热、咳喘、发肺壅……"与晚期肺癌,肝、淋巴结转移引起的腋下及锁骨上淋巴结肿大的体征颇为相似。1997 年国家标准中医临床诊疗术语中定为肺癌,对于肺癌的病机认识,古人认为,既有六淫邪毒犯肺的外因,也有七情饮食所伤的内因。宋代严用和《济生方》云:"积者,生于五脏六腑之阴气也……此由阴阳不和,脏腑虚弱,风邪搏之,所以为积……"。明代李中梓《医宗必读·积聚》亦强调"积之成也,正气不足,而后邪气踞之,如小人在朝,由君子之衰也"。总之肺癌的发生,是在脏腑正气亏损的基础上,外感六淫邪毒,内伤七情饮食,导致肺气宣降失司,津液不布,积聚成痰,痰凝气滞,血行受阻,瘀血留结而成。方中四君子以扶肺气,杏苏散以顺应肺之气机,辅以白花蛇舌草及白石英等以化瘀癥。病人每以肺部感染而病情加重,故加入鱼腥草、黄芩、白花蛇草以消肺热。该患者在不手术,不放化疗,主要以上方为基本药物治疗,维持存活 5 年之久,显示了中药治疗癌症的确切疗效。

(郝静宜 吴海燕)

肺癌　肝郁肺脾气虚（肺癌）

张某某,男,63 岁,滕州市鲍沟镇农民。因咳喘 1 月余,加重 1 周。于 2008 年 1 月 6 日来诊,在滕州市中心人民医院诊断为肺癌,给予放化疗治疗。为求中医治疗来我院,现症见:憋喘,时有咳血,心悸,自汗出,急躁,纳差,眠尚可,舌淡,苔薄白黄相间,脉沉弦。查体:咽部充血,滤泡增生,双肺呼吸音粗,左肺闻及少许湿罗音,心(一)。肺部CT:肺占位(左)。病属中医诊断为肺癌,证属肝郁肺脾气虚,治宜扶正气,宣肺气,疏肝解郁,益气健脾,方用逍遥散合三拗汤、杏苏散加减。

处方:柴胡10克,当归15克,白芍15克,茯苓20克,炒白术20克,炙麻黄10克,杏仁10克,苏梗15克,枳壳15克,桔梗15克,陈皮15克,半夏10克,鱼腥草30克,地龙10克,黄芪30,生龙骨30克,生牡蛎30克,炒神曲30克,炒麦芽30克,炒山楂30克,小蓟15克

上方6剂,冷水浸泡1小时,武火煮开后,温火煎煮20分钟,煎煮2次。每次取300毫升,分早晚两次温服,每日1剂。嘱其注意休息,调整心态,避免受凉感冒,忌食辛辣刺激性的食物。2018年1月13日二诊,患者症状稍有好转,咳喘稍轻,无咳血,明显感觉较前有气力,肺部湿罗音消失。上方去柴胡、当归、白芍、小蓟,加党参30克,白花蛇舌草20克,浙贝15克,以健脾益气,解毒散结继服6剂,煎煮同前,每日一剂。2018年1月20日,再诊,诉自汗出,时咳嗽,纳食增加,精神可。上方加黄芪30克,防风10克,以益气祛风固表止汗。服药12剂,2月6日再诊,咳轻,未在咳血,纳食增加,汗止,效不更方,服药改为2日1剂,巩固治疗2月余,复查CT,病情明显好转,半年后电话随访,病情稳定。

按:中心型肺癌系指发生于支气管,叶支气管及肺段支气管的肺癌,以鳞癌和未分化癌居多。临床主要表现为咳嗽,咳血,历代医家对于肺癌类似症候的记载,散见于"咳嗽""咳血""积聚""肺痿""肺痈""胸痛"等病症的资料中,尤以"肺积""息贲"相似。《素问·咳论》的"肺痿之状,咳而喘息有音,什则咳血,心咳之状,咳则心痛,喉中介介如梗状,甚则咽肿喉痹"在肺癌中均可见到。对于肺癌的病机认识,古人认为,既有六淫邪毒犯肺的外因,也有七情饮食所伤的内因,宋代严用和《济生方》云:积者,生于五脏六腑之阴气也,此为阴阳不和,脏腑虚弱,风邪搏之,所以为积。明代李中梓《医宗必读》也强调"积之成也,正气不足,而后邪气踞之,如小人在朝,由四君子之衰也"总之,肺癌

的发生,是在脏腑正气亏损的基础上,由外感六淫邪毒,内伤七情饮食,导致肺气宣降失司,津液不布,积聚成痰,痰凝气滞,血行受阻,淤血留结而成。方中逍遥散,疏肝解郁,调和肝脾。杏苏散以顺应肺之气机,三拗汤宣肺止咳,故加入鱼腥草,地龙以清热解毒,活血化瘀,解除支气管痉挛,在治疗憋喘有着独特的疗效。白花蛇舌草,以清解肺热,现代药理试验有抗癌作用。本病为正气虚损,痰气瘀毒交结肺部的疾病,总属本虚标实,故以扶正去邪为治疗原则,扶正培本,化痰软坚,清热解毒为其治疗大法。

（刘敏　吴海燕）

第二节 噎膈医案

噎膈 痰阻血瘀（食管癌）
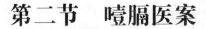

季某,男,57岁,山东省滕州市龙阳镇后营村人。因吞咽困难9个月,2013年7月曾在滕州市中心人民医院检查上消化道钡餐示食管癌,胃镜检查,结果示食管中下段食管癌,胸部CT示癌与周围组织粘连,无法手术切除,患者遂行内科保守治疗,放疗30次,化疗两个周期。加重一周,于2013年9月2日上午来诊。即诊,患者面色萎黄,少气懒言,神疲乏力。患者饮酒史30年,每日约半斤余,九个月前感觉吞咽堵塞感,咽物时打嗝,现吞咽梗阻感,咳吐粘涎,胸骨后烧灼感,可进少量流食,时有呕吐。舌红,苔黄厚,脉滑。中医辨证为噎膈,证属痰阻血瘀,治宜扶正气,调升降,化瘀瘢,方选四君子合半夏泻心汤加减。

处方:人参15克,白术15克,茯苓15克,半夏15克,黄连10克,黄芩10克,干姜10克,枳壳15克,白花蛇舌草20克,大贝15克,鱼骨30克,山慈姑10克,陈皮10克,焦三仙各30克,甘草5克

上方6剂,冷水浸泡1小时,武火煮开后文火煎煮30分钟,煎煮2次,每次取300ml,分早晚两次温服,每日1剂。9月9日上午2诊,患者诉症状稍减轻,烧灼感见轻,且能进食,苔黄变薄。继以原方再取6付,煎煮同前,每日一剂,嘱其避风寒。9月17日再诊,患者诉胸骨后烧灼感无,仍有吞咽阻挡感,咳吐粘涎稍减,精神较前好转。再以原方取药6剂继服,方法同前。3月余症状渐轻,胸部CT食道病灶稳定。后患者以上方在某药店在家中治疗,每一到两月来院调方一次,现仍在治疗观察中。

按:食管癌系指由食管鳞状上皮或腺上皮的异常增生所形成的恶性病变。其发展一般经过上皮不典型增生、原位癌、浸润癌等阶段。古代医家认为,七情不遂,皆可影响气机失调,形成气结。《内经》提到:

"隔塞闭绝,上下不通则暴忧之病也。"《诸病源候论》说:"忧圭则气结,气结则不宣流,使噎塞不通也。"明朝李中梓提出:"忧思悲圭则脾胃受伤,津液渐耗,郁气生痰,痰塞不通,气则上而不下,妨碍道路,饮食难进,噎塞所由成也。"说明噎膈的病因之一与七情郁结,脾胃损伤有密切关系。明徐灵胎说:"噎膈之证必有淤血,顽痰逆气,阻隔胃气。"《名医指掌》称:"膈病多起于忧郁,忧郁则气结于胸臆而生痰,久则痰结成块,胶于上焦,道路狭窄,不能宽敞,饮则可入,食则难入,而病已成矣。"说明气滞血瘀,痰湿凝结也是噎膈病因之一。本患者年近花甲,有30余年嗜酒史,须知酒最易生热聚湿,损伤食道,致使痰热互结,痰阻血瘀,脾胃升降失职,久则正气耗损,故治疗应扶正气为先,并顺脏气,调升降,化瘀癥并举。方中以人参为君,甘温大补元气,健脾养胃,白术为臣,苦温健脾燥湿,佐以云苓,甘淡渗湿健脾,苓术合用,健脾除湿之功更强,促其运化。半夏泻心汤用黄连、黄芩之苦寒降泄除其热,干姜、半夏之辛温开结散其寒,降逆和胃,辅以白花蛇舌草、山慈姑以散结化淤,陈皮理气,焦三仙健脾开胃。诸药配伍,补气和中,气得升降,全方配合,共奏益气健脾之功。

（刘敏　吴海燕）

噎膈　脾虚升降失司（食管癌）

张某某,男,60岁,山东滕州市龙阳镇人,农民。因罹患"食管癌"吞咽困难,于2019年5月31日前来就诊,即诊,患者饮食不下,甚则水唾难下,咯吐黏液样痰,面色苍白无华,精神萎靡,形体消瘦,胃脘部痞满,胸背部疼痛伴有烧灼感,腹胀,矢气不通,舌淡,苔白滑,脉沉细。查体:腹部初诊可触及肿大的肝脏,锁骨上淋巴结可触及肿大淋巴结,辅助检查:胃镜检查见食管中上段肿物浸润,约占食管管径1/2以上,食管脱落细胞学检查(+),胸部CT扫面肿瘤与周围组织浸润粘连,西医诊为食管癌(中晚期),并建议保守治疗,遂寻到我处求诊。经四诊合参并结合西医学检查,中医诊为噎膈,证属脾虚升降失司证,治宜扶助正气,健脾促运,散结化瘀,方选四君子汤合半夏泻心汤加减。

处方:党参 30 克,生白术 20 克,清半夏 10 克,茯苓 15 克,陈皮 15 克,海螵蛸 30 克,浙贝母 15 克,白花蛇舌草 20 克,重楼 10 克,枳壳 15 克,柿蒂 10 克,黄芪 30 克,黄连 10 克,干姜 10 克,厚朴 10 克,焦三仙各 20 克

上方 6 剂,冷水浸泡 1 小时,武火煮沸后文火 30 分钟,煎煮 2 次,每次取 300ml,每日 1 剂,早中晚各服一次。持续服药至 6 月 21 日,诉食管阻碍感稍减轻,咯吐黏液痰减少,可进流质饮食,精神状态较前转好,胃脘满灼痛减轻,矢气通,腹不胀,舌淡苔,脉沉,以原方继服,煎煮及服法同上。7 月 5 日复诊,诉进食仍有阻碍感,无痰,可进食半流质饮食,身沉重乏力,精神尚可,舌淡苔白滑,脉滑,病机转变,现诊为:脾虚痰阻血瘀证,以 5 月 31 日方加半枝莲 15 克,继服 6 剂,服法同前。7 月 12 日复诊诉诸症持续减轻,仍有食管阻碍感,胃中嘈杂,食量增加,虽症大减,但仍应持续治疗,以 5 月 31 日方去焦三仙,加鸡内金 20 克、谷麦芽各 30 克,继续服药,待 7 月 26 日复诊,患者诉食管阻碍感基本消失,食道通畅,但是吞咽较慢,纳食明显好转,食量可,面色如常,身不乏力,咽喉无不适,二便通调,舌淡苔白,脉沉缓,脾虚仍是存在,是以坚持服药至今,嘱两日一副,煎煮同前。

按:噎膈是由于食管干涩,食管、贲门狭窄所致的以咽下食物梗塞不顺,甚则食物不能下咽到胃,食入即吐为主要临床表现的一类病证。西医学中的食管癌、贲门癌,以及食管炎、贲门痉挛、食管憩室、弥漫性食管痉挛等疾病,出现吞咽困难等噎膈表现时,可参考本病辨证论治。《内经》最早提出膈证之名,《素问·阴阳别论》曰:"三阳结谓之膈","噎膈"之病名则是由宋代严用和在《济生方》中首先提出,张景岳对本证的证治注重脾肾,《景岳全书·噎膈》云:"凡治噎膈之法,当以脾肾为主。盖脾主运化,而脾之大络布于胸膈;肾主津液,而肾之气化主乎二阴。故上焦之噎膈,其责在脾;下焦之闭结,其责在肾。治脾者宜从温养,治肾者宜从滋润,舍此二法,他无捷径矣。"对噎膈病,历代医家在

《内经》基础上颇多发挥,此病病位在食道与胃脘,与脾、肝、肾关系密切,我们今日治疗噎膈病仍以此为参考,编者认为本案当属脾虚证型。患者饮食不得下,脾胃功能障碍,病机属于脾虚所致脾胃升降功能失调,清气不升,浊气不降,脏腑不得濡养,选择四君子汤合半夏泻心汤并加入散结化瘀药物,正气得升,脾胃功能得调,肿物得消,药证相符,起效甚巨。

（郭方超　秦延讯）

噎膈　痰气阻膈证 （食管癌）

刘某,男,62岁,山东省山亭区桑村镇人。因吞咽有梗阻感进行性加重3个月,于2019年5月25号来诊。患者两月前曾在枣庄市立医院就诊,胸部CT检查结果示:中上段食管癌。后行胃镜活检,食道粘膜组织病理诊断:鳞状细胞癌Ⅱ级。由于病发胸部中上段,综合各项指标考虑不适宜手术切除,已按疗程行放、化疗保守治疗。今欲寻求中医药治疗,遂来我院。患者初起症见吞咽食物有滞留感,情志舒畅时可稍轻,情志抑郁时梗阻感加重,嗳气呃逆。近日渐感吞咽梗阻感加重,偶有食物咽下梗阻即吐,吐物为粘涎,伴有胸膈痞满,神疲乏力,舌质淡红,苔薄腻,脉弦滑。中医辩证为"噎膈",证属痰气阻隔,治以开郁,化痰,润燥。方选启膈散合四君子汤加减。

处方:沙参15克,浙贝15克,茯苓15克,砂仁10克后下,郁金15克,丹参15克,党参30克,炒白术10克,陈皮15克,天花粉15克,甘草5克,半夏9克,生地10克,炒枳壳10克,桔梗15克

上方冷水浸泡1小时,大火煮开后改用小火煎煮半小时,煮两次,每次煎取约300毫升,分早晚两次温服,每日一剂,连服六剂。患者情绪低落,嘱其树立与疾病作斗争的信心,作息规律,饮食宜细软、多汤汁。6月1日二诊,患者诉进食梗阻感稍减轻,已无进食呕吐现象,情绪尚可,仍乏力酸懒,原方加黄芪30克,继服10余剂。6月15日三诊,诉

乏力明显缓解,食欲可,进软食梗阻感轻微,胸膈痞满已较前缓解,上方继服10余剂,上症均见明显好转,其后仍间断性服用中药调理至今,效可。

按:西医学的食管癌是一种出现在食管上皮中的恶性肿瘤,就其症状表现来言属于中医"噎膈"病的范畴,本案为食管癌的初期,患者平素情志抑郁,思虑过度则气结脾伤,络脉痞涩,气血津液不能周流,继而变生郁郁、痰结,气结与痰相搏,阻于食道;肝气疏泄失常,气机郁滞,痰气郁结交阻,闭塞胸膈,食道气机不利而发为噎膈,致胃气不能通降,津液干涸失所,证属痰气阻膈。李用粹《证治准绳·胸膈门·噎膈》对噎膈的病因病机总结得较为全面,认为噎"有气滞者,有血瘀者,有火炎者,有痰凝者,有食积者,虽有五种,总归七情之变,由气郁化火,炎旺血枯,津液成痰,痰雍而食不化也。"张璐《张氏医通·噎膈》亦认为此证初起不一定是津液干枯,而是"皆冲脉上行,逆气所作也"。治疗上予以开郁,化痰,润燥《医学心悟》:"凡噎膈,不出胃脘干槁四字。噎膈,燥证也,宜润。"方中沙参味甘性微苦寒,养阴生津益胃滋而不腻,同时沙参还有化痰之功,贝母解郁化痰而不燥,合为君药。甘草补脾和中,茯苓甘淡,淡能渗湿化痰,砂仁气味清淡,行气开胃,醒脾消食;郁金辛苦性寒,芳香宣达,为血中之气药,故能行气解郁、破瘀凉血,且能清心解郁;丹参味苦为寒,有活血祛瘀、清心除烦之效。以上诸药共奏开郁行瘀,顺气宽膈之效。枳壳配桔梗一宣一降,两药升清肺气,和胃降浊,开启胸膈。患者伴有神疲乏力,加党参补气,佐加天花粉、生地、半夏、陈皮以增润燥化痰之功。

(郭艳苓 田传鑫)

第三节 骨瘤医案

骨瘤 肝肾亏虚，气滞血瘀 （左肾癌骨转移瘤）

彭某某,男,44岁,山东省荆河街道办事处人,退休工人,2013年5月24日因小便异常就诊于滕州市中心人民医院,行腹部CT扫描,结果示:左肾癌,大小约5.9cm×7.6cm,左侧肋骨、骨盆、腹腔淋巴结多发转移,未行系统治疗,给予对症支持治疗。因乏力、疲倦、周身疼痛不适月余,于2013年6月4日上午来诊。即诊,患者面色萎黄,疲倦无力,脚步沉重,易烦躁易怒,两胁胀痛,双目干涩,腰酸耳鸣。查体:患者无发热,左肾区叩击痛,腰骶部压痛,舌质红,苔黄,脉沉弦。据其症候,中医属于骨瘤,证属肝肾亏虚,气滞血瘀,西医诊为骨转移瘤。治宜疏肝益肾,活血化瘀,方选逍遥散、六味地黄汤加减。

处方:柴胡10克,当归15克,赤白芍各15克,云苓15克,白术15克,山药30克,山芋肉15克,熟地15克,白花蛇舌草20克,党参30克,生龙牡各30克,郁金15克,牛膝15克,狗脊15克,丹参15克

上方6剂,冷水浸泡1小时,武火煮开后文火煎煮30分钟,煎煮2次,每次取300ml,分早晚两次温服,每日1剂。6月11日上午9时二诊,诉仍有腰痛,舌淡,苔黄,脉沉。原方未变取6剂,煎煮同前,温服,6月18日上午10时三诊,诉腰骶稍痛,纳食可,二便调。以原方取6剂,煎煮同前。如此坚持服药半年,2013年12月26日复查CT,结果示:左肾占位性病变,最大截面约5.4cm×4.0cm,病灶明显缩小,患者无明显不适感觉,精神可,纳食正常,现正在治疗中。

按:骨转移瘤属中医"骨瘤"范畴,祖国医学认为骨肿瘤发病原因包括内因、外因两个部分:内因包括体质状况、精神状态、遗传和年龄等,体质强弱直接关系到疾病的发生、发展和预后。体质弱者,脏腑脆弱,腠理疏松,人体各器官功能活动失常,气虚血少,气血不和,则导致

气滞血瘀,结聚成瘤。外因包括风、寒、暑、湿、燥、火的四时不正之气,称为"六淫",并认为六淫之邪气可引发肿瘤。本病为肾癌骨转移瘤,不论是解剖学的肾脏还是骨,中医定位辩证都离不开肾,故从中医脏象学说的观点可称为同脏发病,又肝肾乙癸同源,肝病往往累及于肾,肾病往往累及于肝。本患者除腰酸耳鸣并腰骶部作痛更伴有两胁胀痛,显见肝肾同病,故治疗也应肝肾同治,方选逍遥散合六味地黄汤加减。方中以柴胡疏肝理气,当归、赤白芍养血柔肝,以党参、白术扶正气,以六味地黄汤加狗脊、牛膝以补肾固本,加入丹参、郁金活血化瘀。病人一未做手术,二未放化疗,纯服中药,且也未用全蝎、蜈蚣、半枝莲、山慈姑等药,看似用药平淡,实则扣紧了肝肾两脏气机不顺畅之病机,服药月余,病人诸症明显减轻,且情绪良好,对病愈充满信心。原方基本变化不大,服药半年余,病人几乎无任何不适症。经 CT 检查,病灶明显缩小。

（田传鑫 徐守莉）

第四节　肝积医案

肝积 气滞血瘀 （原发性肝癌）

宋某,男,54岁,山东省滕州市张汪镇人,因右上腹胀痛不适2月余于2013年10月3日上午9时来诊,即诊,患者2月前因长期饮酒及饮食不节出现右上腹胀痛不适,就诊于滕州市中心人民医院,行腹部强化CT,结果示:原发性肝癌(CT号:132481),AFP阳性,未做进一步治疗,后患者就诊于外地某私人诊所,给予中药内服及外用治疗,症状无改善,血液生化检查结果:谷丙转氨酶51U/L,谷草转氨酶106U/L,总胆红素38.5umol/l,病毒筛查排除乙肝、丙肝。现右上腹疼痛逐渐加重,伴腹胀,纳呆,食后加重,四肢乏力,身体消瘦,巩膜轻度黄染,眠差,大便正常,小便短黄,面色晦暗,舌红,苔黄,脉沉弦。中医诊为肝积(气滞血瘀),治宜:疏肝解郁,健脾益气,活血化瘀,方选逍遥散加味。

处方:柴胡10克,当归15克,赤白芍各15克,白术15克,茵陈15克,云苓15克,党参15克,丹参20克,鳖甲15克,女贞子15克,五味子10克,旱莲草20克,甘草5克,白花蛇舌草20克

上方6剂,冷水浸泡1小时,武火煮开后文火煎煮30分钟,煎煮2次,每次取300ml,分早晚两次温服,每日1剂。10月10日上午8时二诊,患者诉服药后症状稍轻,小便量较前多,大便正常,舌红,苔薄黄,脉弦。继续以原方取12剂,煎煮方法同前。两周后再诊,腹胀症状改善,腹痛减轻,二便正常。复查血生化:谷丙转氨酶35U/L,谷草转氨酶40U/L,总胆红素25.2umol/l,用药效果明显,连服中药半年后,腹胀,胁痛症状消失,纳食佳,现复查腹部CT,肝脏肿块无变化,查体见腹部无压痛,肝脏肋下未触及。AFP阴性。现正在治疗中。

按:肝癌是以上腹部或右上腹部疼痛、胀满或肿块为特征,伴食欲减退,恶心呕吐,消瘦乏力,甚至黄疸、鼓胀、发热、出血等表现的一种

疾病。多由于感受湿热毒邪迁延留滞,七情郁结,饮食内伤所致肝脾失和,气血痰毒瘀结脉络,日久渐聚积成块停于胁腑而成。西医学中的原发性肝癌,包括单纯型、硬化型和炎症型,以及继发性肝转移癌。病因包括外邪侵袭、情志内伤、饮食不节、脏腑虚弱。本虚标实、因虚致病、因邪致实为本病总的病机。在发病早期,正气虚衰之象尚不严重,此期多以脾虚肝郁气滞为主要病机,可兼有湿浊中阻,湿热内蕴或瘀血内停;随着癥积日益增大,毒热瘀血互结,耗伤气阴,脏腑功能进一步受损,虚象逐渐加重。同时湿毒瘀胶结之热更甚,胁下癥块坚硬如石,定而不移,疼痛加重;湿毒瘀阻肝胆,胆汁外溢发为黄疸;湿热毒邪耗伤阴血,肝肾阴亏,火热灼伤血络,迫血妄行而出现动血诸证。肝癌类似病在古医籍中见于"肝积""脾积""悬贲""积聚""癖黄""癥""肥气"等。《难经·五十五难》说:"脾之积,名曰痞气,在胃脘,腹在如盘,久不愈,令人四肢不收,发黄疸,饮食不为肌肤。"似为本病。《难经》还指出"息贲"是于右胁下覆大如杯,亦似肝癌。《诸病源候论·积聚候》说:"诊的肝积,脉弦而细,两胁下痛……"逍遥散为肝郁血虚,脾失健运之证而设。肝为藏血之脏,性喜条达而主疏泄,体阴用阳。若七情郁结,肝失条达,或阴血暗耗,或生化之源不足,肝体失养,皆可使肝气横逆,胁痛、头痛、目眩等证随之而起。神疲食少,是脾虚运化无力之故。本方既有柴胡疏肝解郁,又有当归、白芍养血柔肝。尤其当归之芳香可以行气,味甘可以缓急,更是解郁血虚之要药。云苓健脾祛湿,使运化有权,气血有源。鳖甲、白花蛇舌草清热解毒,软坚散结,茵陈利湿退黄,丹参活血化瘀,党参扶正气。如此配伍,既补肝体,又助肝用,气血兼顾,肝脾并治,立法全面,用药周到,疗效显著。

(郭艳苓　郝静宜)

本书具有让你"时间耗费少，医论医案知识掌握好"的方法

免费获取专属于你的《杏林春暖—张义明医案选辑》阅读服务方案

循序渐进式阅读？省时高效式阅读？深入研究式阅读？由你选择！

▶ 本书可免费获取三大个性化阅读服务方案

❶ 轻松阅读： 提供随手易得的拓展资料，让你循序渐进阅读，轻松掌握医论医案内容。

❷ 高效阅读： 提炼全书精华内容，让你时间花得少，快速攻克医论医案核心要点。

❸ 深度阅读： 提供行业权威资料，辅助你系统研究，不断深化医论医案研究成果。

建议配合
二维码
一起使用本书

微信扫描二维码
免费获取阅读方案

▶ 个性化阅读服务方案三大亮点

★ 时间管理： 按照你选择的高效、轻松或深度的阅读需求，为你制定阅读计划，安排详细的读书进度，准时提醒，你只需按照实际时间学习即可。

★ 阅读资料： 按照你的阅读需求，精准匹配与本书内容配套的精品课程和阅读资料，资料来源正规，质量可靠，为你大大节省寻找筛选的时间成本。

★ 社群共读： 推荐你加入本书书友专属社群，群内与书友互相分享阅读经验，向资深人士请教问题，还可以参加不定期举办的读书活动。